人間関係の悩み　さようなら

素晴らしい対人関係を築くために

著
デビッド・D・バーンズ

監修
野村総一郎

監訳
中島美鈴

訳
佐藤美奈子

星　和　書　店

Seiwa Shoten Publishers

2-5 Kamitakaido 1-Chome
Suginamiku Tokyo 168-0074, Japan

Feeling GOOD Together

The Secret of Making Troubled Relationships Work

by

David D. Burns, M.D.

Translated from English

by

Soichiro Nomura, M.D.

Misuzu Nakashima

Minako Sato

謝辞

ここに本書の編集者として多岐にわたり大きな貢献をしてくれたわが娘、シグネ・バーンズに感謝の意を表します。娘と共にこの企画に取り組んできたことは、まったくすばらしいものでした！

また、エイミー・ハーツ氏、マーク・ヘリンガー氏、サラ・マンジェス氏をはじめとする編集者の方々も、これまでずっと、私の非常に大きな力となってくださいました。これらすべての方々に、私は心から感謝しています。最後に、ブロードウェイ・ブックス社の担当編集者である、レベッカ・コール氏に感謝を述べたいと思います。あなたの貢献は、実にすばらしいものでした！

監修者まえがき

本書は、人間関係をどう解決するかに焦点を当てた、実に画期的な本である。世の中に人間関係で悩む人は非常に多い。たとえば社会経済生産性本部が二〇〇八年に行った二六九企業を対象とした大規模調査でも、勤務者の心の病の原因として、仕事自体のストレスよりも「職場の人間関係」が第一位に挙げられている（社会経済生産性本部：産業人メンタルヘルス白書、二〇〇八）。このような統計を持ち出すまでもなく、どこの職場でも「人間関係が難しい」という声はよく聞くし、職場のみならず、夫婦、親子、友人間、近所付き合いでの関係を巡る悩みも世に尽きず、といった状況であろう。そしてこの問題は、「相手が悪すぎる」と責任を転嫁して非難するだけだったり、「自分は気が小さいから仕方ない」と自分を責めてあきらめ気味だったり、いずれにしろ「打つ手なし」という形に陥って、それが積年のストレスとなっていることが多いのではないだろうか。

本書はそれに対して、認知行動療法をもとにした具体的な解決法を提案する。本書はもともと、世界中に認知療法を広めたバイブル的な名著とされ、二〇〇万部も売れたFeeling Good：The

New Mood Therapy（邦訳『いやな気分よ、さようなら』星和書店、一九九〇）の続編という位置づけである。それは書名（Feeling Good Together）から見ても一目瞭然である。その原理は認知療法の基本、「気分を作るものが考え方である」「考え方を変えれば気分も変わる」「考え方を変えるためのドリルを埋め、それを繰り返し訓練する」という方法によっている。しかし、全体的な方法論としては、非常に構造ががっちりと作られていた「いやな気分よ、さようなら」の当時とは体裁がやや異なっており、さまざまの技法が展開されるというよりは、枠組みが提供され、実際の人間関係に応じて当事者が考えていくという雰囲気が強くなり、はるかに柔軟になったし、現場で応用しやすいものとなった印象がある。バーンズ氏もますます円熟味が増したというべきかもしれない。

ともかく本書は、①悩み解決の読み物、②患者や悩める当事者のためのセルフ・ヘルプ本、③メンタルヘルス専門家のための技術本、という三つの性格を持っているように思われる。ただ、①の「読み物」である、という言い方をすると、バーンズ氏に叱られるかもしれない。本書の中で、「練習問題をきちんと書いて行うこと」「ただ読んだだけでは何の意味もない」と何度も書かれているからである。何しろ、エクササイズの例題として、「ただ読むだけの方法」への批判が出ているくらいである。ただ、このように何度も強調されねばならないということは、逆に言えば、本書が（そして『いやな気分よ、さようなら』も）読み物として読まれることが現実に多いことを示唆しているようにも思われる。そのように、本書は読み物としても面白いのである。そのようなわけで個人的には、読んだだけでも大いに役に立つと信じているのだが…。

②のセルフ・ヘルプ本としての性格だが、やはりドリルを埋めていくというのが基本になるであろう。決して難解な理論が出るわけでもないし、格別の哲学的教養が必要というものでもなく、誰しも実行可能なものである。また自分の実際に置かれた状況に合わせて、具体的な人物をイメージして練習することができることが大きな強みと言えよう。ただ、ツールキットの中にもある「1分間ドリル」のような実際の当事者も参加する方法は、日本ですぐに可能かどうかは微妙なところであろう。ある種の危険性も伴うし、（これは主として夫婦間で行うことをイメージに置いているようであるが）日本文化の中では照れもあって実行可能かどうか、多少の疑問もある。やはり治療者とともにセッションの一つとして行うことが望ましいのかもしれない。

③は本書の意義として、非常に大きいと思われる。この方法を治療で使うことももちろん有用だが、クライエントと治療者というのはある意味最も難しい人間関係である。そこを円滑に行うための秘策が満載されている。いつもそうなのだが、バーンズ氏自身の失敗例が惜しみなく記されていて、苦笑しながら学ぶことができる。これは治療者ならではの読み方といえるかもしれないが、その点でも臨床心理や精神科の専門家におおいに薦めたい。

人間関係についての治療法ということになると、「対人関係療法」なども思い浮かべることができるが、具体的な技法となるとなかなか見えにくいところがあるような気もする。それが、対人関係療法が我が国でもう一つ広がらない理由にもなっているかもしれない。本書は認知療法という視点で対人関係の改善を試みた、専門的にはユニークな技法集であり、一般の人も前提なしに手に取ることのできる実用本、そして面白い読み物でもあることを重ねて述べ、まえがきとしたい。

野村総一郎

二〇一一年六月吉日

序文

人間関係に問題を抱えることは、つらいものです。多くの人は、自分の価値（少なくともその一部）を人との関係の中で感じています。自分の大切な人と言い争ったり、ケンカをするのは、決して楽しいものではありません。特に気にかけていない相手であっても、人との仲がこじれると、エネルギーと喜びを奪われてしまうのです。

誰かとの仲がうまくいっていないという人のために、よい知らせがあります。うまくいっていない相手と、もっとずっと実りある関係を築く方法をご紹介します。対立しているのが、あなたのご主人または奥様、ごきょうだい、ご両親、ご近所の方、または友人、あるいはまったくの赤の他人であろうと、何ら変わりはありません。それが誰であるかに関わらず、欲求不満と憤りの感情を思いやりと信頼へと変える方法です。しかもそれは、あなたが考えているよりも、ずっと速く実現します。実際、わずか二、三分しかかからないことさえあるのです。

しかし、そのためにはあなたに、いささかつらい課題に取り組んでもらう必要があります。自分自身の見たくない部分に目を向けなければならないこともあります。親密な関係を築くための道のりは、いつもつらいものなのです。いくらかの勇気と謙虚さを身につけることができれば、そして気を引き締めてこの取り組みに進んで関わっていこうという気持ちがあれば、私からあなたに本当に驚くべきことをご紹介します——それは、あなたの人生を変えることになるでしょう。

デビッド・D・バーンズ　MD
スタンフォード大学医学部精神行動医学診療准教授

目次

第1部

どうしてうまくやっていくことができないのでしょう?

第1章　専門家の意見

　誰もが皆、人と親しく実りある関係でいたい、と望んでいます。しかし、結局、そのまさしく正反対の結果――敵意、苦々しさ、そして不信――となってしまうことが多いのです。これはいったいなぜなのでしょう？　どうして私たちは皆が互いにうまくやっていくことができないのでしょうか？

　ふたつの競合する理論があります。たいていの専門家は、「欠損理論」を支持します。この理論によると、私たちが互いにうまくやっていけないのは、どうしたらうまくいくかを知らないからだということになります。言い換えれば、私たちが争うのは、自分の人間関係における問題を解決するスキルが欠けているからなのです。子どもの頃に、読み書きや計算を習います。しかし、コミュニケーションの仕方や人間関係における問題の解決の仕方についての授業はひとつもありません。

　この他、私たちが人とうまくやれないのは、本当はそうしたいと望んでいないからである、と考える専門家もいます。これは、動機づけ理論と呼ばれます。言い換えると、私たちが互いに争うのは、その相手と親しくなろうという動機がないからなのです。結局のところ、私たちが敵対したり対立したりするのも、そうすることに何らかの報酬があり、それに動機づけられているからです。

欠損理論

臨床家や研究者を含め、メンタルヘルスの専門家のほとんどは、欠損理論を支持します。私たちが争うのは単に私たちが愛する方法を知らないからだ、と専門家らは確信しています。愛情のある、満足のいく人間関係を欲していながら、そのような関係を育むのに必要な技能を欠いている、というのです。

対人関係技能における最も重大な欠損は何かということについては、当然のことながら、それぞれの専門家によって考えが異なります。たとえば、行動療法家は、人とうまくやっていくことに関する問題は、コミュニケーションと問題解決の技能が欠けている結果生じる、と考えます。この欠損のため、誰かに批判されると、相手の話に耳を傾けるべきときに自己防衛的になってしまうことがあります。自分の気持ちを率直に打ち明ける代わりに、ふくれっ面をし、相手を拒絶してしまうことがあります。あるいは、自分の思いどおりにするために、しつこくせがんだり、威圧的になったりといった手段に訴えることもあります。きちんと話し合い、問題を解決する技能を私たちが用いないから、緊張はますますエスカレートしてしまうのです。

これに関連した別の理論では、対人関係の対立の理由を、男性と女性は生まれながらにして異なっている、という考えに求めます。この理論は、デボラ・タネン著『わかりあえない理由（わけ）――男と女が傷つけあわないための口のきき方10章』やジョン・グレイ著『ベスト・パートナーになるために――男と女が知っておくべき「分かち愛」のルール　男は火星から、女は金星からやってきた』などのベストセラーで、一般的になりました。これらの著者は、男性と女性が互いにうまくいかないのは男女の言語の用い方が非常に異なっているからである、と論じました。女性は気持ちを表現するために言語を用いるのに対し、男性は問題解決のために言語を用いる、というものです。したがって、ある女性が夫に対して、動揺していると言うと、夫は、すぐさま彼女の直面している問題を解決して助けようとします。なぜなら彼の脳にはそのように伝えられるからです。しかし、妻は、ただ夫に自分の話に耳を傾け、自分がどのように感じているかを理解してほしいだけなのです。そのため彼女は、夫が彼女を「助けよう」とすると、ますます動揺してしまいます。結局、彼ら夫婦はふたりとも欲求不満に駆られ、互いに誤解されていると感じることになるのです。皆さんも、夫または妻といった、皆さんと仲がうまくいっていない相手との間に、このようなパターンが現れたことがあるのではないでしょうか？

対人関係に問題を引き起こす欠損について、認知療法家はこれとは異なる考え方をします。認知療法家は、気持ちはすべて思考と態度、すなわち認知の結果として生じると強調します。別の言い方をすれば、他者が行うこと——批判的になったり、強引に割り込んだり、といったこと——自体が、私たちを動揺させるわけではありません。そうではなく、これらの出来事についての私たちの考え方が、私たちを動揺させるのです。

この理論は、あなた自身の経験と相通ずるところがあるかもしれません。誰かに対してひどく腹を立てているとき、あなたは、自分の心が否定的思考であふれていることに気づいたかもしれません。そして心の中でこうつぶやくでしょう。「あいつはなんてまぬけなんだ！　自分のことしか気にかけちゃいない。あんなことじゃいけない。なんて負け犬だ！」。人は、腹を立てていると、このような否定的思考を揺るぎない真実であるように感じます。しかし、これらの思考には、8・9ページでご紹介するようなさまざまな思考の誤り、すなわち「認知の歪み」が含まれているのです。

認知理論について最も興味深いことのひとつは、怒りと人との対立は、究極的には、歪んだ思考があなたをだますせいで引き起こされるということです。言い換えると、人は誰かとケンカをしているとき、百パーセント真実とはいえないことを自分自身に向かって言っているのです。しかし、人は、自分が自分自身を欺いていることに気づきません。なぜならその歪んだ思考は、自己達成予言として作用し、したがってまったくその通りであるように感じられるからです。たとえば、あなたは、あなたが煩しく思っている相手のことをまぬけだ、と自分自身に向かって言ったとします。するとあなたは、その人をまぬけであるかのように扱い、その結果、その人は腹を立て、まぬけのように行動し始めます。そうしてあなたは、自分は初めからずっと正しかった、彼は本当にまぬけである、と自分自身に向かって言うようになるのです。

認知療法は、考え方を変えれば、感じ方や行動を変えることができる、という考えに基づいています。言い換えると、もし私たちがもっとポジティブで現実的に他の人たちについて考えるようになれば、もっとずっと容易に、対立を解消し、プライベートでも仕事でも実りのある人間関係を築くことができるようになる、ということです。

この理論は、理論上は、すばらしく聞こえます。しかし、怒りと対立の引き金となる思考パターンを変えるのは、それほどたやすいことではありません。なぜなら、私たちには、これらの歪みにしがみついている面があるからです。腹の立つ相手や煩わしい相手を見下すのは、気分がよいことでしょう。そうすることで、「自分は正しい」という優越感を感じられるからです。自分が相手に対して歪んだ見方をしていることをどうしても認めたくないのです。

専門家の中には、対人関係の問題を招く最も重大な欠損とは自尊感情の欠如である、と主張する人もいます。言い換えると、人は自分自身を愛し、尊敬していなければ、誰であろうと他の人を愛するのに苦労することになるのです。なぜならその人は、自分からしか与えることができないもの

歪み	説　　明	例
6　拡大解釈と過小評価	相手の短所を度を超えて誇張し、相手の長所の重要性を過小評価する。	言い争いの最中に、出し抜けに「あなたがこんなにまぬけだなんて信じられない！」と言う。
7　感情的決めつけ	自分の感じ方から推論する、あるいは自分の気持ちは物事の実態を反映していると決めてかかる。	相手を負け犬であるように自分が感じると、相手は本当に負け犬であると結論づけてしまう。
8　「すべき」思考	「〜すべき」「〜すべきでない」「〜するのが当然だ」「〜しなければならない」「〜する必要がある」ということばで自分自身や他の人たちを批判する。次の二つの一般的なパターンがある。	
	他者に向けた「〜すべき」 相手はそのように感じ、行動すべきではない、相手はあなたが相手に期待するようであるべきである、と考える。	「あなたには、そんなふうに感じる権利はないのよ！」、「君はそんなことを言うべきではない。それは不公平だ！」など。
	自己に向けた「〜すべき」 自分はそのような誤りを犯すべきではない、自分が感じているように感じるべきではない、と考える。	
9　レッテル貼り	相手に「まぬけ」あるいはもっとひどいレッテル貼りをする。相手の実体全体を否定的にとらえ、それを補う長所は何もないとする。	「彼女はとんでもないメギツネだ！」、「彼はバカだ！」など。
10　責任の押しつけ	問題の原因を指摘するのではなく、責任の所在を求める。次の二つのパターンがある。	
	他者非難　相手に責任を求め、問題における自分自身の役割を否定する。	夫［妻］に「これはすべて君のせいだ！」と言い、腹を立て、欲求不満になり、憤る。
	自己非難　たとえそれが全面的にあなたのせいではなかったとしても問題を自分自身の責任と考え罪悪感と無価値感に駆られる。	「これはすべて私のせいだ！」と考え、自分自身を痛めつけることに全エネルギーを使う。相手がどのように感じているかを確かめて、問題の解決を試みることをしない。

人との対立の引き金となる10の思考の歪み		
歪み	説　明	例
1　全か無か思考	対立していたり、自分とうまくいっていない人を、白か黒かという二分法で見る。その中間のグレーの部分は存在しない。	腹の立つ相手は、完全に最低であり、欠点を埋める部分など何もない、と考える。あるいは、関係が破たんすると、完全な失敗であると考えてしまう。
2　一般化のしすぎ	今抱えている欲求不満や対立や挫折といった問題を、永遠に続くものだととらえてしまう。	「彼女はいつもああいう人だ」と考える。
3　心のフィルター	相手があなたにした否定的な言動にこだわり短所を列挙する。一方、相手の長所はすべてはじき出すか、無視してしまう。	夫［妻］に「ゴミを捨ててと言うのはもう10回目よ」、「汚れた靴下を脱ぎっぱなしにしないでって何度言わなくちゃならないの？」などと言う。
4　マイナス化思考	相手の性格のよいところやよい行動をたいしたことはないとかたくなに主張する。	対立している相手が何かプラスなことをすると、相手は自分をうまく操ろうとしているのではないかと考える。
5　結論への飛躍	根拠となる事実がないにもかかわらず、結論へ飛躍してしまう。三つの一般的なパターンがある。	
	心の読みすぎ　相手があなたについてどのように考え、感じているかを自分はわかっていると思い込む。	友人は完全に自己中心的で、あなたを利用したいとしか思っていないと考える。
	心読みの期待しすぎ　自分が何も言わなくても相手には自分が何を求め、どのように感じているかが伝わっているはずだと考える。	夫［妻］に、「私がどんな気持ちかわかってるでしょう！」
	先読みの誤り　状況は絶望的であり、何事につけ相手はあなたに対してひどい扱いを続けるだろうと、考える。	自分とうまくいかない人は決して変わらないだろう、と考える。

を相手から得ようと、絶えず求めることになるからです。この理論は、教育現場において一般的となってきました。それは、子どもたちの成長の過程で、よりよい自尊感情を発達させられるよう助ければ、子どもたちは他者と温かく、信頼のある関係を育むことができるようになり、大人になっていくなかで暴力や犯罪、暴力団の仲間に入ることなどに心ひかれることもなくなるだろう、というものです。

その他、人間関係のストレスは「関係のバーンアウト理論」と呼ばれる、また別の欠損から生じると考える専門家もいます。誰かとの仲がうまくいっていないとき、その関係のネガティブな面が、時間が経つにつれ、ほぼ必ずといっていいほど、しだいにエスカレートしていくことに、あなたもお気づきでしょう。あなたと、ご主人または奥様は、お互いにますます批判し合うようになります。初対面のときや、つきあい始めた頃のような楽しいこともしなくなってしまいます。まもなく結婚生活は、絶え間ないストレス、欲求不満、孤独の根源と化し、やがて、かつて経験した喜びや気づかいは消えてしまいます。こうなると、いっそ別居し、離婚でもしてしまったほうがいいのではないか、と考えるようになるのです。

関係のバーンアウト理論を支持するセラピストは、ポジティブな面を強調するよう、あなたとあなたのパートナーに勧めるでしょう。たとえば、あなた方がもう一度、ふたりでいることを楽しめるよう、何かもっと楽しく、やりがいのある活動をいっしょにする計画を立ててみてはどうでしょうか？　あるいは、毎日、お互いのために何か愛情のこもった、思いやりのあることをいくつかしてみてもいいかもしれません。「どう、元気？」と言うためだけに職場から奥様に電話をかける、朝、ご主人にコーヒーを持っていき、あなたの心からの気づかいを示す、といったようにです。

対人関係における問題というのは、極端にいえば、信頼の欠如と傷つくことへの恐れの結果生じる、と多くのセラピストは考えています。たとえば、あなたが、同僚、もしくは家族の言ったことに対して腹を立てているとしましょう。表面上、あなたは怒っています。しかしその怒りの下で、傷つき、へこんでいるのです。自分が弱く見えるのではないか、まぬけに見えてしまうのではないかと恐れているため、自分が傷ついていることを相手に知られたくありません。その代わり、あなたは毒舌になり、自己防衛的になり、相手をこき下ろそうとします。その場の緊張はエスカレートしますが、怒りがあなたを守ってくれます。なぜなら、怒ることで、自分を傷つきやすくする必要も、自分を拒否される危険を冒す必要もなくなるからです。言い換えると、基本的な欠損とは信頼の欠如です――私たちは、親密さを恐れるがゆえに争うのです。この理論を支持するセラピストは、あらゆる怒り、敵意、および緊張の下に隠れている傷を受け入れ、優しい気持ちを共有するようあなたを促すでしょう。

精神分析家と精神力動家は、互いに相手を愛することに関する対人関係における欠損と問題が、究極的には私たちが大人へと成長していくなかで経験してきたつらい出来事と傷から生じる、と考えます。人は機能不全家庭で育つと、大人になったときに無意識にその同じつらいパターンを何度も何度も繰り返し再生させる可能性がある、という考え方です。たとえば、父親が絶えずあなたを批判し、こき下ろしていたとしたら、あなたは自分が父親から愛されるようなよい子ではなかったのだと感じてしまっていたかもしれません。大人になったとき、あなたは、愛情のある関係における自分の役割とは、強力で批判的な人物によってこき下ろされることであるかのように感じ、それゆえ、あなたに対して父親と同じく批判的な男性に惹かれてしまうことがあります。そしてあなたは、自分の父親から得られなかった愛情を得ようと、今なお死に物狂いになっているのかもしれません。

私は、対人関係の問題を抱える人たちを治療し始めたとき、こうした欠損理論を全面的に信じていました。そのため当然ながら、患者さんたちが自らの人との対立の原因となっている欠損を正すのを助けようとしました。問題を抱えるご夫婦に、コミュニケーションをもっとうまく図る方法や、もっと体系的に自らの問題を解決する方法、互いにもっと愛情を込めて接する方法を熱心に指導しました。また、自尊感情を高めるとともに、すべての怒りと憤りの引き金となる歪んだ思考と自虐的行動パターンを修正する方法も伝えました。ときには、過去を分析し、これらのパターンの根本原因をたどろうとしたこともありました。

私は、これらのテクニックのどれひとつとしてうまく作用しなかったことに気づき、驚きました。どのようなときもまったく効果がなかった、というわけではありません――相手の話に耳を傾け、自分の気持ちをもっと率直に打ち明け、より大きな愛情と尊敬をもって相手に接することを学んだ人たちは、しばしば他者との関係の劇的な改善を経験しました。しかし、そういった人は、ごくまれだったのです。他者との関係に不満を訴える人のほとんどは、これらのテクニックをどれひとつとして、使ってみよう、という動機がないようでした。実際、彼らの多くは、自分とうまくいっていない人たちともっと愛情のある、満足のいく関係を発達させるためのことなど、たとえそれが何であれ、したいと思ってはいないようでした。自分はもっと愛情ある関係を心から求めている、と彼らは主張します。しかし、彼らが本当に意味していることとは、「私の妻［夫］は負け犬であり、私はあなたにそれに同意してほしい」ということなのです。

これらの経験は、抑うつと不安で苦しみ、もがいている人たちを治療してきた私の経験とはまったく異なりました。この人たちも、心を絶えず横切り、あふれ出てくる、歪んだ、否定的思考によって拷問のような苦しみを味わっていました。「私はまったくだめだ。私はひどい負け犬だ。私のいったいどこが悪いのだろう？」といった思考です。私が彼らに、自分の自己批判的思考に挑戦し、異議を唱える方法を指導したところ、抑うつと不安の気分が消え、彼らは熱狂したものでした。しかし、腹を立て、他者とうまくやっていくことに困難を抱えている人たちを私が助けようとしたときは、まったく状況が違っていました。これらの人たちは、自分と仲がうまくいっていない相手について考え、コミュニケーションを図り、あるいは相手への接し方を変えることに関心があるようには思えませんでした。彼らにとっては、互いの頭をぼこぼこになるまでぶん殴ってやる、ということのほうが、ずっと興味深いようなのです。最初、これは私にはショックでした。私は混乱してしまいました。それからまもなく私は、いわゆる欠損理論に疑問を感じ始めました。こうして人との対立の原因についての私の理解は、予想外の方向へと突然、方向転換したのです。

「なぜ私が変わらなければならないのでしょうか?」

次にご紹介するのは、私がこのように考えを改め始める理由となった典型的なケースです。ミッキーは、四十五歳、サンフランシスコのビジネスマンです。抑うつの治療のために同僚の紹介で私のところへ来ました。ミッキーは、知られている限りのありとあらゆる抗うつ薬を使った治療を受けてきていました。しかし、それらのどれひとつとして効果はありませんでした。私は、ミッキーの薬を中止しました。それらの薬は効果がなかったからです。そして代わりに、認知療法の技法を用いました。二、三週間で彼の抑うつは消え、私は、これでもう彼のセラピーは終了だと思いました。彼は症状から解放されたように思われたからです。ところが驚いたことに、ミッキーは「成長を目的に」私の診療を続けることはできないか、と尋ねたのです。私は、いっしょに取り組みを続けられたらうれしい、と答えました。しかし、いったい彼が、他に何について手助けを求めているのかを知る必要がありました。

ミッキーは、自分の結婚生活に失望している、と説明し、妻のマージーについて長々と不満を並べ立てました。彼は、妻に対する尊敬の気持ちを一切失ってしまった、と言いました。そしてその理由を次のように語ったのです。

- 彼女は、自分と知的に釣り合っていない。何ひとつとして興味深い話をしたことがない。
- 彼女は、真剣に考える必要があるようなものを一切、読んだことがない。その代わり、ファッション雑誌や、『ナショナルエンクワイアラー』のようなくだらない新聞を読んで時間を無駄にしている。
- 彼女は、情に薄く、セックスに乗り気でない。
- 家族のために自分が懸命に働いて生計を立てているのに、彼女はそれを評価していないようだ。
- 彼女は、しょっちゅう小言を言い、彼を非難する。
- 彼女は、彼がオフィスから帰宅したとき、彼を見ても一度として幸せそうにしたことがない。
- 彼女は、夕食に彼の好物の料理をめったに作らない。

●彼女は腹を立てると、非常に高額な宝石や衣類をこっそりクレジットカードで購入し、間接的に復讐をした。彼は、月末に巨額のクレジットカードの請求書に愕然とすることがよくある。
●六年生の双子の娘たちのことでしょっちゅう言い争いになる。

ミッキーは、非常に苛立っていました。この十五年間のマージーの過ちをすべて日記に記録してきたほどだったのです。毎日、彼は、妻が言ったり、したりして自分を欲求不満に陥《おとしい》れたことをひとつ残らず記録してきていました。そしてその日記を自分のセッションに持参し始めたのです。その抜粋を長々と大声で読み上げれば、あれやこれやの言い争いの理由を事細かに説明できたからでした。たとえば、十一年前、彼とマージーがビック・サー（カリフォルニアの海岸）へ車で向かっていたときのことです。彼らは車の窓を開けておくか、それともエアコンをつけるかをめぐって言い争いをしました。ミッキーは、その言い争いについての自分の説明を読みながら、ときどき、日記から顔をあげ、ぶつぶつとつぶやきました。「あれはあまりにもひどいんじゃないでしょうか？」、「僕はあんな目に遭う筋合いはないんじゃないでしょうか？」、「あれほどばかげたことを言うとは、信じられますか？」など。

セッションの間、ミッキーは、自分の日記を読み上げ、マージーの欠点を洗いざらい私に並べ立てるだけで完全に満足しているようでした。しかし、数週間彼の話に耳を傾けたあと、私は、はたしてこのセラピーはどこへ向かっているのだろうかと疑問に感じ始めたのです。私たちはいったい何を達成しようとしているのでしょう？　私は、ミッキーには次の三つの選択肢があることを指摘しました。

●もし結婚生活に不満を感じ、事態が絶望的だと感じているのなら、試しに別居してみることを検討するか、さもなければ離婚の申し立てさえする必要があるかもしれない。
●もしまだマージーを愛しており、結婚生活を改善したいと思っているのなら、夫婦セラピーを試みることもできる。
●現状を維持し、何も変わることのないよう手段を講ずることもできる。

明らかに、ミッキーは、第一の選択肢には関心がありませんでした。別居など問題外でした。彼は、娘たちが高校を卒業するまでは自分が自宅にいる義務があると説明しました。彼は、マージーの母親としての能力を信頼していませんでしたから、娘たちが無事大学へ進学するまで、父親が自宅にいるようにする必要があると感じていたのです。

ミッキーは、第二の選択肢も拒否しました。彼は、マージーは絶対に変われないことはわかっているので夫婦セラピーにはまったく興味がない、と言いました。加えて、長年の彼女からのひどい扱いを考えると、彼は、自分が変わらなければならない理由など、何ひとつ思いつかなかったのです。

ミッキーは、第三の選択肢を選ぶと言い出しそうでした。つまり、現状維持です。自らの結婚生活についてあれほど苦々しく文句を言っていた人が、それでもなお現状維持を選択するというのは、私には妙に思われました。しかし、この選択はよくあることなのです。実際には、私が説明した三つの選択肢――当の人間関係から離れる、関係改善に取り組む、あるいは何も変わることのないよう手段を講じる――のうち、三番目の選択肢は、ずば抜けて最も人気があります。

私はミッキーに、ある実験をしてもらいたいと話しました。私たちは魔法の杖を持っていて、パチンと瞬きする間に彼の問題をすべて消してしまえる、と想像してほしいと言いました。一瞬のうちに、マージーは、彼の夢の女性になります。彼女は、愛情に満ちて、思いやりがあり、セクシーで、そして惚れ惚れするような女性となったのです。毎晩、ミッキーが仕事から帰宅すると、彼女は笑顔とキスで彼を出迎えます。そして、今日はどうだったかと尋ね、彼のためにすばらしい夕食を用意しています。彼女は、とびきりすばらしい母親です。友人と会うといつでも、彼がどれほど偉大な父親であり、また夫でもあるかを自慢するのです。

ある日、地元のごろつきのひとりが、一風変わった仕事の提案をもってミッキーに近づきました。その男は、自分たちがミッキーに五万ドルをやる、と言います。ミッキーはただ、一カ月以内に、彼のすばらしい、愛情ある妻を、がみがみと小言を言い、つまらない愚痴をこぼす、けんか腰のあばずれ女に変えるだけでいい、と言うのです。もしミッキーがうまくやれば、五万ドルをもらえます。しかしミッキーが失敗したら、男はその五万ドルでミッキーを殺すために殺し屋を雇います。殺し屋はミッキーの膝の皿を割り、頭に弾丸をぶちこむのです。

私はミッキーに、次のセッションまでに、与えられた一カ月間に結婚生活を台なしにして自分の命を救うために彼ができることを、少なくとも五つ、リストアップしてほしいと話しました。ミッキーは、この課題に興奮した様子でした。そして次のセッションにリストを作って持ってくることを約束したのです。

その翌週、ミッキーは、用意してきたリストを熱狂的に読み上げました。彼は次のように説明しました。

第一に、僕は毎晩、仕事からの帰り道にバーに立ち寄り、酒を数杯飲むことができる。もし僕が酒に酔い、アルコールの匂いをぷんぷんさせて帰宅したら、マージーはさぞかし怒るだろう。彼女はアルコールが大嫌いだからだ。なぜかというと、彼女の父親がアルコール中毒で、酒に酔うといつでも暴力をふるい、険悪になったからだ。僕の息にアルコールの匂いがする、と言ってマージーが抗議したら、僕はただ、彼女の目の前でもう一杯酒をついで、君はいらだっているね、と言ってやる。

第二に、僕は出張で旅行しているときに、国中の女性たちと浮気することができる。デンバーにひとり、クリーブランドにひとり、それからナッシュビルにもうひとりガールフレンドを作ってやる。そして襟に口紅のあとをつけて帰宅してもいいだろう。あるいは、ショーのチケットの半券をドレッサーに残しておいてもいい。そうすればマージーがそれを発見して、僕が彼女に隠れて浮気をしていることに気づくだろう。僕の浮気を知ったら、マージーはひどく荒れるだろう。

第三に、マージーは、大学を卒業していないことに劣等感を抱いている。だから僕らが友人と会うとき、彼女はいつも時事問題に触れて、いかにも自分が知的であるように思わせようとする。彼女が会話をしようとしたら、僕は、彼女が情報を『ナショナルエンクワイヤラー』のような「本物の」学術的な情報源から得ていると指摘して、皮肉なコメントをしてやることができる。そうすれば、彼女を友人たちの前で辱めることになるだろう。

第四に、マージーがわが家の娘たちの躾《しつけ》をしようとするときに、いつも「お母さんの言うことなんか聞くんじゃないぞ。お前たちは、自分がしたいと思うことは何でもしていいんだよ」と言って、彼女の邪魔をしてやることができる。

最後に、僕は彼女に電話で帰宅が遅れることを知らせずに遅く帰宅することができる。そうすれば絶対に、彼女は拒絶されたと感じ、腹が立つだろう。

私はミッキーに、これだけすれば結婚生活を台なしにし、自分の命を救うのに十分だろうと思うかどうか、と尋ねました。「ええ、絶対です！　これらのどのひとつでも十分でしょうね。間違いありませんよ！」と彼は答えました。

さらに私はミッキーに、これらのうちいくつを彼はすでに行っているかと尋ねました。彼は誇らしげに胸を張り、大声で叫びました。「すべてです、先生！」。

このように、自分はひどい結婚生活の犠牲者であると確信している男性がいます。彼は、自分を哀れに感じ、自分は冷たく愛情のない妻を押しつけられ離れられないでいる、と自分自身に向かって言うのです。そしてこの十五年間に彼女が行ってきた不当なことをあまさず記録してきています。ほとんど法廷のために訴訟の準備をしている弁護士のようにです。彼は、ふたりの問題と彼自身の不幸の責任を彼女のせいにしました。しかし、彼は、彼女について文句を言ってきた間ずっと、あえて承知のうえで自分の妻を卑劣に扱い、意図的に彼女の気をくじいてきていました。ずっと、確実に彼らの結婚生活を台なしにすることをしてきたのです。

ミッキーのような男性をどう考えたらいいのでしょうか？　彼をこき下ろし、彼のような強情で無知なケースはまれである、と主張するのは容易でしょう。しかし、彼は、特殊な例どころか、その正反対です。ミッキーは、実際には、私が毎日診察しているうちでも、かなり典型的な例です。多くの方やご夫婦が、他者との関係における欲求不満を訴えながら私の診察室にいらっしゃいます。

しかしそれについて何かするつもりがある、進んで何かする、あるいは何かすることが可能に思われるという人は、そのうちごくわずかなのです。変化に対する、こうした抵抗は、性別とは何の関係もありません。男女とも、おそらく等しい割合でこう言うでしょう。「どうして私が変わるべきなのですか？　それはすべて彼［彼女］のせいなのに！」

夫婦セラピーは効果があるのでしょうか？

私が臨床的に目にしてきたことが、研究調査によって確かめられ始めました。ノースカロライナ大学のドン・ボーコム博士は、合衆国で最も高く評価されている夫婦セラピー研究者のひとりです。実際、彼は、現代の他のどの研究者よりも多くの夫婦セラピーを実施してきました。ボーコム博士はまた、世界中の科学雑誌で発表される夫婦セラピーに関する、すべての調査結果を再検証し、学術的な雑誌や教科書でレビューを発表しています。彼は毎年、同じ、驚くべき結論に達します。つまり、「現時点において世界には本当に有効な夫婦セラピーはない*」ということです。

この発見は、どれか特定のタイプのセラピーに限ったことではありません。コミュニケーショントレーニング、認知療法、問題解決トレーニング、気分を発散させる、子ども時代までさかのぼり問題の根源を究明する、自尊感情を高める、あるいはパートナーと愛情のある報われる活動をもっと多く行うようにする、といったいずれのタイプのセラピーでも、まったく違いはありません。これらのアプローチは、単独であろうと、組み合わせであろうと、そのどれひとつとして特に効果的であると思われるものはありません。言い換えると、対人関係問題を引き起こす原因となっていると思われる「欠損」を修正しても、満足のいく、愛情豊かな関係へと確実に至るわけではないだろう、ということです。

だからといって、これらの治療法では誰も救われない、ということではありません。大部分の調査で、ご夫婦のほぼ五〇パーセントが短期間で何らかの改善を報告しているのです。ただ、それは驚くべき成功率ではなかったというだけです。こういったご夫婦のうちのかなりの数は、彼ら自身が努力することで、あるいは単なる時間の経過によって、治療を受けなくても改善したでしょう。夫婦セラピーの長期的な結果を見ると、がっかりなことに、当初、いくらか改善の見られたご夫婦の多くが、結局、別居か離婚に至っていました。

絶対に何か、見落としていることがあるに違いありません。それも何かとても重要なことです。我々は、ことに困難な人間関係を抱える人たちを治療するというとき、ホームランを打つことはまずできません。この言葉を聞くと、ほとんどの夫婦セラピストは、確かにその通りだろう、と心の

＊注：Epstein, N. B., & Baucom, D. (2002). *Enhanced Cognitive-Behavioral Therapy for Couples: A Contextual Approach.* Washington, DC: American Psychological Association.

中で同意してくれるでしょう。他人とうまくやっていけずに腹を立てている人と同様、問題を抱えるご夫婦の多くも、変わることにひどく抵抗し、ほとんど治療不可能であることを、夫婦セラピストは痛切に感じているのです。

　夫婦セラピーに効果がみられないという研究結果によって、我々専門家は不安になりかねません。なぜなら、我々の治療方法が、我々が望んでいたほど効果がない、さらには、我々の理論もまた妥当とはいえないかもしれないからです。同時に、この研究結果に、我々はわくわくすることでしょう。なぜならその結果から、我々が間違った場所で解決策を模索していた可能性や、何かとてつもなく重要なことを見逃している可能性が浮上してくるからです。したがって我々の研究結果と臨床経験が伝えようとしていることにちゃんと耳を傾ければ、それが新しい発見のきっかけとなり、もっとずっと効果的な治療方法の開発へと至る可能性があるのです。

　ケンカをするとき、確かに、自分と仲がうまくいっていない相手のことを、否定的に、非論理的に、そして自虐的にとらえています。そして自己防衛的で、欲求不満になり、相手をさらに遠ざける要求をすることも確かです。しかし、これらの歪んだ思考パターンと機能不全な行動が、対立の単なる症状にすぎず、本当の原因ではないとしたらどうでしょう?　というのも、肺炎を患う人は狂ったように咳をするものですが、咳をしたら肺炎にかかるというわけではないからです。咳をするのをやめなさい、と患者さんに言ったからといって、それで肺炎を治すことはできません。肺に侵入したバクテリアを殺さなければならないのです。

第2章　人間の性《さが》の負の面

対人関係問題を引き起こす原因について、専門家はそれぞれ異なる理論をもっていますが、あるひとつの考えについては全員の意見が一致するようです。それは、「人間は生まれながら善である」という考えです。私たちは誰でも親密な関係を求める強い欲求と、他者との愛情にあふれた実りある関係に対する深い、本能的な憧れをもっています。それなのになぜ私たちは、互いにこれほど争うのでしょうか？　愛情ある人間関係を発達させるために必要なスキルが、私たちに欠けているからなのでしょうか？　ほとんどすべての専門家がそう確信しています――私たちは、互いに近づきたいと願っているのですが、その方法がわからないだけなのです。

この考え方は、非常に魅力的です。なぜなら、そう考えれば、自分の攻撃的で破壊的な衝動を、愛情を求めながらも妨げられてしまった願望として理解することができるからです。今日、世界にはどれほど多くの恐ろしい暴力と敵意が存在しているか、また人間の歴史全体を通じていかに多く存在してきたか、誰でも痛いほど実感しています。そのため、人間は生まれながら善である、と考えると心が慰められます。私たちは、互いに戦い傷つけ合いたいと願っているわけではなく、よりよい方法を知らないだけなのです。

もし仮にこの理論が正しいとすると、対人関係問題に対して、簡単な解決法が存在するということになるでしょう。私たちがもっと健全な態度と、もっと効果的な対人技能を発達させたならば、私たちは全員、争いをやめ、より大きな愛情と親密さに恵まれるようになるでしょう。では、もし専門家が間違っていたとしたらどうでしょう？　私たちが単に生まれながら善でないだけでなく、ネガティブで破壊的な動機までももっているとしたらどうでしょう？　そしてこれらのネガティブな動機が、ポジティブで愛情豊かな動機と同じくらい、私たちの性《さが》に基本的に備わったもので、同じくらい強力なものであるとしたらどうでしょう？

もしこれが本当だとしたら、対人関係における問題は、互いをどのように愛していいのかを知らないことが原因ではなく、人とうまくやっていきたいと望んでいないことが原因ということになるかもしれません。ときおり、私たちは、人との対立と敵意を選んでしまうことがあります。なぜならそのほうが自分の相容れない相手と親しくなるよりもずっと魅力的で、望ましいからです。私たちが秘かに人との対立と敵意に心ひかれているというのは、はたして本当にありうることなのでしょうか？

人間の性《さが》の負の面をのぞいてみましょう

それでは、私たちが本当に人と対立や敵意を望んでいるのかどうかを、調査して確認してみましょう。ここで、ハリーとブレンダをご紹介します。このふたりは、結婚生活に行き詰まっているご夫婦です。ふたりがなぜ互いに反目し合っているのかを理解できれば、問題を抱える人間関係の原因一般について学ぶことができるでしょう。

当初、ブレンダが私のところへ治療にやってきたのは、慢性的な抑うつに苦しみ、自分は無能であると悩んでいたからでした。彼女は、高校を卒業後にサンフランシスコの短大の二年間を修了した知的な若い女性でした。全優の成績で、生物学に興味がありました。彼女が動物を非常に愛していたことから、学校の先生は、学部の単位を修了し獣医学校へ進学してはどうか、と勧めました。しかしブレンダは、あまり自分に自信がなく、総合大学レベルで自分がちゃんとやっていけるのかどうか、わかりませんでした。加えて、彼女は、両親にもうこれ以上経済的なサポートを頼みたくありませんでした。そのため、シカゴで歯科医の受付係として働き始めたのです。

その頃、ブレンダとハリーは付き合い始めました。ハリーは、五年前に高校を卒業したあと、大工として働き始めました。彼は野心的で、自分自身の建設会社を立ち上げました。自分の会社の立ち上げの日、彼はブレンダにプロポーズしました。ブレンダは、自分がハリーに恋しているのかどうか確信がありませんでしたが、徐々に愛せるようになるだろうと考えました。

結婚してまもなく、ブレンダは妊娠し、第一子を出産しました。ふたりは、その子どもをジャックと名付けました。ブレンダは、仕事に復帰しました。家計のためには彼らふたり分の収入が必要だったからです。二年後、第二子が生まれました。男の子で、ザカリーと名付けられました。ブレンダとハリーの関係は、さほど強い結びつきでも、わくわくするようなものでもありませんでしたが、結婚の最初の五年間は、多かれ少なかれ順調でした。その後、事態は悪い方へと傾きました。息子たちの躾《しつけ》の仕方について口論をしている最中に、ハリーは怒鳴り始め、ブレンダをまぬけなあばずれ女と呼びました――それでも彼女が黙らないと、彼は、目に物見せてやる、と言って脅したのです。ブレンダは、打ちのめされ、屈辱的な気持ちでした。

その翌週、また同じことが起こりました。言い争っているとき、ハリーが突然、侮辱的で卑猥なことばを交えた長広舌を始め、彼女に黙るよう言ったのです。それから同じことがほとんど毎週のように起こるようになっていき、六年間が過ぎました。

ブレンダは、落ち込み、恥ずかしく、深く傷ついた気持ちでした。彼女は、ハリーと別れることも考えました。しかし自分の力でやっていくことなど絶対にできないのではないか、と恐ろしかったのです。今、頑張ってもちこたえれば事態はいずれよくなるだろう、と考えました。ジャックとザカリーのことも心配でした。当時子どもたちは、十一歳と八歳でした。ふたりとも、よくない仲間とぶらぶらして過ごすようになり始めていました。勉強もしようとせず、授業の単位もいくつか落としていました。ブレンダが宿題や自分の部屋の掃除をするよう言うと、子どもたちは侮辱的な言葉を発し、言うことを一切ききませんでした。

ハリーとブレンダは、ジャックとザカリーについてどうしたらいいかについて意見が一致しませんでした。ハリーはブレンダに、子どもたちが彼女を尊敬しないのはブレンダが非常に頼りにならないからであると言いました。しかしハリーは、ブレンダが子どもたちの躾をするのを手伝ってはくれませんでした。実際には、子どもたちが母親を侮辱している間、彼はいつも眺めているだけで、何も言わなかったのです。

なぜハリーは、ブレンダをがみがみと叱りつけるのでしょうか？　何が彼を動機づけるのでしょうか？　なぜブレンダは、それに耐えているのでしょうか？　何が彼女を動機づけるのでしょうか？　何がふたりの争いの引き金となっているのでしょうか？

第1章で検証した欠損理論によって、ほとんどの説明がつきます。ハリーとブレンダは、あまりうまくコミュニケーションが図れていません。また、彼らは、いつも悩んでいる問題を解決する方法を知らないようです。ブレンダは、低い自尊感情に苦しんでいます。彼らはふたりとも、機能不全の家庭で育ちました。ハリーとブレンダは明らかに、結婚生活のバーンアウトも経験しています。

ふたりでいっしょに何かを楽しむことなどまったくありません。互いに優しく接することも愛情をこめて接することもめったにありません。そして、ブレンダが自分の気持ちを言うと、ハリーは彼女を侮辱するか、そんなふうに感じるべきでない、と言うのです。そのため結局、双方とも欲求不満な気持ちになってしまいます。この時点で、私たちは次のような結論を出したくなるかもしれません。もし私たちが、もっとうまくコミュニケーションを図り、もっと多くのやりがいのあるふたりでやる活動を計画し、自分たちの子ども時代のトラウマを解消する方法を教えることができさえすれば、ふたりは争いをやめ、互いに愛し合うようになるのではないか、というものです。

このような結論を出してしまう前に、隠されているであろう人間の性の負の面に注目し、ハリーとブレンダがケンカをするとき、実際には何が起こっているのかをよく調べてみる必要があるでしょう。ではここで、典型的な例を見てみることにしましょう。土曜日の朝のことです。ブレンダはキッチンで忙しくしています。ザカリーの誕生日パーティのためにケーキを焼いているのです。そこへハリーが入ってきて、彼のいちばんの親友であるブレットとその妻が、町のイーストサイドに中古の家を購入したことを熱心に説明します。大きな敷地に、ほどよい大きさの、修理して住む安売り住宅を、実によい値段で手に入れたというのです。ハリーは、あとでふたりでその家を見に行こうと言います。その家の近所に他にも売りに出されている家があるから、というのです。ふたりは、このところずっと、今のアパートを引っ越して、家を購入することについて話し合ってきていました。そのためか、彼は興奮している様子です。

ブレンダは、決して熱狂してなどいません。彼女は、ハリーの話をさえぎり、その安売りの家のあるイーストサイドは、売春婦や麻薬密売人がうろついていて、資産価値が急落していることは、不動産に通じた人なら誰でも知っている、と指摘します。「イーストサイドに資産を購入するなんて、お金をどぶに捨てるようなものよ、そんなことぐらい少し考えれば誰でもわかるわ」。

ハリーは、うろたえながらももう一度言います。少なくとも、今日、このあとふたりでブレットの家へ行き、その近所を確認するぐらいしてもいいじゃないか、と提案します。「警察が犯罪に目を光らせているってブレットは言っていたし、この地区は君が考えているよりずっとよいところだよ」。事実、ブレットは、その一帯は値上がりする可能性が非常に高い、将来有望な地区だと言ったのです。

もう何年も政治家は町のイーストサイドをきれいにすると約束してきたけれども、そんなことは決してありえないことくらい誰でも知っている、とブレンダは指摘します。ハリーは言い返そうとしますが、彼が話そうとするたびに、ブレンダは彼をはねつけます。

どうしてブレンダはこんなふうにするのでしょうか？　長年におよぶハリーのブレンダに対する扱いのせいで、彼女は疲れ、憤り、辱められたと感じているのです。肉体的には、彼女はとてもハリーにはかないません。しかし、彼女の方がずっと頭がよいので、自分の頭脳を武器にするのです。

これがブレンダの反撃の仕方です。彼女は、自分が彼をけなしていることを意識的に自覚してはいません。意図的に彼を怒らせているわけではないのです。自動的にそうなってしまうのです。

ケンカが長引けば長引くほど、ハリーはますます欲求不満になります。首の血管がふくれ上がり、突然、カンカンに怒りだします。怒鳴り始め、ブレンダに向かって、黙れ、と言います。こうしてこの夫婦ゲンカはこの上なくひどくヒートアップします。事実、翌週再びケンカになるまで、夫婦はほとんど口をききませんでした。

さて、私たちは、ハリーとブレンダが悩んでいる問題をどのように理解したらよいのでしょうか？　ふたりの問題は破滅的に思われますが、対人関係問題に関する一般的な理論から考えることで、その困難をより前向きで、楽観的な目でとらえる手掛かりが得られるかもしれません。たとえば、ハリーはブレンダに対してひどい扱いをしますが、彼がそのようなことをするのは、親しみを求める彼の欲求が満たされていないことが原因です。彼はブレンダに、自分の話に耳を傾け、自分を称賛してほしいのです。しかし、彼には、こうした結果をもたらすための適切な手段がありません。言い換えると、彼の攻撃は、愛情と尊敬を求める彼の満たされない願望の結果にすぎないかもしれないのです。彼が彼女に対して意地悪な接し方をしたのもこのためです。彼は彼女をこき下ろし、脅します。それは、そうする以外に彼には、自分の言いたいことを相手に伝える方法を思いつかないからです。ブレンダは自分の知性を武器として利用し、ハリーは脅しと卑劣な言葉でそれに反撃します。言い換えれば、このような攻撃の根底で、彼らはふたりともただ互いに親密に感じたいと思っているだけなのです。もしふたりがコミュニケーショントレーニングをして、もっと前向きな姿勢を取れるようになり、もっと多くの楽しい活動をいっしょに計画するようになったなら、互いに敵対することもなくなり、自分たちが常々求めてきた愛と敬意に恵まれるようになるでしょう。

　あなたはこの分析を信じますか？　確かに、困難な状況を楽観的に考えるとこうなるでしょう。このことについて検討する前に、もうひとつ別の例を見てみましょう。ある土曜日の夜のことです。ハリーは、仲間数人を自宅に招いて、ビールを飲みながらポーカーをしました。ブレンダは、ウェイトレス役に追いやられ、彼らがどんどん酔っ払っていくなか、ポテトチップスやビールを運んでいました。彼女は、ありがとうともあまり言ってもらえませんでした。むしろ、もっとビールをくれ、とただ要求されるだけのことが多かったのです。明らかに首謀者はハリーでした。彼らが、女というのはまったくとんだメギツネさ、と文句を言い、ときにはこぶしでわからせてでも身の程をわきまえさせなければならないんだ、と偉そうに言っているのを、ブレンダはキッチンにいるときたまたま耳にしてしまいました。彼らは全員、声をあげて笑い、大いに楽しんでいるようでした。

　さて、ハリーとブレンダが経験している問題について、私たちはどのように考えたらいいでしょうか？　ハリーは、自分の妻を脅して、実際に楽しんでいるのでしょうか？　ケンカをすることで興奮し、勝者のような気分になっているのかもしれません。もしかしたら、親密さや優しさよりも、力や支配を求める欲求のほうが大きいのかもしれません。ひょっとしたら、ブレンダを脅すのが好きなのかもしれません。

これらのネガティブな報いは、ハリーにとって互いに愛し、尊敬し合うことから得られる報いよりも望ましいものなのかもしれません。波乱万丈の結婚生活は、実は、興奮と自尊感情の偉大な源である可能性もあるでしょう。実際、彼のブレンダとの関係を「問題」だと考えているのは、私たちなのです。

もちろん、もしこのようなことをハリーに尋ねたら、彼はいかなるネガティブな動機も否定し、本当に自分の妻を辱めて楽しんでいるわけではないと主張するでしょう。自分は犠牲者であり、結婚生活の問題はすべてブレンダのせいである、と言うのではないでしょうか？　彼に言わせれば、彼女はまさに当然の報いを受けている、ということになるのです。ブレンダが彼をあまりにも怒らせるから、彼は、突然怒り狂い、自分をコントロールできなくなってしまいます。彼女が文句を言って彼を挑発し、彼はいつのまにかただ怒鳴り始めてしまうのです。

事実、ハリーが言ったことは、基本的にそういうことでした。私は、ブレンダと何回かセッションで顔を合わせたあと、彼女に、夫婦セラピーに興味はありますか、と尋ねました。すばらしいように思われるけれどもはたしてハリーがそれに興味をもつかどうか疑わしい、と彼女は答えました。

私から彼に電話をかけ、セッションに加わるよう誘ってみてもらえないか、と彼女は言いました。自分から頼んだらいったい何が起こるか恐ろしいから、と言うのです。

彼女の予想は当たっていました。ハリーは、セラピーになどまったく興味はないし結婚生活にはまったく何の問題もない、と言ったのです。彼は、「精神科医」のことも、気はずかしいスキンシップ付きの感情表現トレーニングの類もすべて、本当は信じていませんでしたが、妻が問題を抱えており、私が彼女を治療してくれれば、と望んでいました。彼は自分の結婚生活における敵意についてまったく心配していないようでしたし、妻ともっと愛情のある関係を育むことにもまったく興味がありませんでした。現状維持で完全に満足していたのです。

「でも、私はハリーとは違うから」、みなさんはそう考えるかもしれません。彼を、自分たちとはいささか異なる、粗野な男と見なすかもしれません。そう考えれば気が楽でしょう。なぜなら、そのように状況をとらえれば、自分の内部に隠れているかもしれないどのような邪悪や敵意についても一切考えなくてすむからです。しかし、ではもしハリーとブレンダが、本当はそれほど特殊なわけではないとしたらどうでしょう？　私たちの中にも、ほんのちょっと、ハリーやブレンダのような面があるとしたら？

第3章

なぜ私たちは、嫌うことを秘かに好むのでしょうか?

ちょっとした実験をしましょう。どなたかひとり、好きではない人、またはどうもその人とはうまくいかないと思う人を思い浮かべてください。そして心の中で、あなたの心の目に、その人物をまざまざと思い描きます。その人のうんざりする点をすべて思い出してみてください。もしかするとその人は、あなたが助けを求めていたときに、意地悪をしたかもしれません。批判的だった、頑固だった、あるいは自己中心的だったのかもしれません。あなたの陰口を叩いたのかもしれません。

どなたか思い当たる人がいますか? 私にもいます。私は、どうも好きになれない同僚を考えています。では次に、あなたの前に魔法のボタンがあると想像してください。そのボタンを押すと、あなたが考えているまさにその人と、すばらしい、親密な、愛情のある関係をもてるようになります。この変化を起こすのに努力は一切必要ありません。そのボタンを押すだけでいいのです。そうすれば煩わしいと思っている人が今すぐ、親友となるのです。あなたは、そのボタンを押しますか？

私は、「親密な関係を築くためのワークショップ」でこのエクササイズをするとき、挙手を求めます。皆さんの中で、そのボタンを押そうと思っている方はどれほどいらっしゃいますか？　あちこちでくすくすという笑い声が起こりますが、ほとんど手を上げる人はいません。

私たちのほとんどがそうなるでしょう。私たちは、自分がうまくいっていない相手と親しくなりたくないと思うことが実際にあります。私とて例外ではありません。私も、そのボタンを押したいとは思いません。私が思い浮かべている同僚というのは、長年にわたって私に対してひどい扱いをしてきたのです。だから私は、彼が取り立てて信頼に値する人間だとは思いません。彼との親しい関係を私は求めてはいないのです。私が本当に求めているのは、彼がどれほど自己中心的で、不誠実であるかを彼自身が認めることです。こんなことを言うとは自分でも恥ずかしいのですが、でももしそうなればいささか本当の満足を得られるように思います。

要するに私が言わんとしていることは、とても基本的なことです。私たちは、自分がうまくいっていない人たちと親しくなりたいとは思わないことがあります。そしてそれには多くの理由があります。その理由をいくつか、検証してみましょう。

愛情を妨げる12の動機

1. 力と支配

力と支配が、まず最初に挙がります。ハリーとブレンダについて考えてみてください。ハリーは、親密さよりも力と支配のほうに興味があるようです。彼にとって支配は、彼女と親密になることよりもずっと重要なのです。愛は、彼の優先順位リストの上位にはありません。なぜなら彼は、攻撃と優勢を非常に喜ばしいものと感じているからです。ハリーは、結婚生活からまさに自分が求めるものを得ているのです。

2. 復讐

自分に対してひどい扱いをしてきた相手に仕返しをしてやりたい、と思うのは当然です。復讐を求める強い欲求が、自分を傷つける人物との温かく、思いやりのある関係を求めるいかなる欲求をも圧倒してしまうかもしれません。自分に対して不当な扱いをしてきた人物に仕返しをしてやりたいという願望は、ほとんど抗い難いものとなりかねません。そして、私たちは通常、自分の復讐願望を悪いとは思いません。なぜなら自分には相手に仕返しをする権利がある、と確信しているからです。

3. 公平さと公正さ

私は最近、ニールという名前の男性を取り上げた、ロードレージ（渋滞中のイライラ、運転中にキレること）に関するテレビ報道を見ました。彼は、フリーウェイの追い越し車線で後方の車が自分の車の後ろにぴったりとつけて運転しているのに気づき、腹を立てました。ニールは、相手の車が先に行けるよう自分が車線を変更するのではなく、時速五十キロに速度を落としました。彼は、相手の車に自分の車をよけて横を通って行くようにさせ、人の車の後ろにぴったりとつけるなんてその運転手はいかに間違っていたかを思い知らせてやろうと思ったのです。相手の運転手は、ニールの車をよけて横を行く代わりに、ニールの車の後部バンパーの30センチメートルほどのところまで近づきました。ニールの目に、その運転手と同乗者が鼻もちならないジェスチャーをしている姿が映りました。

ニールは、いかなる悪態をも許すつもりはありませんでしたから、フリーウェイの路肩に車を寄せました。対決してやろうと思ったのです。相手の運転手は、その意をくみ彼の車の後ろに車を寄せて止まりました。ニールが車のバックミラーを覗いていると、威嚇的なふたりの若い男性が、怒って怒鳴りながら車から飛び出してきました。ニールは、簡単に脅されるようなタイプの男ではありませんでしたから、引き下がるつもりはありませんでした。車から降りるとトランクを開け、ボウガンを取り出しました。ニヤリとすると、静かに狙いを定め、弓を引きました。男たちのひとりは大動脈に損傷を受けて路肩に倒れ、血を流して死亡しました。ニールは、再び弓に矢をつがえると、もういちど弓を引きました。二本目の矢で、もうひとりは脊柱を損傷し、その男性は結局、下半身不随になってしまいました。

ニールはその場から逃げましたが、結局、逮捕され、第一級謀殺（重い殺人罪）の判決を下されました。刑務所からのテレビインタビューのなかで、彼は、微塵も悔いていない、あの男たちはまさに当然の報いを受けたのである、と誇らしげに宣言しました。彼は自分を、英雄であり、正義のための改革運動者とみなしていました。そして、もしまたこのようなことがあれば、もう一度まったく同じことをするつもりだ、と言ったのです。

4. 自己愛

自分のことだけにものすごく熱中し、自分自身の野心に夢中になる人がいます。自己愛的な人は、自我を肥大させています。他人よりも自分のほうが優れていると感じ、他者を自らの目的のための操作の対象と見なすのです。自己愛的な人は概して、わずかに批判がうかがわれただけでも激怒します。人と親しくなることよりも、自分自身の目的達成のための計画を進めるために人を利用することに興味があるのです。

もちろん、自己愛は、必ずしもいつも悪いというわけではありません。事実、多少の自己愛は健全でしょう。しかし、ときおり私たちは、自分を高め、自らの目標を推し進めることに夢中になりすぎてしまいます。それが、自分と他者との関係に痛手を与えることになってもです。自己愛は、親密な関係を求める私たちの願望を激しく妨害し、しばしばその闘いに勝利するのです。

5．プライドと恥辱

親密な関係でいるためには、謙虚さとともに、対人関係における自分自身の失敗を快く検証しようとする気持ちが必要です。これはつらいことでしょう。なぜなら、恥ずかしいという感情が邪魔するからです。批判してくるのが自分にとって大切な人で、その批判が的を得ているときには、特につらいものです。そのような批判を聞きたくありません。だからその批判の中の真実に耳を傾け、認める代わりに、腹を立て、自己防衛的になるのです。あの人は自分が何について話しているのかわかっていない、と私たちは考えます。もちろん、これでは相手を苛立たせてしまいます。相手はますます攻撃を強めます。ひょっとしたら親密になるためのとっておきのチャンスだったかもしれないものが、エゴの果てしない闘いに簡単に変わってしまうのです。

6．責任転嫁

家族、宗教や民族のグループ、そして国家でさえ、誰かに罪を被せて責任転嫁してしまおうという誘惑に駆られることがあります。誰かに、あるいは何らかの集団に、劣っている、もしくは欠損があるというレッテルを貼ることには、大いに得るところがあるのでしょう。そうすることで、自分は大丈夫であるように感じることができます。そして苦しんでいる問題に対し、実に明快な説明ができるようになるのです。たとえば、機能不全の家族では、ご夫婦のどちらか、あるいはお子さんが、「悪者」というレッテルを貼られることがあります。そして家族のありとあらゆる問題が、その人物のせいにされるのです。このおかげで家族の他の人たちは、自分に負うべき責任はなく、気分よく過ごせるようになります。家族皆が経験している、あらゆる緊張と不幸に対して都合のよい言い訳をもてるようになるのです。誰かひとりを犠牲にして責任転嫁するというのは、少しゴシップに似ています――実際に自分が本当にそうしているときには、自分がそれを楽しんでいることを認めたくないのです。

7. 真実

「真実」は現在の世界におけるほぼすべての苦しみの原因である、私は自分のワークショップでよくこう言います。もちろん、これは誇張した言い方です。しかし、対人関係の問題について考えるならば、あるいは、たとえそれが国際紛争だったとしても、「真実」をめぐる戦いが必ずといってもいいほど敵意に油を注ぐことに気づくでしょう。誰かとうまくいかないときには、自分は正しい、相手が間違っている、と考えてしまう傾向が強くなります。ですから、何やら言い争いをし、もめている夫婦を見かけたら、あなたはその夫婦の口から飛び出す一言、一言が、「私は正しい、あなたは間違っている、あなたはそれを認めるべきだ！」ということを言い換えたものであることに気づくでしょう。もちろん、相手もまったく同じように感じてこう言います、「いいや、私が正しい、間違っているのはそっちだ。どんなまぬけだって、そんなことわかるさ！」。ふたりは堂々巡りを繰り返し、「真実」という名において、互いに果てしなく相手を打ちのめすのです。

うまくいっていない相手との言い争いや意見の不一致の心当たりがある方なら、私が何を言わんとしているか、おわかりいただけるでしょう。次の質問を自分自身にしてみてください。「あなたの考えとしては、どちらが正しく、どちらが間違っていたと思いますか？」。自分は正しく、相手が間違っていた、と確信している可能性が高いでしょう。私たちは皆、「真実」という考え方にとらわれてしまうようです。「でも、本当に私が正しかったのです、バーンズ先生」。実際、今でもあなたは、そう思っているかもしれません。もちろんです、あなたは正しかったのです！

「真実」が苦しみや敵意を引き起こす大きな原因であると考えるのは、奇妙に感じられるかもしれません。なぜなら私たちは通常、「真実」をよいものと考えているからです。聖書でさえ、

「真実はあなたたちを自由にする」と述べています。しかし、しばしば「真実」は、私たちが互いに相手を打ちのめす、こん棒そのものとなってしまうのです。

8. 他者非難

非難はたいてい「真実」と相伴います。対人関係における問題を相手のせいにして非難するというのは、極めて魅力的です。このような考え方は、人を独りよがりにします。「自分は正しい」という優越感に浸らせてくれるのです。しかも、それによってあなたはその問題における自分自身の役割を詳しく検討しなくてもすみ、責任から解放されます。したがって罪悪感に駆られずにすむのです。

実際に問題なのは、本当に相手に責任があるかどうかよりも、むしろあなたが相手を責めているという事実であることがあります。あなたが相手を非難したとたん、すぐに相手もあなたを非難し返してくるでしょう。これでは、嫌いなものを押しつけあっているのと同じです――嫌いなものを押しつけられたいと思う人などいません。他者非難は、おそらく何よりも中毒性があり、依存的になりやすい考え方でしょう。愛情を求める私たちの願望を、猛烈に妨害します。

9．自己憐憫（悲劇のヒーロー願望）

他者非難は、しばしば、自己憐憫の引き金となります。なぜなら、他者非難によって自分自身を無実の犠牲者と見なし、相手を悪者ととらえるようになるからです。結局のところ、問題の責任がすべて相手にあるとしたら、あなたはその問題における自分自身の役割を詳しく検証しなくてもいいのです。あたかも自分が受難者か、さもなければ悲劇のヒーローであるかのように感じ、人生は不公平である、自分だけが選ばれて罰を受けることになってしまった、と考えることができます。自分は恵まれていない、虐げられている、と感じると、その連想で、ある種の感情の嵐が押し寄せます。するともう、勝ち目のない戦いです。自己憐憫は、つらいことであるにも関わらず、依存性があるのです。

私が精神医学の研究員をしていたときのことでした。私は、私よりも経験豊かな、ある同僚に自分が鼻であしらわれているように感じました。彼の名前は、ロジャーといい、私がかねてから指導を受けたいと望んでいた人物でした。ロジャーは、天賦の才能に極めて恵まれた研究者でしたから、私は心から彼といっしょに研究をしたいと望んでいたのです。残念ながら、ロジャーは、自分の仕事で精一杯でした。そのため私は、自分の力で何とかこなしていくしかありませんでした。私は、傷つき、失望した気持ちでした。

ある日、尊敬している同僚が私に、その日に行われる重要な研究会議に出席するのかと尋ねました。私は、自分は呼ばれていないので出席しない、と答えました。私はなぜ自分が呼ばれなかったのかわかりませんでしたが、憤りを覚えるとともに、自分を哀れに感じ始めました。ひとり自分のオフィスに座り、煙草に火をつけると、惨めさにおぼれていました。

その後、午後になってロジャーが私のオフィスを通りかかったとき、私はたちまち苛立たしさがこみ上げてくるのを感じました。彼は、私のオフィスを覗きこむと、陽気に告げました。「701号室で、ちょっと研究会議をすることになっているんだが、君も出席する予定なのかい？」。私はまだひどく頭にきていたので、自分の研究で忙しいので出席する時間はありません、と怒ったような声で言ってしまいました。私は、そうそう簡単に悲劇のヒーロー役を手放すつもりはありませんでした。たとえそれが、私が真っ先にしたいと望んでいることをするチャンスをはねつけてしまうことを意味していたとしてもです！

10．怒りと苦々しさ

愛情を妨げる動機を考えるとき、怒りは外せないものでしょう。怒りを感じるのは、間違ってはいません。怒りは必ずしも悪いことであるとは限らないのです。怒りによっては、健全なものもあるでしょう。建設的に用いられ、ポジティブな方向へと向けられた場合には特にそうです。しかし、ときとして怒りが慢性的な憤りと敵意に変わり、あなたの人生観をつらいものにしてしまうことがあります。怒りはプライドやアイデンティティ、個人的価値観と固く結びついていますから、怒りを手放すことがとても難しい場合があります。怒りは気分を高揚させます。怒ると、自分が力強く、生きていると実感できるのです。

対人関係に問題を抱えていると、人は信じ難いほど消耗し、やる気をくじかれてしまうものですが、怒ると力が漲《みなぎ》ってくることがあります。怒ることで、目的や意味を意識できるようになります。抑うつ、絶望、不安、パニック、罪悪感、劣等感も含め、あらゆるマイナスの感情のうちでも、怒りはずば抜けて克服が困難ですが、それは、怒ることで私たちは自分が強く、正当に感じられるようになるからです。

11 競争心

誰かとうまくいっていないとき、あなたは、自分と相手のどちらか一方が勝ち、もう一方は負けることになる、と考えているかもしれません。当然、あなたは敗者になりたくはないでしょうから、確実に勝者となることに全エネルギーを注ぐでしょう。勝利は人をわくわくさせます。私たちは誰でも勝者になりたいのです。しかし、相手も同様にあなたを負かしたいと考えるでしょうから、勝ちたいという願望がその闘いを存続させてしまいます。

モーリンという女性が私に、自分がいかに欲求不満に駆られているかを話してくれました。夫のビックは、彼女が頼んだことを一度もしたことがないから、ということでした。彼女が夫に、頼んだことを早くするようしつこく言うと、夫は、うるさくせがまれてうんざりだ、何でもコントロールしたがる支配魔にならないでくれ、と言うのです。そんなとき、彼女は、自分は支配魔などではない、ただ彼に自分の責任をまっとうするよう頼んでいるだけだ、と強く主張したものでした。当然のことながら彼は、彼女が否定したことで、自分の批判が絶対的に妥当なものであると確信します。そのため闘いは激しく続くことになりました。

私はモーリンに、ビックの言い分にひとかけらでも真実があると思うかどうか、絶えず互いにいがみ合って、どちらが「正しい」かについて争ってばかりいなくてもすむよう、真実があるのならそれを認めたほうが助けになるのではないか、と尋ねました。「彼を、ニンマリとほくそ笑んで自分が勝ったかのような気分にさせるくらいなら、私は死んだほうがましです」と、モーリンは言いました。

12・隠れた意図

隠れた意図ゆえに、パートナーと距離を保ったほうがいいと思う場合もあるかもしれません。あなたには何か、愛や親密さよりも、もっと欲しいものがあるのかもしれません。しかし、あなたはそれを秘密にしています。たとえば、あなたが惨めな結婚生活を送っているとしたら、自分の不倫関係を正当だと感じられるかもしれません。これは、第1章でご紹介した例です。ミッキーの夫婦関係が改善したら、彼は、自分が仕事の出張先で続けているわくわくするような恋愛の冒険をあきらめなければならなくなるかもしれません。

ニックという名前のビジネスマンが、結婚生活に幻滅した気がする、と私に言いました。彼は、妻のマリアンヌに全面的に尽くしてきました。しかしふたりはほとんど一度もといっていいほど、いっしょに時間を過ごしたことがありませんでした。何かいっしょに楽しいことをしようと彼が誘うたびに、マリアンヌには何か他の予定があるのだそうです。

一週間前のことです。マリアンヌが通信販売やインターネットオークションでの買い物に相当な金額を費やしていることを、会計士がニックにこっそり教えました。明らかに、彼女は買い物依存症でした。自宅は、彼女が購入した小物や装飾品ですっかりごった返していたのです。また、彼女は、ブランド物の靴を六十足以上購入していました。私がニックに、夫婦セラピーを何度か受けてみると役に立つかもしれないと話すと、彼は意気込んで、マリアンヌを次のセッションに連れてきました。

マリアンヌは、ふたりがもっと多くの時間をいっしょに過ごす必要があることには同意しましたが、自分たちの関係に本当の問題は何もない、自分はテニスチームやカントリークラブでの活動など自分自身のことに夢中になりすぎてしまっただけだ、と説明しました。心理療法のホームワーク課題として、私は、ハイキングや映画へ行くといった、彼らがふたりとも楽しめることをいっしょにする時間を予定に組み入れてみてはどうかと提案しました。マリアンヌは、完全に理にかなっている、と賛成しました。しかし、その翌週、ふたりが再びやってきたとき、彼女は申し訳なさそうに説明しました。ホームワーク課題についてすっかり「忘れてしまっていた」と言うのです。そこでその翌週にもう一度試してみたのですが、結果は似たようなものでした。ギリギリ最後の土壇場で何かが起きてしまい、それでニックとの予定をキャンセルしなければならなかった、と言うのです。この試みを続けましたが、毎週、マリアンヌは新しい言い訳をしました。

私はニックとマリアンヌに、セッションを一回分ビデオテープに撮る許可を求めました。週一回のカンファレンスで私の同僚たちに見てもらうためです。同僚たちからセラピーの行き詰まりを打破するアドバイスをもらおうと思ったのです。私はセラピーがうまくいかない理由についてある仮説をもっていましたが、ビデオを見た同僚たちもその仮説と同様の意見を述べました。その仮説とは、マリアンヌは、本当はニックのことを愛していないようだということでした。しかし彼女はそれを認めたくなかったのです。彼女は、ニックの銀行預金口座を利用でき、かつ彼とは一切いっしょに時間を過ごさなくてもいいという状況である限り、結婚生活をこのまま続けていて完全に幸せなようでした。ニックからすれば、ふたりの間に親密さが欠けていることは問題でした。しかしマリアンヌからすると、まさに彼女の望み通りの状況だったのです。

それが自分にとって得るものがあるという理由で争いをするのだとしたら、どのような対立であれ、それを解決する重要な鍵は、究極的には、(相手をどうこうするのではなく) まず自分がある決意をすることから始めなければならないでしょう。最初のステップは、次の問いに答えることです。「争うことで得られるものと、親密で、愛情のある関係から得られるものと、私はどちらをより求めているのだろうか?」。

第4章 あなたの人生を変え得る三つのアイデア

私はかつて、アリソンという五十二歳の女性を診たことがあります。彼女は、うつ病の相談のために私のもとを訪れたのでした。アリソンは、何十年にもわたって治療を受けてきたのですが、それまで何ひとつとして彼女には効果がありませんでした。最初のセッションで、アリソンは、自分はすでに少し気分がよくなっている、と言いました。人気の女性雑誌の中で、「結婚生活の孤独」というタイトルの記事を読んだから、というのです。男性と女性は本質的に異なっているためコミュニケーションを図るのは難しいのだ、とその記事は述べていました。男の子は、成長する過程で、トラックで遊び、問題解決と目標の達成を学びます。対照的に、女の子は、人形で遊ぶことで自分の気持ちについて語ることを学び、互いに心の絆を育んでいけるようになります。アリソンは、米国中の何百万人もの女性が、夫が妻たちの気持ちや親密さを持て余しているために、自分とまったく同じくらい孤独や欲求不満を感じていることを知り、ほっと気が楽になったと言いました。

夫のバートもまさしくその通りである、と彼女は説明しました。バートは会計士で、数学は理解できるが、感情についてはまったく理解しない、というのです。「彼はよそよそしいんです、自分の気持ちを表現することができないか、もしくは表現しようとしないんです」と彼女は言いました。実際彼女は、三十年以上にわたり、バートが打ち解けてくれるよう努力してきました。しかし、何ひとつとしてうまくいきませんでした。今では彼女も、どうして自分が何十年にもわたってずっと、これほど落ち込み、孤独だったのか、ようやく理解しました。すべてバートが原因だったのです。

バートが自分の感情を表に表すことに困難があるとしたら、何度か夫婦セラピーを受けることが、ふたりが感情を分かち合い、より愛情のある人間関係を育むのに役立つかもしれない、と私は提案しました。アリソンは、不意をつかれたようでしたが、「そんなことをしてもまったく時間のむだだと思います」と言いました。「私はこれまですでにあらゆる手を尽くしてきたんです、何もうまくいかないことはわかっています。バートは絶望的なケースで、自分の感情をどう表現したらいいのかを学ぶことは絶対に無理なんです」。

「疑問に思うお気持ちはあるでしょうが、一回だけ、試してみてくださいませんか」と私はアリソンに言い、さらに次のように指摘しました。「たとえあなた方が夫婦セラピーを受けないことに決めたとしても、少なくとも、あなたがいったいどのような壁に突き当たっているのかを私が知るチャンスは得られるでしょう」。アリソンは、しぶしぶ承諾しました。そうして彼女とバートは、その次のセッションにいっしょにやって来たのです。私はバートがどのような男性なのか、見てみたいと思っていました。堅物で異常なまでにこだわりが強いという、私が抱いていた型通りの会計士像と違ったのには、驚きました。それどころか彼は、率直で、親しみやすい感じだったのです。彼は、自分たちが長い間問題を抱えてきたことはわかっている、と言いました。是非、セラピーに参加したい、と望んでいるようでした。

私はアリソンとバートに、よいコミュニケーションには三つのことが必要であると話しました。第一に、自分の気持ちを率直に、そして直接的に表現できなければなりません。第二に、パートナーが話をするときには自己防衛的にならず、相手の話に耳を傾けることができなくてはなりません。そして第三に、パートナーに対して敬意をもって応じる必要があります。たとえあなたが腹立たしく感じていたり、欲求不満に思っていたとしてもです。これは自分の腹立たしい気持ちを隠したり、否定したりしなければならないという意味ではありません。パートナーの自尊心を傷つけたり、侮辱したりすることなく自分のそうした気持ちを共有する、というだけの意味です。

悪いコミュニケーションは、その正反対です。自分の気持ちを率直に打ち明けることをせず、隠したり、気持ちを攻撃的に行動化したりしてしまうのです。パートナーの話に耳を傾ける代わりに、自己防衛的に言い争い、相手が間違っていると強く主張します。そして相手に対する気づかいや敬意を伝える代わりに、戦いを始め、パートナーをこき下ろそうとするのです。アリソンとバートは、これらの考えが完全に理にかなっていることを認めました。

私は、「一分間ドリル」というエクササイズを提案しました。ふたりが物事について話し合おうとするときに起こる問題はいったい何か、私が診断できるようにするためでした。一分間ドリルを行うときにはあなた方のうち一方が話し手になり、もう一方が聞き手になります、と私は説明しました。自分が話し手のときには、自分の気持ちを表現する時間を三十秒間もらいます。自分の話したいことを何でも述べ、自分の気持ちを打ち明けていいのです。

自分が聞き手のときには、静かに、相手に対して敬意を表して座り、パートナーが話していることに集中します。パートナーの目をまっすぐに見つめ、相手を受け入れるような態度を示します。眉をひそめたり、腕を組んだり、批評的に首を振ったりするのは避けてください。パートナーが話し終えたら、相手が話したことをできるだけ正確に要約します。目標は、相手に賛成したり反対したりすることではありません。パートナーが述べたことを別の言葉で言い換え、相手がどのような気持ちでいるかを理解することです。

アリソンが、最初に自分が話し手になりたいと言い、バートは、聞き手となることを了承しました。アリソンは、バートが一度も自分の気持ちについて話すことがないために、どれほど欲求不満に駆られているかについて怒りを込めて痛烈に批判し始めました。「私が何をしようと、どれほど努力しようと、あなたはどうしても心を打ち明けようとしない」と彼女は言いました。「あなたがこんなに冷淡なせいで、私は何十年も孤独で、惨めな思いをしてきたのよ。私はとうとうあなたに見切りをつけたの。あなたは絶望的なケースだわ、感情がまひしているのよ、私の抑うつも、私たちのひどい結婚生活もあなたのせいよ」。

バートは、アリソンが話している間、注意深く話に耳を傾けていました。彼女が話し終えると、私はバートに、彼女が今話したばかりのことを、次のふたつの目標を念頭において、別の言い方で言い換えてくれるよう求めました。第一に、アリソンが今伝えた内容をできる限り正確に要約すること、第二に、アリソンが今話したことを考慮したうえで、彼女が心の中でどのように感じているのだと思うかを彼女に伝えてほしい、ということです。バートは、妻の方へ向きなおると、次のように言いました。

アリソン、君が今僕に話してくれたことというのは、君は僕に心を開かせようと最善の努力をしてくれたにもかかわらず、僕がこれまで一度も自分の気持ちをちゃんと表現したことがなかったために、君は、孤独で、欲求不満に感じている、ということだったよね。それから、僕がこんなに冷淡な人間であるせいで、君は、怒りを感じ、落ち込んだ気持ちにもなっている。君は、自分が考えられる限りすべてのことを試みてきたのに、今まで何ひとつとしてうまくいったことがなかった。その結果、君は、僕は絶望的なケースだと判断し、僕に愛想を尽かしてしまった。実際のところ、君は、僕のことを感情がまひしていると考えている。さらに君は、君の抑うつと僕たちの結婚生活における問題はもっぱら僕のせいであるかのように感じている。君はきっと、ものすごく憤慨し、がっかりして、孤独に感じているんだろうね。それに、たぶん絶望的な気持ちでもあるんだろう。

私はアリソンに、バートの要約はどうだったか、〇パーセントから一〇〇パーセントの間でどの程度だったか、と尋ねました。彼は人の話にちゃんと耳を傾けることができていたでしょうか？　彼女が言ったことを正確に要約したでしょうか？　彼女が心のなかでどのように感じているかを、彼は理解していたでしょうか？

アリソンは、驚いたような様子で、バートがすばらしくよくやったことを認めました。彼女は、一〇〇パーセント正確だった、と評価しました。私は、これでいくつか明らかになったことがある、と説明しました。第一に、アリソンは、自分の気持ちを正確に、かつ率直に表現することができ、手加減しなかったことがわかりました。第二に、バートは、実に見事な聞き手であることが明らかになりました。なぜなら彼は、アリソンのコメントを正確に要約し、完璧な評価を受けたからです。第三に、バートはアリソンに、敬意をもって接することができることもわかりました。彼がアリソンのコメントを要約したとき、皮肉や敵意は微塵《みじん》も感じられなかったからです。

では、役割を交代して、バートは自分の気持ちを表現できるのか、またアリソンは相手の話に耳を傾けることができるかどうかを確かめましょう、と私は言いました。私はアリソンに、相手を受け入れるような態度で注意深く話に耳を傾け、バートが何を言おうともそれに対して賛成も反対もしないよう注意を促しました。彼女がすべきことは、バートが言っていること、心のなかでどのように感じているかということに集中し、彼が話し終えたときに彼のコメントを正確に要約できるようにすることでした。

バートは、自分も孤独で、欲求不満に感じていたこと、ふたりがもっと親密になることを望んでいることを説明しました。僕には君と分かち合いたい思考や気持ちがたくさんある、と彼は言いました。実際に、彼はこれまで何年間も毎日、自分の気持ちを彼女に伝えようとしてきたのです。しかし岩と固い地盤との間にはまりこみ、身動きできなくなっているように感じていたのでした。彼女は、率直に気持ちを打ち明けてくれるよう絶えず彼に求め、その一方で彼はというと、自分の気持ちを打ち明けようとするたびに、批判され、けなされているように感じていたのです。そのため彼は動揺し、混乱し、気持ちを打ち明けるのが困難になってしまったということでした。なぜなら彼は、アリソンから矛盾したふたつのメッセージを受け取っているように感じていたからです。彼は、自分の気持ちをまさにその時点で伝えようとしたのだが、彼が何かを言ったりしたりしても、彼女がそれをはねつけてしまうのではないかと恐れていた、と指摘しました。

彼が話している間、アリソンは眉をしかめ始めました。目が陰鬱になり、頭を前後に振りました。

突然、彼女は立ち上がり、前に身を乗り出しました。そしてバートを指さして叫びました。「あなたにはそんなたわけたことを言う権利はまったくないのよ！　そんなの大うそだわ！　黙りなさい！　こんなばかばかしいこと、もう我慢ならないわ！」。彼女は猛り狂って診察室を飛び出すと、バタンとドアを閉めました。

私は唖然として言葉を失いました。いったい何が起こったのかと診察室のドアを開けて外を見ましました。アリソンは、傲慢な様子で腕組みし、待合室に座っていました。たった今起こったことやどう感じたかを処理するためにセッションに戻る気持ちはありますか、と尋ねたのですが、彼女はそれを無下に却下しました。バートと私は、残りの時間をできる限り有効に活用しようとしましたが、ぎこちない時間となってしまいました。

その翌週、アリソンは今度はバートといっしょではなく、ひとりでやって来ました。「あのセッションはまったくの時間のむだでした」と彼女は言いました。「やっぱり私が思った通りでした。それに、先週のセッションで、先生は一生懸命彼を治療してくださいましたけど、バートは今週も自分の気持ちを全然言わなかったんですよ」。そして、彼女がそれまでずっと私に伝えようとしてきたこと——バートは絶望的なケースであること——がこれで証明された、というのです。彼女は私に、診察に今後も来てもいいが、それにはひとつ条件があると言いました——その条件とは、もう二度と、セッションにバートを参加させないことでした。

私はアリソンに、自分の行動と、バートが気持ちを打ち明けられないことに、何か関連があると思うか、と尋ねました。「これ以上、先生があくまでその話題を追求するおつもりなら、今日が私たちの最後のセッションとなるでしょう」と彼女はつっけんどんに言いました。彼女は、これまで三人、セラピストを替えてきました。そのセラピストたちが愚かにも、彼女の結婚生活における問題の一因が彼女にあるかもしれないと、誤って示唆したから、ということでした。

アリソンは、この煩しい問題を他でもない自分が引き起こしているという事実に気づいていないようでした。もし彼女が夫に「気持ちを妻と共有しないための行動修正プログラム」を実践しようとも、この何十年もの間、夫が気持ちを表現しようとするたび非難してきた彼女の言動にまさることはないでしょう。それほど、彼女の夫に対する言動は強烈なものだったのです。

同時に、彼女は、夫との問題における自分の責任について詳しく検討してみることにもまったく興味がありませんでした。むしろこの話題を強く拒んでいました。おそらく、そうしたふりかえりのつらさは彼女には耐えられないほどのものだったのです。

皆さんの中には、アリソンに対して苛立ちを覚える方もいるかもしれませんが、早まって彼女を非難しないでください。他者とうまくいかないとき、私たちは誰でもこのようなことをします。しかしそれを洗いざらい認めることは、非常につらいものなのです。私は、誰かと仲たがいをしているときに、その対立における自分の責任を詳しく検討するのを自分がひどく嫌悪していることを知っています。なぜなら私は、その対立は相手のせいだ、と確信をもって感じているからです。あとになって実はその問題を引き起こしていたのは自分なのだとわかってくると、気まずく恥ずかしい気持ちになります。

　やがて、次のような事実が私にとってますます明確になってきました。問題のある対人関係を抱える人たちに世界中のあらゆる対人技能を与えることができるとしても、親密な関係を築きたい、仲たがいしている相手ともっと近づきたいという強い動機づけが当人になかったとしたら、そのような技能を与えても何の役にも立たないだろう、ということです。ほとんどのケースで、敵意や対立が対人技能の欠損の結果として生じることはあまりなく、むしろ動機づけが圧倒的であることから生じます。技能欠損理論は、理論上はすばらしく聞こえますが、実際のところ現実世界にはうまくあてはまらないのです。

認知対人関係療法の基本原則

　私は、技能欠損理論とは根本的に異なるアプローチを開発しました。それは、認知対人関係療法と呼んでいるアプローチです。認知対人関係療法は、単純な、しかし強力な三つのアイデアに基づいています。

1. 私たちが不満に思っている、まさにその対人関係問題は、私たち皆が引き起こし、維持しているものです。しかし私たちは、まさか自分がそのようなことをしているとは気づいていないようです。そのため自分が犠牲者であるように感じ、その問題はすべて他人のせいであると考えてしまいます。

2. 私たちは、人との対立における自分自身の責任を否定します。それは、ふりかえりが非常にショックで、つらいものだからであり、自分が不満に思っている問題によって秘かに得ているものもあるからです。私たちは、うわべは何も悪く見えないようにして、人から見えないところで汚いことをしたいと願うものです。

このふたつの原則は、かなり後ろ向きに聞こえるかもしれませんが、三つ目の原則は、もっとずっと前向きです。

3. 私たちは皆、困難な対人関係を変える力をもっており、その力は自分が考えるよりもはるかに強力なものです。ただしそれは、相手を責めることをやめ、その代わりに自分自身を変えることに進んで焦点を当てようとした場合に限ります。あなたが考えるよりもずっと速く和解できます。

実際、積年の敵意と不信をほとんど即座に白紙に戻せることも多いのです。ただし、もしあなたがこの種の奇跡を経験したいと思うならば、その過程では自ら進んで懸命に取り組み、つらいことも経験する必要があるでしょう。

認知対人関係療法がどのように役立つかをご説明するために、どなたか、あなたとの仲がうまくいっていない人物をひとり思い浮かべてください。ご主人・奥様やパートナーでも、あるいはそうでなくともかまいません。友人、隣人、同僚、顧客など、誰でも結構です。これはあなたの学習の極めて重要な部分となりますから、その人物をいったい誰にするか、今すぐ考え始めてください。

これから私といっしょに、解決策をリハーサルしていくなかで、あなたは、非常に現実的で、実際的な形で認知対人関係療法を学んでいくことになります。あなたには、頭の中で考えるだけでなく、実際に紙に書いてエクササイズをしていただくようお願いすることになります。これらのエクササイズを行うことで、問題の解決策はもちろんのこと、その問題の正確な原因も理解することができるでしょう。これらのエクササイズを行うと、ただ読むだけの場合と比べ、はるかに深く、実際的に認知対人関係療法について理解できます。しかし、警告しておかなければならないことがあります。この過程ではあなた自身でいくらかの取り組みをしていただかなくてはならない、ということです。しかもそれはつらいものとなることがあります。もちろん、私たちの究極的な目標は、つらさではなく、喜びと親密さです。

次章では、あなたに対人関係満足度スケール（ＲＳＡＴ）に回答していただきます。これは、簡潔なものですが、極めて正確な手段です。これを用いれば、どのような対人関係であれ、あなたがその関係にどれほど満足しているか、あるいは不満に思っているかが、ずばり明らかになるでしょう。相手は、あなたが大切に思っている人かもしれません。あるいはあなたとの仲がうまくいっていない人かもしれません。本書を読み進めながら繰り返しＲＳＡＴを受け、ご自身の到達状況を記録してください。

このテストのあと、あなたが問題を抱えている対人関係についていくつか質問をします。あなたは現状維持を望みますか？　関係を放棄しますか？　それとも改善を望むでしょうか？　改善を求めると決心したのなら、次の質問は、その問題の責任はどちらにあるのか、大きく変わるべきは誰かということです。それはあなたでしょうか、それとも相手でしょうか？　さらにお尋ねしますが、あなたは親密な関係を手に入れるための代償を進んで払うつもりがあるでしょうか？　あなたとの仲がうまくいっていない相手と、もっとずっと実りある関係を育む方法を私がみなさんにお伝えできるとしたら、それはあなたにとってどのような価値をもつでしょうか？

次に、その相手との動揺したやりとりをひとつ挙げ、いったい何が間違っているか、正確に診断しましょう。そうすれば、あなたがなぜケンカをし、言い争いをしているのか、その理由が突如として明らかになるでしょう。また、あなたのあらゆる対人関係においてあらゆる問題を引き起こしている原因もわかるでしょう。このように、あるひとつの対人関係における、ある一コマに焦点を当てるだけで、多くのことを達成できます。

最後に、そのように困難な人間関係を、「対人関係記録表」と「効果的なコミュニケーションのための5つの秘訣」を用いることで、温かく、信頼のある関係へと変える方法をご紹介します。これらのテクニックは、あなたが大切に思う人――もちろん特に気にかけていない人も――との関わり方に深い変化をもたらすはずです。また、不機嫌、批判的になる、自己防衛的になることなどにどのように対処したらよいか、また敵意を親密さと信頼に変えるにはどのようにしたらよいかについても学んでいきます。

第2部　自分の人間関係を診断する

第5章 あなたの対人関係は良好ですか？——対人関係満足度スケール——

あなたが関係をもっている人を誰か思い浮かべてください。パートナー、父母、兄弟姉妹、上司や同僚、どなたでも結構です。では次に、その人との関係について、73ページの対人関係満足度スケール（RSAT）に回答してください。RSATでは、七つの領域において、あなたが自分の対人関係についてどれほど満足しているか、あるいはどれほど不満を感じているかを尋ねます。一分もかからずに記入できるでしょう。

七つの質問すべてに回答したら、得点を合計し、下の「合計」欄に記入します。合計は、0（七つすべてに「とても不満足」と回答した場合）から42（すべてに「とても満足」と回答した場合）までの間となります。

合計が出たら、下のRSAT得点評価表で、あなたの得点はどの満足度レベルにあてはまるか確認してください。得点が低いほど、相手に対して不満を感じていることになります。一方、得点が高いほど、自分の対人関係に満足していることを示します。得点が39なら、あなたがとても満足していることを意味します。また、得点が42の場合は、あなたが驚くほどすばらしい対人関係をもっていることを意味します。

私の患者さんの多くは、RSATの得点が低く、20以下が一般的です。10以下ならあなたは自分の対人関係についておそらくかなり不満に感じているでしょう。私は、得点0の人も数多く診てきましたが、その場合のよいところは、これから改善の余地が多分にあるということです。

皆さんはおそらく、自分の得点が他の人と比べてどうかを知りたいと思うことでしょう。たとえば、あなたが自分のパートナーについて考えているとしたら、あなたの結婚の満足度は標準以下でしょうか？　それとも標準的、それともすばらしいものでしょうか？　あなたはどこに位置しているのでしょうか？　私はこれまでに米国中の一二〇〇人以上の人にRSATを実施し、自分の対人関係が次のどれに該当すると感じているかと尋ねました。

- ●全体的にうまくいっている。
- ●問題はあるが、専門家の助けが必要なほどでない。
- ●問題があり、専門家の助けを必要としている。

対人関係満足度スケール（RSAT）							
使用法：自分の関係に対するあなたの満足度、あるいは不満足度を示すものに○をつけてください。	0．とても不満足	1．ある程度不満足	2．やや不満足	3．普通	4．やや満足	5．ある程度満足	6．とても満足
1．コミュニケーションと率直さ							
2．人との対立や論争の解決							
3．愛情と気づかいのレベル							
4．親密さと親近感							
5．その人との関係における自分の役割に対する満足度							
6．相手の役割に対する満足度							
7．その人との関係についての全体的満足度							

日付＿＿＿＿＿＿　　**合計→**

セラピストの方で、RSATをご自身の臨床活動または研究のなかで用いるライセンスの取得を希望される方は、私のウェブサイト（www.feelinggood.com）をご参照ください。Therapist's Toolkitについてより詳細な情報をご覧いただけます。

対人関係満足度スケール（RSAT）得点評価表			
得点の合計	満足度レベル	関係に問題がありながらも、より満足している人の割合	関係がうまくいっていて、より満足している人の割合
0－10	極めて不満足	75％	100％
11－20	とても不満足	35％	95％
21－25	かなり不満足	25％	90％
26－30	ある程度不満足	15％	75％
31－35	ある程度満足	5％	50％
36－40	かなり～とても満足	1％	10％
41－42	極めて満足	1％未満	1％未満

ＲＳＡＴ得点評価表を見ると、対人関係がうまくいっている人たちや問題を抱えている人たちと比べて、あなたの対人関係がどのようであるかがわかります。

たとえば、あなたの得点が5である場合、それはあなたが自分自身の結婚生活に極めて不満足であることを意味します。得点評価表を見ると、対人関係がうまくいっていると答えた人の一〇〇パーセントがこれよりも高い得点だったことがわかります。加えて、対人関係に問題を抱えていると答えた人の七五パーセントも、これより高い得点でした。これは、彼らの大部分と比べて、あなたの満足度は低いという意味でもあります。得点が低いと気になるものですが、低得点であっても、必ずしもあなたの対人関係は見通しが暗いというわけではありませんし、あなたとあなたのパートナーが絶望的にミスマッチな結婚だったという意味でもありません。これは単に、あなた方が極めて不幸に感じていること、あなたの対人関係があなたの求めるものに合致していない、というだけのことなのです。

ではここで、あなたの得点が34だったと仮定しましょう。これは、あなたがある程度満足していることを意味します。得点評価表によると、対人関係に問題を抱えている人でこれより高い得点だった人は五パーセントだけであることがわかります。しかし、得点評価表からはまた、対人関係がうまくいっている人たちの五〇パーセントがあなたよりも高い得点だったこともわかります。これは、あなたの満足度が、このグループと比べるとごく平均的なものであることを意味しています。

確かに改善の余地はありますが、おそらく結婚生活をちょっと調整すればよく、大がかりな精密検査は必要ないでしょう。

対人関係満足度スケールでは、問題の責任が誰にあるのかはわかりません。このスケールからわかるのは、あなたがどれほど満足しているか、それとも不満に感じているか、ということだけです。あなたの対人関係が、どれほどよいのか、あるいは悪いのかも、このテストからはわかりません。本質的に「よい」または「悪い」対人関係といったものはありません。どのような対人関係にしろ、その質はまったく個人的で、主観的です。自分の対人関係が自分の求めるものに合っているかどうかは、誰でも自分自身で判断しなければならないのです。

ＲＳＡＴの得点は、どれくらいであるべきなのでしょうか？　なかには、32（「ある程度満足」）で十分だ、と感じる人もいるかもしれません。対照的に、41（「極めて満足」）でも、もっと親密になりたいと感じる人もいるかもしれません。それでいいのです。なぜなら、すばらしい対人関係をさらにすばらしいものにするために、あなたにできることはたくさんあるからです。あくまで、あなたが何を目標にし、何を期待するかの問題です。

ＲＳＡＴは、よくある一般向けの心理クイズではありません。これは、科学雑誌で発表される研究で用いられ、非常に高く評価されている研究でも用いられている手段です。*

調査研究からは、ＲＳＡＴにより対人関係満足度が九七パーセントの正確さで測定されることがうかがえます。つまり、合計の得点が三パーセントの幅内で正確だろう、ということを意味します。親密さや対人関係に対する満足度のように本質的に主観的なものが、これほど正確に測定されるというのは、信じ難く感じられるかもしれません。これほど正確に測定されるのはおそらく、私たちは皆、自分がどのように感じているかをわかっているからでしょう。専門家も含めて、他人は、あなたの対人関係の質を評価できませんし、どんな瞬間であれ、あなたがどれほど満足しているか、あるいは不満に感じているかを評価することも不可能です。しかし、ほとんどの場合、人は自分自身がどのように感じているかをとてもよくわかっているのです。

あなたがRSATを使って関係の満足度を評価した相手が、夫、妻などの身近な人ならば、その人にもRSATを受けてくれるよう頼んでみるとよいでしょう。そうすれば相手が当の人間関係についてどのように感じているかがわかります。その情報は不安をかき立てるものとなるでしょう。私は最近、デールという、抑うつ状態の男性を診ました。彼のRSAT得点は42でした。これは、彼が自分の結婚生活を絶対的にすばらしいと思っているということです。RSATで満点が出ることは、かなりまれです。そこで私は、奥さんは結婚生活についてどのように感じていると思うか、とデールに尋ねました。彼女もまったく同じように感じている、自分たちはものすごくすばらしい関係をもっている、と彼は答えました。私はデールに、RSATを一部自宅に持ち帰って奥さんにも記入してもらうよう、頼みました。彼は喜んで了承しました。

デールは、翌週のセッションに、妻の記入済みのＲＳＡＴをもってきました。その得点は、何と0だったのです！　どう頑張っても、これより悪い得点はありません。彼女は、七つすべてにおいて、完全に不満に感じていたのです。

私はその後、彼女もかなりの抑うつ状態にあることを発見しました。これは、デールにとって、もうひとつの大きな驚きでした。なぜなら彼は、妻が完全に幸せであると思っていたからです。この情報を盾に、デールは、自分の妻を治療に誘う決意をしました。これは彼らふたりともにとって役立つ結果となりました。

デールと妻のそれぞれの結婚生活に対する感じ方に見られる極端な食い違いは、例外だろうと思われるかもしれませんが、そうではありません。私の調査からは、夫と妻の間のこれらの感情的断絶がよくあることであることがうかがえます。対人関係が困難に陥っているときには特にそうです。対人関係に問題があればあるほど、食い違いはより極端になる傾向があります。結婚生活が最も困難に陥ったケースでは、夫と妻双方の、ふたりの関係に対する評価に有意な相互関係はまったくみられません。双方の気持ちがまったく一致していないのです。夫の評価のほうがずっと高いこともあれば、妻の評価のほうがずっと高いこともあります。これは、夫妻が事実上別世界に住んでいる

＊注：たとえば、Burns, D.D., Sayers, S.S., & Moras K. (1994) Intimate relationships and depression: is there a casual connection? *Journal of Consulting and Clinical Psychology*, 62(5), 1033-1042.

ことを意味します。対照的に、幸せで、うまくいっている関係では、双方がいずれもふたりの関係を同じように評価しているものです。これは、彼らが精神的に結びついていることを示しています。

妻の気持ちについてデールが誤解していたことは、ある驚くべき現象のよい例です。つまり、愛する人も含め、他者がどのように感じているかを誤って推測することが多いにもかかわらず、私たちはそれに気づいていないのです。この問題に対する解決策については、のちほど、共感について取り上げる際にお話しすることにしましょう。

どんなとき治療した方がよいのでしょうか？

得点の低い方々に対しては、警告はしませんが、少し注意を促したいと思います。相手が変わってくれたら、と期待していても、待っていても、それではおそらく、その関係は変わらないでしょう。結局のところ、あなたの対人関係の行く末は、あなた次第なのです。困った対人関係を何とか改善したいと、あなたが強く願っているのなら、その方法を私がお教えしましょう。

対人関係問題のためにセラピストのもとを訪れることは、どんなときに考えたらいいのでしょうか？　また、どんなときならば、自分自身で取り組んでみたほうがいいのでしょうか？　関係がまったくの機能不全に陥っており、セラピストの助けが必要なこともあります。セラピストは、必要とされているサポートを提供し、困難な対人関係について修復を試みるか、それとも終止符を打つか、どちらがより有意義であるか決断することを助けてくれるでしょう。パートナーが虐待的であったり暴力的であるとき、犯罪に関与しているとき、あるいは薬物依存やアルコール中毒といった場合には、専門家の治療が必要なことがあります。また、次のような場合にも、専門家の治療が必要なことがあります。

●あなたが薬物・アルコールに依存しているとき
●あなたが重篤な抑うつ感や圧倒されているような気持ち、あるいは自殺傾向にあると感じている場合
●あなたが暴力的な幻想や衝動を抱いている、あるいはすでに抑えがきかず他人に危害を与えている場合
●本書のテクニックを独力で適用しようとしたものの、うまくいかなかった場合

はたして自分は他者とどのように出会うのか、あるいは他者との関わり方を変えようと試みたときにはたして自分はどれほどうまくやれるのかについては、わかりにくいことがあります。このような場合、自分が好意をもち、信頼している人から、客観的なフィードバックをもらうことが非常

に貴重となります。

本書を読み進めながら、何度でもお好きなだけRSATを受けて、ご自身の到達状況を逐一チェックしてください。週に一回受けることをお勧めします。巻末の付録「親密な関係を築くためのツールキット」のRSATをコピーしてください。ご自身で個人的に使用するためにあとから追加でコピーできるよう、このページは空白のまま書き込みをしないようにしてください。＊RSATを受けるたびに、毎回、同じ人物について評価したならば、その得点はあなたがどれほど進歩しているかを示すことになります。

＊注：セラピストの方で、ご自身の臨床活動または調査でRSATを用いるライセンスの取得をご希望の方は、私のウェブサイトwww.feelinggoodで、Therapist's Toolkitについての情報をご参照ください。多数の評価と治療のツールをご利用いただけます。

第6章
あなたは本当は何を求めているのでしょうか?

あなたとの関係がうまくいっていない人物をひとり思い浮かべてください。その人との対立や言い争いの最中にいったいどのようなことが起こるか、具体的に思い描いてください。おそらく次のようなことではないでしょうか?

- ご主人は、ひどく批判的で、あなたがやることなすことすべてあら探しする。
- 奥様は、腹を立てると、突然、口をつぐんでしまい、あなたと口をきこうとしない。
- 息子さんは、口をとがらせてドアをピシャリと閉め、自分は怒ってなんかいない、と断固として言い張る。
- あなたは娘さんのことを本当に愛しているのに、娘さんは、あなたが自分のことを愛していないと主張する。

●友人は愚痴っぽく、文句を言うくせに、あなたのアドバイスに耳を傾けようとしない。
●顧客が非常に気難しく、あなたが自分の考えを言おうとするたびに反論する。

困った対人関係に対処する三つの選択肢

このような人たちとのやりとりで、あなたは信じられないほどの欲求不満を感じているでしょう。誰かとの仲がうまくいっていないときには、次の三つの選択肢があります。現状を維持することもできますし、その関係に終止符を打つこともできます。あるいは関係改善に取り組んでもいいのです。あなたにとって最も魅力的な選択肢は、どれでしょうか？　私があなたといっしょに取り組むためには、まずこの質問に答えていただかなくてはなりません。読み進める前にしばしお考えください。

1. 現状を維持する

意外に思われるかもしれませんが、第一の選択肢——現状維持——が選ばれることが最も多いです。対人関係に問題を抱える人の多くは、その問題について何をしようという動機ももっていないようなのです。自分がどうしたいのかはっきりわからず、時間稼ぎをするため、この選択肢を選ぶのかもしれません。たとえば、結婚生活に問題を抱えているとしても、いざ離婚となると、圧倒されるような、ぎょっとするような、あるいは恥ずかしいような気持ちに駆られるかもしれません。かといって、関係の改善に取り組むというのも、あまり気が乗らないのでしょう。過去に状況を改善しようと試みたものの、何ひとつとしてうまくいかなかったのかもしれません。あるいはなぜ自分だけが改善する努力をしなければならないのか、不公平に感じるのかもしれません。自分のパートナーは絶望的なケースであると確信をもって感じているのかもしれません。その関係を捨てることの代償の方が、ただその状況に耐えるよりも、大きいように思われ、あなたはこう考えるのです。「悪い関係でも、まったく何もないよりはましだ」と。それであなたは、しばらくの間そのままそこで、いわば「立ち泳ぎ」をして、いったい何が起こるのか様子を見ることにするのかもしれません。

2. 関係を終わらせる

第二の選択肢は「関係を終わらせる」です。これもまた人気の選択です。私たちは誰とでもうまくやっていくよう努力しなければならない、とするルールなどどこにもありません。私は何人か、特に好きとか、信頼しているとかいうわけではない人を思い浮かべることができます。その人たちと親しくなりたいという気持ちは、私には一切ありません。もし仮に、「誰それさんとの、あなたの関係を改善させるための方法を教えてあげましょう」と言われたとしても、私は、興味ありません、と答えるでしょう。ある特定の種類の人たちと、親しく、愛情ある関係を育むよう努力することは、大きな過ちとなりかねません。たとえば、暴力的だったり、無鉄砲だったり、アルコールや薬物に依存していたり、あるいは絶望的なほど自己中心的であったりするような人、それに詐欺師などです。

3. 関係を改善する

あなたが第三の選択肢——関係の改善——を選択するとしたら、私はわくわくします。なぜならそれは私たちが一緒に取り組めるということだからです。それでは、次の質問をします。「あなたはどのようにして関係を改善するつもりですか?」。それには、次の方法が考えられます。

- 相手が変わるのを待つ。
- 相手を変えるよう努力する。
- あなた自身を変えることに焦点を当てる。

多くの人は相手が変わるのを辛抱強く待ちます。この選択肢を選んだとしたら、あなたはそのままじっと待っていることになるかもしれません。私たちは誰でも、学び、成長する能力をもっていますが、人がより愛情豊かで、率直に心を開くようになるには何年もかかる可能性があります。その時はこないかもしれません。誰かが変わることを待つのは、現状維持を選択するのと本質的には同じです。

だからこそ、これほど多くの人が欲求不満になり、自分がうまくいかない相手を変えようと懸命に試みるのです。たとえば、ご主人は、心を開いて自分の気持ちを表現することがあまりないとします。その場合、あなたは、男性にも感情があることを彼に思い起こさせ、コミュニケーションは愛情ある関係の重要な一部であることを指摘するといいでしょう。あるいは、同僚がひっきりなしにあなたを非難する場合には、その同僚が間違っていることをうまく指摘し、あなた自身の考えを説明してはどうでしょう？　そうすればその同僚も、あなたがどうしてそのように考えるようになったのか理解するでしょう。または、抑うつ状態の友人が絶えず文句ばかり言い、何事につけ否定的な見方をするとしたら、あなたはその同僚を元気づけ、物事のポジティブな面を見るように勧めるとよいでしょう。あるいは、奥さんがどうしても人の言うことに耳を傾けようとしないので、ほとほと嫌気がさしているということもあるかもしれません。そのような場合、あなたは自分の意見をはっきりと主張し、あなたの考えや気持ちも彼女の考えや気持ちと同じくらい重要であることを彼女に伝えてみてはどうでしょう？　また、あなたを利用しようとする友人がいるときには、もうその人の自分勝手な行動に我慢するつもりはないと、当人に言ってやってください。

こういった戦略は、はたしてどれほどうまくいくでしょうか？　あなたはおそらく、この質問の答えをご存じでしょう。仲がうまくいかない相手を変えようと試みると、ほぼ必ずといっていいほど、その相手は頑として自分の意見を譲らないでしょう。これが人間の性《さが》というものです。誰かを変えようとすることは、その相手をまさにその同じままでいるよう強制することにさえなりかねません。ということは、相手を変えようとするというのも、現状維持を選択していることになるのです。

より愛情のある、心を満たしてくれる関係を育みたいと思うのならば、根本的に違う角度から問題にアプローチすることが必要となるでしょう。あなたは、自分自身を変えることに全面的に集中しなくてはなりません。これには勇気が必要ですし、おそらくつらいものとなるでしょう。しかしそれはすばらしい結果へと導いてくれる可能性があるのです。親密な関係を築くために、あなたはどれほど懸命に取り組む心づもりがあるのか、明らかにしてみましょう。

第7章 親密な関係を手に入れるための代償

あなたとの関係がうまくいっていない人物を思い浮かべてください。そしてご自分に次の質問をしてください。ふたりの問題は、どちらにより責任があるでしょうか？　どちらのほうがより馬鹿げているでしょうか？　あなたですか、それとも相手でしょうか？　この先を読み進める前に、心の底から本音でこの質問に答えてください。私はあなたの本当の気持ちを知りたいのです。

たいていの人は、相手に責任があると確信しているでしょう。私が、親密な関係を築くためのワークショップでこの質問をし、挙手を求めると、参加者の九〇パーセントの方々が、悪いのは相手である、とおっしゃいます。

これほど多くの人たちがこのように感じるのは、驚くべきことではありません。自分の対人関係における問題で相手に責任を求めるのには、もっともな理由がたくさんあります。実際に、91ページの「他者非難のメリット・デメリット分析」で評価してみましょう。

あなたとうまくいっていない人を思い浮かべてください。そして、その人物を非難することのメリットを左側の欄に挙げてください。たとえば次のようにです。

●自分は公正だと思える。相手はまぬけであり、真実はあなたの側にあるのだから。
●相手を見下すことができる。
●「自分は正しい」という優越感を抱くことができる。
●その問題における自分自身の責任について検討しなくてもよい。
●犠牲者の役を演じ、自分自身をかわいそうに感じることができる。
●自分が変わる必要はない。
●相手に仕返しすることができる。どうせ、相手はそうされて当然だから。
●腹を立て、憤慨することができる。怒ると人は強くなれる。
●罪悪感を抱いたり、屈辱的に感じなくていい。
●相手がいかに負け犬であるかについてうわさ話をし、友人たちから同情を買うことができる。

きっとこの他にもいくつかのメリットを思いつくでしょう。先を読み進める前に、まずは他者非難のメリットについて、思いつく限りすべてを91ページの左側の欄に挙げてください。このエクササイズは、頭の中でやるだけではなく、必ず紙に書いて行ってください。直接書き込んでしまったらあとで困るのではないか、という心配は無用です。重要な分析と表はすべて、巻末の「親密な関係を築くためのツールキット」に何も書き込んでいないものを用意しています。

記入がすんだら次は、相手を非難することに何かデメリットとなる点はないか、自分自身に尋ねてください。よくない面はあるでしょうか？　たとえば、あなたがその人物を非難すると次のようなことが考えられます。

●相手を非難しても何も変わらないために、欲求不満に感じ、憤りを覚えるだろう。
●相手は批判されたと感じ、それはすべてあなたのせいだ、と主張するだろう。
●人との対立は、やる気をくじき、疲労困憊させるだろう。
●相手と親しくなることはできなくなるだろう。
●精神的、あるいは感情的な成長を一切、経験できないだろう。
●あなたの不平不満に人はうんざりするかもしれない。
●その対立にすっかりのめり込んでしまっているため、喜びや親密さを一切経験することがないだろう。

きっとこのリストに他にも書き加えることができるでしょう。少し時間をとって、91ページの右の欄に他者非難のデメリットをすべてリストアップしてください。

メリットとデメリットをすべて挙げ、リストを完成させたら、百点満点でメリットとデメリットを比較検討してください。より優勢であると思われる方に、より大きな数値を与えます。たとえば、メリットのほうがデメリットよりもずっと大きく感じられるのなら、左側の丸に70と記し、右側の丸には30と書き込みます。他者非難のメリットとデメリットが同じくらいに感じられる場合には、両方の丸に50と記入してください。デメリットのほうが若干上回ると思われる場合には、左側の丸には45を、右側の丸には55を書き込むことになります。どの数字を選ぶかは、完全にあなたの自由です。

他者非難のメリットとデメリットを比較検討するときには、そのリストが全体としてどのように感じられるかについて考えてください。あまり細かく考える必要はありません。自分の書いたリストを見直し、他者非難のメリットとデメリットのどちらがより重大に感じられるか、自分自身に尋ねるだけでいいのです。メリットとデメリットのどちらが数が多いか、ということは必ずしも問題ではありません。ひとつのメリットが多くのデメリットよりも重大であることもあるでしょうし、その逆のこともあるでしょう。それでは今から、91ページの下の二つの丸の中に、両方を足して1

他者非難のメリット・デメリット分析

相手を非難することのメリット	相手を非難することのデメリット

00になる数字を書き込んでください。

他者非難のメリットとデメリットとは、はたしてどちらがより重大だったでしょうか？　メリットの方が大きかったとしたら、あなたに残念なお知らせをすることになってしまうかもしれません――ひょっとしたら私はあなたの対人関係について、お力になれないかもしれないのです。他者非難は、私にとってあまりにも強力な敵です。親密な関係を妨害する原子爆弾です。自らの前に立ちはだかるものはすべて破壊してしまいます。自分の対人関係における問題のことで他人を非難する人を助けられるような強力なテクニックを私は知りません。私はあなたに本書を読むのをやめてほしくはありません。しかし、もっと別の対人関係、あなたにとってもっと大切な人との関係に焦点を当てたほうがいいかもしれません。

メリットとデメリットが等しかった場合にも、私は同じことを申し上げなくてはならないでしょう。責任の半分を相手に負ってもらうことは、完全に理にかなっているように聞こえるかもしれません。確かに、まっとうなアプローチです。しかし、現実的にはあまりうまくいかないでしょう。関係の改善を求めるのなら、その対人関係の問題における自分自身の責任に焦点を当て、自分自身を変えることにもっぱら取り組む必要があります。相手が動くのを待っていては、あなたはただ身動きが取れないままになってしまうだけです。

愛情豊かな関係への鍵

数年前、私は、いったいどのような態度が幸せな結婚を導き、どのような態度だと不幸せな結婚に至ってしまうのかを明らかにするために、ある調査を行いました。その調査には、一二〇〇人以上の人が参加しました。その中には、さまざまな教育的、民族的、宗教的、社会経済的背景をもつ男女が含まれていました。セラピーを受けている人もいれば、私のレクチャーに出席し、この研究を手伝おうと申し出てくださっただけの方もいました。男女の夫婦や同性愛のカップルで、結婚している人、別居している人、そして離婚した人、結婚はしていないがいっしょに暮らしている人もいました。

調査に参加した人全員が、第5章であなたにも受けていただいた、対人関係満足度スケール（RSAT）を受けました。時間の経過に伴う変化をたどるために、一部の参加者には、三カ月後に再び同じ調査を受けていただきました。三カ月後に、どのカップルが、より愛情豊かで満たされていると感じているか、そして問題を抱えているカップルのうち、どのカップルが依然として互いに激しくいがみ合っているかを予測することが可能かどうかを確かめたかったのです。また、彼らの関係像を完全に把握できるように、家計、セックス、リラックスのための活動や自由な時間、家庭責任や家事の分担、子育て、および友人や親戚との関係に関して、満足、あるいは不満足な感情についても尋ねました。加えて、参加者たちが自分のパートナーに対してどれほどの愛情を感じているか、相手にどれほど積極的に関わっているか、罪悪感や不安、あるいは逃げ場のないような気持ちや抑うつ感、劣等感、欲求不満、怒りをどれほど感じているか、も尋ねました。

最後に、参加者は、親密さについての項目に回答しました。95ページの「人との対立の引き金となる思い込み」の表は、個人の対人関係と自尊感情についてのさまざまな態度と信念を評価します。表の上半分のパターン――服従と支配――は、ふたりの関係における自分の役割とパートナーの役割を、どのように見ているかに関わるものです。表の下半分のパターン――依存と分離――は、自分の自尊感情のよりどころをどこに置いているかに関わるものです。多くの人は、愛されたり認められたりといったことに基づいて自尊感情をもちますが、他にも、より完全主義で、何かを成し遂げたということに基づいて自尊感情をもつ人もいます。

他者非難などの思い込みをそれぞれ、「私たちの関係における問題のほとんどはパートナーに責任がある」といった文章にして質問紙に記載しました。調査の参加者は、それぞれの文に対してそのように思う度合いを選択肢から選んで回答しました。選択肢は、「まったくそう思わない」（スコア0）から、「少しそう思う」（1）、「かなりそう思う」（2）、「大いにそう思う」（3）、「完全にそう思う」（4）まででした。これによって、参加者それぞれの思い込みプロフィールを作成しました。

人との対立の引き金となる思い込み

服従	支配
1．**他者を喜ばせる**　たとえその過程で自分自身を惨めにすることになろうとも、私はいつも相手を喜ばせるよう努めるべきである。	5．**権利の要求**　相手はいつも私が期待するように私を扱うべきである。私を幸せにするのが、相手の務めである。
2．**対立への恐怖／怒りへの恐怖**　お互いに愛し合う者たちは、争うべきでない。怒りは危険である。	6．**正当性／公平さ**　相手が私の期待に添えないならば、私は怒り狂い、相手を罰して当然である。
3．**相手の自己愛を感じ取る**　相手は、いかなる批判や反論にも耐えられずに、くじけてしまう。	7．**真実は我にあり**　私は正しく、相手は間違っている。相手はそれを認めたほうがいい！
4．**自己非難**　私たちの関係における問題は、すべて私のせいである。	8．**他者非難**　私たちの関係における問題は、すべて相手のせいである。

依存	分離
9．**愛情依存**　私は、あなたの愛がないと、幸せで満たされているように感じられない。	13．**業績依存**　自尊感情は、私の達成、知性、あるいは収入によって決まる。
10．**拒絶されることへの恐怖**　もし相手が私を拒絶したら、それは私が価値がないということを意味する。私は、ひとりでは幸せになれない。	14．**完全主義**　私は決して失敗もミスもしてはいけない。もし失敗したら、それは私に価値がないということを意味する。
11．**承認依存**　私は、自分が幸せで価値があると感じるためには、相手に認められる必要がある。	15．**相手の完全主義を感じ取る**　相手は、欠点があり、傷つきやすい人間のままの私を愛したり、受け入れたりしてはくれないだろう。
12．**心読みの期待しすぎ**　もし相手が私を本当に愛しているのなら、私が常に自分で説明しなくても、相手は私が何を必要とし、どのように感じているかがわかるだろう。	16．**自己開示恐怖**　私は、自分が心の中でどのように感じているかを相手に話すことはできない。私は自分の本当の自己を隠しておかなければならない。

この調査のデータを分析する際に、私は次のような点に興味をもっていました。

●結婚生活がうまくいくための鍵は何でしょう？　何か特定の態度が、愛情のある、実りある関係を導くのでしょうか？

●問題を抱える関係を引き起こす原因とは何でしょうか？　何らかの特定の態度が、人との対立と苦しみを導くのでしょうか？

●性別、年齢、民族、結婚歴、その関係の長さ、宗教、教育、子どもの数、社会・経済的地位といった、人口統計学上の変数は、どれほど重要なのでしょうか？

●あなた自身とパートナーのどちらの態度や気分が、あなた方の関係により大きな衝撃を与えるでしょうか？

●パートナーの男女の態度の組み合わせで、何か特に有害なものはあるでしょうか？　どの組み合わせなら、愛情のある、満足のいく関係へと至るのでしょうか？

我々は、データを分析する前に、さまざまな予測をしていました。たとえば、極端に支配的な夫と非常に従順な（服従する）妻の組み合わせでは、いったいどのようなことが起こるでしょうか？両者の役割は相補的で、明確にとるべき役割が決まっていますから、ほどほどにうまくやっていくかもしれません。しかし、支配的な夫は——自分の気まぐれすべてに服従する妻が常に応えてくれますから——幸せで満足しているでしょうが、その一方で妻のほうは、「ギブ&テイクの不均衡」ゆえに、欲求不満で不幸に感じている可能性もあります。言い換えると、彼女は与えて、与えて、与えるばかりであるのに対して、彼は受け取って、受け取って、受け取り続けるのです。ほどなくして結局妻は、使い古されたような、苦々しく、燃え尽きた気分になるでしょう。

しかし、この役割が逆転し、極度に支配的な妻が従順な夫と結婚したとしたらどうなるでしょう？　また、双方ともに支配的なふたりが組み合わさったとしたら、いったい何が起こるのでしょうか？　この組み合わせでは、両者がいずれも、相手は期待に添った行動をとっていない、そうある「べき」であるように振る舞っていない、と感じるでしょうから、激しい怒りと低い関係満足度得点が報告されるだろう、と予測しました。対照的に、「対立への恐怖／怒りへの恐怖」の項目で高得点を獲得するカップルの場合、ほとんど常にケンカや言い争いを避けているでしょうから、怒りのレベルは低く報告されるでしょうが、心を開いて自分たちの関係における問題について話すのを恐れていますから、親密さのレベルも低く報告されるだろう、と予測したのです。

夫と妻の態度の組み合わせには、重要となるかもしれないものが非常に多くありますから、我々は、想像できる限りのすべての組み合わせを評価できるよう、コンピュータのプログラムを作成しました。コンピュータは、データの中のパターンに基づき、毎秒数千の理論を生成、検証しました。

結果はどうだったでしょうか？　第一に、我々は人口統計学的変数を検証しました。その結果、年齢、性別、経済的状況によっては、ほとんど違いがありませんでした。教育や、宗教も重要ではありませんでした。これらの変数は、参加者がどれほど幸せであるか、あるいは抑うつ的であるか、またふたりの関係がどれほど満足いくものか、それとも精神的に葛藤を抱えているかに、ほとんど、あるいはまったく影響を与えなかったのです。子どもの有無や数、夫婦の関係の長さも、あまり重要ではないようでした。

まったく予想外の、最初は信じ難かった結果もいくつかありました。夫と妻の態度の組み合わせについての我々の予測は、どれひとつとして妥当ではないようでした。組み合わせと夫婦関係がうまくいっているかどうかには何の関係も見られなかったのです。各人の気分は、パートナーの態度ではなく、もっぱら自分自身の態度によって決まっているようでした。

それでは、どの態度が最も重要だったでしょうか？　他者非難が、ずば抜けて最も重要な考え方でした。自分たちの関係における問題の責任をパートナー（または、他の人たち）に求める人は、その関係に腹を立て、欲求不満に駆られ、不幸せで、強い不満を感じていました。加えて、このような考え方によって、その後の夫婦関係に違いが見られたのです。夫婦の関係における問題の責任をパートナーに求める人は、その三カ月後、よりいっそう、惨めなまでに不幸せになっていました。状況は明らかに悪化していたのです。対照的に、夫婦関係における問題を解決する責任を自ら進んで完全に引き受け、パートナーを幸せにすることに積極的に関わっている人は、最初の調査の時点でとても満足のいく、愛情のある関係が報告されただけでなく、その肯定的な気分は、時間とともにしだいに増していくようでした。

最初、私はこれらの結果にがっかりしました。この所見は、実際、あまりにも単純すぎるように感じられたのです。それまで私は、夫と妻の間のやりとりのある種のパターンを見れば、その関係が成功するか、それとも困難に陥るかを説明できるだろう、と確信していました。ところがこの調査で、私の仮説は間違っていたことがわかりました。唯一本当に重要なのは、次のことです。あなたは夫婦関係における問題の責任をパートナーに求めていますか？　もしそうならば、あなたは辛い思いをすることになるかもしれません。しかし、もしあなたがその問題における自分自身の責任を詳しく検討することを進んで受け入れ、パートナーを幸せにすることを自らの務めと感じたならば、実りある良好な関係を築くことのできる可能性は――今も、将来的にも――極めて高くなります。これが、どのような関係においても、成功への本当の鍵であるようです。相手が、ご主人や奥様でも、それともご家族の方でも、ご近所の方でも、友人でも、あるいはまったくの赤の他人であっても、何ら違いはありません。

私は当初、この研究の結果に疑いを抱いていました。しかしこの所見が妥当なものであることを、ほどなくして自分の臨床活動から確信したのです。対人関係における問題について不満を訴え、それを他人のせいにする人は、一向に改善が見られないことに気づきました。こうした人は、私がどのようなセラピーを試みようとも、ただ相手と言い争い、ケンカを続けるばかりです。対照的に、自分との仲がうまくいっていない相手に責任を求めたり、相手を変えようとしたりするのではなく、自分自身を変えることに焦点を当てる人たちはたいてい、驚くほどの改善が見られます。ほとんどのケースで、短期間のうちに問題は解決します。

自己非難が答えなのでしょうか？

ひとこと、警告をしておいたほうがいいでしょう。他人を非難するのをやめたら、当然、自分自身を責めなくてはならないのではないか、と思われるかもしれません。注意してください。自己非難は、うつの引き金になりかねません。相手のせいにしたところで対人関係問題の解決に何ら役に立たないのと同様、自己非難も何の助けにもならないでしょう。

私はかつて、ヒルダという女性を治療したことがありました。彼女は、夫のチャールズとの関係がよそよそしく、情熱も親密さも欠けているように感じて心配していました。「私たちの会話はほとんどが表面的なのです」と、彼女は説明しました。実際、いっしょの場所にいるだけで、互いのことをほとんど知らない単なるルームメートのように感じられることがあったのです。

私は、ふたりがもっと心を開いて気持ちを分かち合うのに役立ちそうな夫婦セラピーがある、と提案しました。ヒルダはその意味を理解し、チャールズもぜひ参加したいと熱心でした。私はふたりのセッションの最中、すぐに気になるパターンを見つけました。チャールズがたとえわずかでも否定的な、あるいは批判的なことを言おうものなら、いつでもヒルダは手がつけられないほどにすすり泣き始めるのです。涙にくれながら、彼女は、自分が妻として失格であり、何もかも自分のせいだ、と出し抜けに言ったものでした。「いっそ私が自殺して終止符を打ってしまったほうが、チャールズだってもっと幸せに暮らしていけるわ」と彼女は言いました。当然のことながら、ヒルダの言葉はチャールズにとって極めて不安なものでしたから、彼はたちまち口を閉ざし、謝罪をし、困ったようにしながらも、大丈夫だからと彼女を安心させようとしました。

ヒルダは、無力で頼りなげに見えました。しかし実際には、彼女は夫を強力にコントロールしていたのです。彼女の自己非難は、夫を拘束したままにしておくためのあからさまな方法だったのです。彼女は実際、「あなたの言うことなんてとても聞いていられないわ。批判的なことは一切言わないで、さもないとその償いをさせてやるから！」と言っているようなものでした。彼女があまりにも不安定なため、私は、彼女のほうだけとセラピーができるよう、夫婦セラピーを中断しなければなりませんでした。

ヒルダの自己非難傾向は、親密な関係を妨げる大きな障害でした。彼女は、自分自身をどのように愛し、受け入れたらいいのかわからなかったのです。だから自分の愛する男性と親密になるつらさにどうしても耐えられなかったのです。

幸いにも、この物語はハッピーエンドで終わりました。私はヒルダに、自分の情け容赦ない自己非難に対して反論する方法を教えました。すると、まもなく彼女は、抑うつから抜け出し、ずっと強力な自尊感情をもつことができるようになりました。その後、私たちは夫婦セラピーを再開することができ、はるかによい結果となったのです。

自己非難は、パートナーを非難することに対する解毒剤にはなりません。105ページの表を見ればおわかりのように、自己非難は罪悪感、不安、抑うつ感、諦めの引き金となります。そんなことをしても、愛情は得られないでしょうし、他者との関係における問題に有意義な解決策を導くことにもならないでしょう。非難を一切せず、自分の側で責任を引き受けることが、親密な対人関係を築く考え方なのです。

多くの人たちは、自己非難、他者非難、および個人的責任の請け負いを区別することができません。たとえそれらが別々の世界のものであったとしてもです。クリスティーナという同僚は私に、マヌエルという重篤なうつ病の男性を治療した話をしてくれました。その男性は慢性疼痛と薬物依存に苦しんできました。彼は、境界性パーソナリティ障害と診断されてもいました。この診断をもつ患者さんは、非常に対応が難しく、ときおり治療が困難なこともあります。

ある日、スタッフミーティングのあと、精神科医のある同僚がこう言いました。「マヌエルさんを治療したって無駄ですよ。治療を開始してからみじんも改善していません。彼がすることといったら、精神安定剤と催眠剤を手に入れるためにスタッフをうまく操ることだけです。症状の大半はうそで、障害があるように見せているだけです」。

クリスティーナは、途方に暮れましたが、何も言いませんでした。長く、気まずい沈黙が流れました。彼女はやる気をくじかれ、憤りを感じてそのミーティングを後にしたのです。その後彼女はその同僚を避けました。しかし彼の言ったことが頭に焼きついて離れず、自己非難と他者非難の間を行ったり来たりしていました。自己非難モードに入ると、「私はまるでダメだ。セラピストとして失格だ。クビになってしまったらどうしよう？」と考えました。このように考えているとき、彼女は自分に価値がないと感じ、罪悪感と不安感に駆られました。しかし一転、彼女は「彼は馬鹿よ。自分がいったい何のことを話しているのか、わかってないんだわ」と、心の中で同僚を非難することもありました。このように考えているときには、彼女は憤りと苦々しさを覚えました。

自己非難と他者非難は、あまり生産的ではありません。自己非難は、自分を無力にし、やる気をくじきます。そして自分を挫折させることになります。一方、他者非難は、うまくいっていない相手との永遠に終わりのない戦いへと至ることになります。いずれの場合にしろ、あなたの否定的思考は、本書の第1章でご紹介した、認知の歪みであふれることになるでしょう。唯一の違いは、あなたが自分を非難するときには、歪みが他の人に向かう代わりに、あなた自身に向けられることになる、ということだけです。

私はクリスティーナに、「私はダメだ」「たぶんクビになってしまう」という思考に、どのようなことでもいいので何か歪みを見つけられるかどうか、尋ねました。彼女は、自分が「全か無か思考」、「一般化のしすぎ」、「心のフィルター」、「マイナス化思考」、「拡大解釈」、「感情的決めつけ」、隠れた（自分では気付いていない）「すべき」思考」「レッテル貼り」「自己非難」（8〜9ページ「人との対立の引き金となる10の思考の歪み」参照）にとらわれていたことに気づき、驚きました。また、自分はクビになる寸前だと考えるとき、「先読みの誤り」にもとらわれていました。彼女は、同僚を非難しているときの自らの思考にも同様の歪みが含まれていることに気づきました。

私はクリスティーナに、自分の否定的思考に逆らってみてはどうか、と尋ねました。たとえば、マヌエルに対する治療についての批判以外に、彼女がセラピストとして失格であるとする根拠が何か他にあったのでしょうか？　彼女は、病院で働いてきた八年間に自分の仕事について何か批判を受けたのはこれが初めてだったということ、患者さんや同僚たちからの評価はこれまでずっとずば抜けて素晴らしいものだったことを認めました。

私はまた、一部の患者さんで行き詰ってしまうことはごくまれなことなのか、と彼女に尋ねました。彼女のチームのセラピストは誰でもとりわけ困難な患者さんには手を焼いている、と答えまし

自己非難 vs 他者非難 vs 自分の責任			
	自己非難	他者非難	自分の責任
あなたの考え	心の中には自分についての歪んだ思考が充満している。例：「私はまったくだめだ。これはすべて私のせいだ。事態は絶望的だ」	マインドには他者についての歪んだ思考が充満している。例：「彼はとんだばかだ。これはすべて彼のせいだ。彼には、あんなふうに感じる権利はない」	批評的ではなく客観的に考える。自分が犯したどのような過ちも正確に指摘するよう努める。そのため状況から学び、対立の解決へ向けて踏み出すことができる
あなたの感じ方	罪悪感、恥辱感、劣等感、不安、絶望を感じる	怒り、憤り、イライラ、欲求不満、あるいは傷ついた気持ちを感じる	健全な悲しさ、心配、あるいは良心の呵責と混じり合った、自尊心と好奇の感覚を抱いている
あなたのコミュニケーションの仕方	自分の自尊感情が危うくなっているためすぐに引きさがる。批判的なことは一切、聞くに堪えられない	自己防衛的に言い争い、相手が間違っていると強く言い張る	相手の批判に耳を傾け、そこに真実を見つけようと努める。自分の気持ちを打ち明けるが、うまく相手に対する尊敬の念を伝える
あなたがすること	あきらめて相手を避ける	相手を怒らせて闘い、「勝とう」とする。あるいは仕返しをする	積極的に相手を関わらせ、そうすることでより深く理解し合えるようになる
あなたの態度	士気をくじかれ、欠陥があり、勇気を失い、挫折したように見える	傷ついたように、挑戦的に、反抗的に、敵対的に、あるいは批評的に見える	率直で、受容的で、興味をもち、相手へ尊敬の念をもち、配慮があるように見える
結果	孤立、憂うつ、孤独	際限のない戦い、非難、いやみ、言い争い	親密さ、信頼、満足が深まる

た。それから私は彼女に、今、自分がセラピスト失格で今にもクビにされそうであると、どれくらい信じているか、と尋ねました。彼女は、自分の否定的思考が意味を成さないように思われ、もはや信じるに足らなく感じられる、と言いました。

彼女が本当にこのことを理解したかどうか確認するために、私が彼女の心の中の否定的思考の役をし、彼女を不安で、頼りなく、苦々しい気持ちにしようとしてみたらどうだろう、と提案しました。彼女のほうはより客観的で、合理的で、自分を愛する声を演じるのです。私はこのテクニックを、「声の外在化」と呼びます。心の底から否定的思考パターンを変える最も強力なテクニックのひとつです。ではここで私たちの対話がどのように進んだかを以下にご紹介します。

デビッド（クリスティーナの否定的な心の声）：いいかい、クリスティーナ、僕は、君を惨めな気持ちにさせる、君の頭の中のあの声だよ、僕はただ、君に思い出させたいんだよ、マヌエルの治療はまったく効果がなく、無意味だったってことをね。実際のところ、君はこの六カ月間を無駄にしてしまったんだ。だから君はセラピスト失格だよ。

クリスティーナ（クリスティーナの合理的な心の声）：そんなのばかげているわ。確かに私は、マヌエルについては行き詰ってしまっているけど、でもこれまで他に大勢の患者さんを助けてきたわ。

デビッド：そうだね、でも君の同僚は、マヌエルに対する君の治療が無意味だった、という批判を耳にしているのさ、そして君はダメだといううわさが広がって、君は解雇されるだろうね。

クリスティーナ：それもばかげているわ。私は病院ですごくよくやってきたわ。私の評価は、この八年間にわたってずば抜けてよかったもの。同僚たちも全員、自分の患者の何人かで行き詰っているわ。でも実際もし私がクビになったら、そんなことはまずないでしょうけど、もしそういうことになったら、それは一見不幸に見えて実はありがたいものかもしれないわね。そうなったら私、個人診療で今の二倍は稼げるもの！

デビッド：ああ、そういうこともあり得るかもね、でも君が、君を批判した精神科医に腹を立てるのも当然だよね。彼はまったくのばか野郎だし、彼は決してあんなことを言うべきじゃなかったんだから。

クリスティーナ：彼がもう少しうまく自分の考えを言ってくれたらよかったのにって思うけど、でも、基本的に彼の言っていることは正しいわ。私がマヌエルのことで行き詰ってしまっていたのは確かだもの。マヌエルはとても操作的で、よくなってきていない。よくなることより、催眠剤や精神安定剤の処方箋を手に入れ、障害をもち続けていくことのほうに興味があるみたいなのよね。ひょっとしたら私は、もっと別なやり方で自分に何かできないか、何か役立つ提案がないかどうかを同僚に聞いてみたほうがいいのかもしれない。

クリスティーナは、たちまち安心しました。実際、私たちはふたりとも、ロールプレイング（役割演技）の最中に、くすくすと笑い始めてしまいました。なぜなら、彼女は私をこてんぱんにやっつけていたからです。彼女は、罪悪感、不安、抑うつ、憤りがほとんど完全に消えた、と言いました。その後、私たちは、敵意や不信ではなく協力と尊敬を導くようなやり方で、同僚にアプローチするにはどうしたらいいかについて話し合いました。そしてロールプレイングを使って、もう一度練習をしました。

翌日、クリスティーナは同僚のところへ行き、次のように言いました。

私は、マヌエルに対する私の治療が価値のないものだったというあなたのコメントについてずっと考えてきたの。あなたにそう言われたとき、私は最初、動揺したわ。だって、あなたの批判が辛辣に感じられたからよ。実際、正直に言って、自己防衛的で、傷ついた気持ちになったわ。でもその後、私はあなたが言ったことについて考え始めたの。そしてあなたの言ったことが絶対的に正しかったことに気がついたの。マヌエルは、とても操作的だわ。ちっとも進歩していないし。それに、私は彼の動機づけに疑問を感じてもいるの。どうやって彼に取り組んだら効果があがるのかしら、もしよければ、あなたのアイデアを聞かせてくれないかしら？　私たちは、実際、同じ土俵にいるんじゃないかしら。私には助けが必要な気がするの。

クリスティーナによると、同僚はこのコメントに感動したそうです。その同僚は、自分も行き詰った気持ちを感じていて、マヌエルをどう治療したらいいかについて何らよい考えを思いつかないことを認めました。彼は、きつい調子で言ってしまったことを謝罪し、クリスティーナのことはいつも立派だと思ってきたと言いました。クリスティーナは私に、その会話を終える頃には自分は新しい友人であり盟友を見つけたように感じた、と言いました。それから数週間後、彼らは週一回のセラピーグループを一緒にやっていくことに決めました。そのグループは、クリニックで最も成功したプログラムのひとつとなったのです。

第8章 対人関係記録表

数年前、私はボルチモアで一般向けの親密な関係を築くためのワークショップを実施しました。そのワークショップは、地元の病院の後援により、病院の広報モデル事業の一環として行われたものでした。ワークショップの開始時に、私は、会場に集まった人たちに対し、問題の原因を診断し、どうしたらより愛情に溢れた、心を満たす関係を築くことができるかを話し合っていくために、自分がどうもうまくやっていけない人をひとり思い浮かべてくれるよう言いました。そのあと私は、参加者の方々でどなたか、自分が思い浮かべている問題について私たちに話したいという方はいらっしゃいますか、と尋ねました。ハンナという女性が、熱心に手を挙げました。彼女は、うまくやっていけない相手とは夫のハルである、と言いました。彼は常に自分のことを批判する、と彼女は言い、「どうして男というのはああなのでしょう?」と尋ねました。

私はハンナに、対人関係の問題を引き起こす原因については多くの説があります、と言いはしたものの、なぜ人は互いにうまくやっていくことがこれほど難しいのか（あるいは、なぜ男性はああなのか！）については、研究者らも本当のところわかっていません。しかし、彼女が夫のハルと交わした、どれか特定のやり取りについて話してくれれば、その問題の診断は可能かもしれません。必要なのは、ハルが彼女に言ったことを何かひとつと、それに対して彼女が何と言ったかを正確に、ということだけでした。ハルが彼女に言った、傷つける、あるいは動揺させることを、彼女ははたして思い浮かべることができたのでしょうか？

ハンナは、例はいくらでもある、と言いました。実際、その日ハンナがワークショップに来る前にも、ハルは「君は、人の話をちっとも聞いてない！」と言ったのだそうです。「彼はこの三十五年間というもの私にそう言い続けてきたんです」とハンナは言いました。ちっとも人の話を聞かないと彼に言われたときにどのように感じたのか、と私は尋ねました。彼女は、傷ついて、憤りを感じ、孤独で、やる気をくじかれ、けなされたように感じた、と言いました。

私はハンナに、ハルに対して次に何と言ったのか尋ねました。彼女は、「ええ、私はただ彼を無視しただけです」と答えました。会場からどっと大きな笑い声が起きました。なぜなら会場の皆さんは、ハンナには理解できていない、ある明らかなことに気づいたからです。

認知対人関係療法の第一の原則を覚えていますか？　私たちは、自分が不満を訴えている、まさにその対人関係問題を自分が引き起こしていながら、自分がそうしていることに気づきません。そのため自分が犠牲者であるかのように感じ、これはすべて相手のせいだ、と考えてしまうのです。ハンナのハルとの対立は、この完璧な例です。ハンナはハルを無視します。そしてなぜハルがいつも批判し、ちっとも人の話を聞かないと文句を言うのか、不思議に思うのです。

ハンナの対立はまた、ある驚くべきことを実証してもいました。あなたが誰かとうまくやっていけないとき、その対立が、ほとんど常にといっていいほど、あなた方ふたりの間のどんな短いやりとりにも組み込まれてしまうものなのです。したがって、その短いやりとりの瞬間にどうしてあなた方ふたりがぶつかり合っていたのかを理解すれば、その相手との関係における、すべての問題の原因を理解できるでしょうし、あなたの他のどの関係におけるどの問題の原因もおそらく明らかになることでしょう。さらに、その短いやりとりの瞬間にあなたが抱えていた問題の解決の仕方を学べば、その人物との――あるいは、誰とであれ――対人関係における問題の、すべてではないにしても、ほとんどについて、その解決の仕方がわかると考えられます。

具体的にしましょう

あなたがうまくいっていない相手と交わしたある特定のやり取りを、「対人関係記録表」を用いて詳しく検証すれば、私が何を言おうとしているか、おわかりいただけると思います。それでは、

116ページの対人関係記録表を見てください。ご覧のように、五つのステップがあります。ステップ1とステップ2では、相手の人物があなたに言ったことをひとつと、あなたがそれに対して何と言ったかを書き留めます。必ず、あまりうまくいかなかったやりとりを選ぶようにしてください。これが、生のデータとなります。ステップ3とステップ4で、そのやりとりを詳しく検証し、何がうまくいかなかったのかを分析します。これは、その対立の原因をはっきりと明確に理解するのに役立つでしょうから、なぜあなたとその人はあまりうまくいかないのか、その原因をずばり理解できるでしょう。得られる情報は、驚くべきものであり、あなたは動揺してしまうことでしょう。ステップ5では、その問題を好転させるにはどうしたらよいかを考えていくことにします。

ハンナの対人関係記録表の最初のふたつのステップは左ページのとおりです。

では、ステップ1とステップ2を行ってください。あなたとの仲がうまくいっていない人とあなたが交わした、具体的なやりとりについて考え、その対立の最中にいったい何が起こったのか思い浮かべてください。息子さんが、何か約束ごとをつくって頭ごなしに押しつけるあなたに食ってかかったのかもしれません。抑うつ状態の友人を助けようとして最善を尽くしているときに、友人から「あなたはちっともわかってない」と言われたのかもしれません。ひょっとしたら、同僚が間違っていることを指摘しようとしたとき、その同僚は自己防衛的になってしまったのかもしれません、

▼ステップ1　彼／彼女はこう言った

相手があなたに言ったことを正確に書き留めてください。簡潔に。

彼は「君は人の話しをちっとも聞いていない！」と言った

▼ステップ2　私はこう言った

あなたが次に言ったことを正確に書き留めてください。簡潔に。

私はただ何も言わずに、彼を無視した

あるいはあなたが親密になろうとしているのに、ご主人、あるいは奥様が、あなたをはねつけてしまったのかもしれません。ひょっとしたら、ガールフレンドが、あなたがどれほど彼女のことを愛しているかを伝えようとしたときに、もう少し放っておいてほしいと言ったのかもしれません。

ステップ1ですべきことは、相手があなたに言ったことをひとつ書き記すだけです。簡潔に記してください。一、二文で十分でしょう。相手の行動について、「夫のロンは、いつも私を批判する」とか、「友人のダイアンは、何事につけいつも文句ばかり言っている」といった説明はいりません。ロンが批判するときに言ったことを、あるいはダイアンが文句を言っているときに言ったことを、その通りにそのまま書き記すだけにします。相手が言ったことを思い出せない場合には、あなた方が互いにうまくいかないときに相手が典型的に言うようなことを

▼ステップ4　結果

ステップ2のあなたの対応により、問題は改善したでしょうか？　それともいっそう悪化したでしょうか？　それはなぜですか？

▼ステップ5　望ましい対応

あなたがステップ2で書き記したことを、効果的なコミュニケーションのための5つの秘訣（169ページ）を用いて、修正してください。書き記した各文の後に、あなたがどのテクニックを用いたのか、〔　　〕で忘れずに書き留めておいてください。修正された対応が、それでもまだ効果がなかった場合には、改めて挑戦してください。

対人関係記録表

▼ステップ1　彼／彼女はこう言った

相手があなたに言ったことを正確に書き留めてください。簡潔に。

▼ステップ2　私はこう言った

あなたが次に言ったことを正確に書き留めてください。簡潔に。

▼ステップ3　よいコミュニケーション vs 悪いコミュニケーション

あなたの対応は、よいコミュニケーションの例でしたか？それとも悪いコミュニケーションの例だったでしょうか？それはなぜですか？　EAR チェックリスト（127 ページ）、コミュニケーションの一般的な誤り（129 ページ）を使用し、ステップ2であなたが書き記したことを分析してください。

書き記してください。

では、あなたが次に言ったことをずばりそのまま書き記してください。これがステップ2です。締め切りに間に合わなかったことで上司があなたを批判した場合、「私は、どうして締め切りに遅れたのかを説明しようとした」と書いてはいけません。これでは、起こったことの説明です。そうではなく、あなたが実際に上司に言ったことばを書き記してください。

実際に紙に書いてこのエクササイズを行うことが非常に重要です。頭の中だけでやっても効果はないでしょう。先を読み進める前に、まずはステップ1とステップ2を今、完了させてください。

先を続ける前に、私からあなたにひとつ質問があります。ここまでの数章で、私は筆記エクササイズをいくつかするようお願いしました。実際に、書いて取り組んだでしょうか？　それともただ読み進めているだけですか？　あなたがうまくいっていない相手はあまりにも頑固で変わりようがないと思うから、あるいは私が提案していることに本当に価値があるかわからないから、だからあなたは、筆記エクササイズを飛ばして読んでしまうのかもしれません。あるいは、あなたは本を読むときに筆記エクササイズをするということに慣れていないのかもしれません。

筆記エクササイズをしないからといって、私はあなたを責めることはできません。しかし、次のことは確信をもっていえます。筆記エクササイズをしなかったら、これらのテクニックを習得することはかなり難しくなるだろう、ということです。実際にあなたが動揺した気持ちでいる、まさにその時にこれらのスキルをマスターするのは、水泳やテニス、あるいは自転車の乗り方を習うのに非常によく似て、積極的なプロセスが必要です。方法をただ読むだけでは、それを成し遂げることにはならないのです。

まだエクササイズをやり終えていない人は、是非とも対人関係記録表のステップ2までを今、完了させてください。ほんの一分しかかからないでしょう。それによってあなたが次の数章を読むときに、状況はがらりと変わってくるのです。あなたは今、不安を掻き立てるかもしれないことを学ぼうとしています。しかし同時に、よりいっそうの親密さと理解に向けた最初のステップを踏み出しつつあるのです。

第9章 よいコミュニケーションVS悪いコミュニケーション

いつの時代も、神秘主義者や哲学者は、人生の最も深い疑問に対する答えを見つけたいと思うのなら自分自身の中を見ることだと言ってきました。そう言われると魅力的に聞こえます。しかし、ではいったいどのようにして自分自身の中を見るのでしょうか？　吟味されていない人生は生きるに値しない、とソクラテスは言いました。あなたはどのようにして自分の人生を吟味しますか？　目を閉じて瞑想しますか？　分析家に身を任せて、自由連想をしますか？　私たちが発見するはずの心躍る大切なものとはいったい何なのでしょう？　ある種の悟りなのでしょうか？　そして私たちが探し求めているその答えは、本当に私たちの人生をよりよくしてくれるのでしょうか？

私は、対人関係に問題を抱える人たちの治療に取り組み始めたとき、神秘主義者や哲学者が何を言おうとしていたのかわかり始めました。人は、悟りに非常によく似たものを心の中で発見できる、、、のです。これからふたつの章で、この種の理解を深める方法をずばりご紹介したいと思います。何を言っているのかわけのわからないやり方ではなく、明確で、着実な方法です。そこで説明されるステップにしたがえば、自分自身と他の人たちについて想像を絶するほど素晴らしい独自の理解に到達できます。しかし、ひとつ警告しておかなければならないことがあります。この悟りはつらいものとなる可能性があるのです。

ここまで本書を読み進めてきて、あなたはおそらく、相手を責めるのをやめ、問題における自分自身の責任に焦点を当てる、新しいアプローチをとり入れようかと考えるようになっているでしょう。しかし、ではどのようにしてこれを行ったらいいのでしょうか？　あなたはすでに対人関係記録表のステップ1とステップ2を完了しています。ステップ3とステップ4では、なぜあなたと相手はうまくいかないのか、その理由を診断します。とはいうものの、ここでは相手が犯している過ちではなく、あなたが犯している過ちに焦点を当てます。たとえ過ちの多くを相手が犯していることは疑いがないとしてもです。

まず、ステップ3では、あなたが相手に対して言ったこと（すなわち、ステップ2であなたが書き記したこと）を詳しく検討します。そして、あなたの対応がよいコミュニケーションの例か、それとも悪いコミュニケーションの例か、自分自身に問います。そのためには、よいコミュニケーションと悪いコミュニケーションを定義する必要があるでしょう。それぞれどんな意味なのでしょうか？

よいコミュニケーションに不可欠な要素

よいコミュニケーションには、次の三つの構成要素が必要です。傾聴（共感）、効果的な自己表現（アサーション）*、配慮（尊重）です。頭字語EARで、この三つの要素を覚えておくとよいでしょう。E＝Empathy（共感）、A＝Assertiveness（アサーション）、R＝Respect（尊重）となります。悪いコミュニケーションは、ちょうどこの反対です。人の話に耳を傾けず、心を開いて自分の気持ちを表現せず、配慮や尊敬を一切伝えない、となります。

共感（Empathy）は、よいコミュニケーションの第一の特徴です。共感というのは、話に耳を傾け、相手の目を通して世界を見ようと努めることを意味します。たとえあなたに対する相手の批判が不公平であると感じられても、あるいは相手の視点があなたの視点とまったく異なっていようとも、相手が言っていることに何らかの真実を見つけるのです。また、相手がどのように考え、何を感じているかを、相手があなたに対して実際に言っていることから、理解してそれを伝えるのです。

＊訳注：「アサーション」　相手も自分も尊重した率直なコミュニケーション。

ほとんどの人は、傾聴があまり上手ではありません。人は動揺していると、相手がどのように考え、感じているか、認めることができません。あるいは相手の言うことに真実を見出そうとすることもできません。その代わり、自己防衛的になり、相手が間違っていると断固として言い張るのです。

アサーション（Assertiveness）は、よいコミュニケーションの第二の特徴です。「私はちょうど今、少し不快に感じている」、「私は悲しく感じている」といった、「私は～と感じる」という言い方を用いて、自分の気持ちを素直に、直接的に表現します。加えて、自分の気持ちをうまく相手と分かち合い、相手がけなされた、攻撃された、見下されたなどと感じることのないようにします。

対照的に、悪いコミュニケーションでは、心を開いて気持ちを分かち合う代わりに、自分の否定的な気持ちを隠したり、さもなければ攻撃的に気持ちを行動化したりします。たとえば、悪態をつくという手段に訴えたり、「まぬけめ。くそくらえ！」と相手に暴言を吐いたりするかもしれません。このような言い方は怒りの表現となります。この表現には敵意が感じられるため、「私は～と感じる」という言い方とはいえません。カッとなって相手を攻撃しているため、この表現は「あなたが～」という言い方に分類されます。「あなたが～」という言い方は、よりいっそうの対立やケンカの引き金となります。

尊重（Respect）は、よいコミュニケーションの第三の特徴です。欲求不満に駆られ、煩わしく感じていても、相手の人物を優しく気づかい尊重します。対照的に、悪いコミュニケーションでは、相手の人物を敵対的に、あるいは恩着せがましく、競争的に扱います。まるで相手が負かしたり、恥をかかせてやりたい敵であるかのように振る舞うのです。あなたの目標は、相手と親しくなることではなく、むしろ相手をけなすことです。

よいコミュニケーションと悪いコミュニケーションの三つの特徴を、127ページのEARチェックリストにまとめています。129ページにはコミュニケーションの一般的な誤りのリストも掲載しています。私は、これらのリストを対人関係記録表の裏にコピーします。そうすることで、ステップ2で記録した言い方のいったいどこがいけないのか、コミュニケーションの誤りを正確に指摘しやすくなります。対人関係記録表を裏返すだけで、二つのリストを見ることができるからです。

それではこれから、ステップ3に取り組みましょう。まずは、前章でご紹介したご夫婦、ハンナとハルから始めていきます。ハルがハンナに、君はちっとも人の話を聞かないと言ったとき、ハンナは彼を無視し、何も言いませんでした。EARチェックリストを参照して、彼女の対応がよいコミュニケーションの例か、それとも悪いコミュニケーションの例であるか、お考えください。

答えは明らかです。ハンナはハルに共感していたでしょうか？　ハルがいったいどのような気持ちでいたのか正確にはわかりませんが、経験に基づいて推測をすることは可能です。ハルが「君はちっとも人の話を聞かない」と言ったとき、彼はおそらく、無視されたように感じ、欲求不満、怒り、寂しさ、そして締め出された気持ちを感じていたでしょう。ハンナは彼の気持ちを一切、認めていませんでした。彼が言ったことに何か真実を見つけようと努力もしませんでした。

ハンナのアサーションはどうだったでしょうか？　実際にはそうではありませんでした。ハルが彼女を批判したとき、彼女は悲しく、傷つき、憤り、孤独で、欲求不満で、やる気をくじかれ、けなされたように感じた、と私に言いました。しかし彼女は彼に対して何も言いませんでした。基本的に自分の気持ちを隠したままにしていたのです。

彼女がハルを無視したとき、彼女は自分の気持ちを間接的に表現したのだと考える方もいらっしゃるかもしれません。彼女の身ぶりや手ぶりはおそらく雄弁に気持ちを代弁していたことでしょう。胸の前で腕を組んでいたかもしれませんし、顔にはおそらく、不機嫌で、怒りを込めた表情を浮かべていたでしょう。溜息をつき、天井をにらみつけていたかもしれません。しかしこれは、自分の気持ちを率直に共有することと同じではありません。ハンナは、自分の気持ちを受動-攻撃的に行動化したのです。彼女は、ハルを閉め出し、沈黙で彼に対処しました。実際、まるでハルが存在すらしていないかのように行動しました。彼女の沈黙は、「あなたは、返事をする価値さえない」と

EARチェックリスト				
使用法：対人関係日記のステップ２で書き留めたことを見直してください。それがよいコミュニケーションの例か、それとも悪いコミュニケーションの例か、当てはまるほうに○をつけてください。				
	よいコミュニケーション	○	悪いコミュニケーション	○
E＝共感（Empathy）	1．相手の気分を理解し、相手が言っていることの中に何らかの真実を見つける。		1．相手の気分を理解せず、相手が言っていることの中に何らの真実も見つけない。	
A＝アサーション（Assertion）	2．「私は〜と感じる」という言い方を巧みに用いて、自分の気分を率直に打ち明ける。		2．自己防衛的に言い争う、あるいは相手を攻撃する。	
R＝尊重（Respect）	3．相手に対して欲求不満や煩わしさを感じていても、相手に対する気づかいと尊敬を伝える。		3．相手をけなしたり、冷たい、競争的な、あるいは恩着せがましい仕方で相手を扱う。	

いうメッセージを伝えました。ですから、ハンナは、ＥＡＲチェックリストのよいコミュニケーションに三つともあてはまらないことなります。

ハンナは、親密な関係を築くためのワークショップにやって来たとき、すべてハルのせいだと確信し、どうして彼はこれほど自分のことを批判するのか、その理由を見つけたいと思っていました。今、彼女に注目してみて、彼女がいくつか重大なコミュニケーションの誤りを犯していることは明らかです。

自分が大失敗をしてきたと気づくことは、つらいことでしょう。悪いのは相手であると確信してきた場合にはなおさらです。仲たがいしてきた人と親密になりたいと思うのなら、その対立における自分自身の責任を検討する必要がありますが、それもあなたにとって不快なものとなるかもしれません。ふりかえりの不快なプロセスに進んで耐える気持ちがあれば、いずれ、対人関係についてわかるようになり、それに対処する力を得ることになるでしょう。結局のところ、あなたは他人を変えることはできません。他人の思考、感情、行動は、あなたがコントロールできないものなのです。しかし、自分自身を変えることを学ぶことはできます。

自分自身に目を向ける

対人関係記録表のステップ3で、相手に対して自分がどのように対応したかを検証するときには、自分自身を批判的な目で見る必要があります。自分の誤りに着目するのはつらいかもしれません。とりわけ最初はそうでしょう。129ページの「コミュニケーションの一般的な誤り」のリストは、あなたがいったいどこで間違っていたのかを特定するのに役立つでしょう。

このリストを使う練習をしましょう。ナンという女性が、娘のジルとの関係について悩んでいると話してくれました。ジルは最近結婚したのですが、ナンは、娘と疎遠になってきた気がすると言いました。娘と話をすると緊張感が漂う、というのです。

私はナンに、この問題の具体的な例がないか尋ねました。ジルがあなたに言ったことを何かひと

コミュニケーションの一般的な誤り	
使用法：対人関係日記のステップ2で書き留めたことを見直してください。以下のコミュニケーションの誤りをいくつ見つけられますか？	
1．**真実**　自分は正しく、相手は間違っていると言い張る。	10．**直面している問題からの逃避**　話題を変えたり、過去の不満の種を挙げ連ねる。
2．**他者非難**　問題はすべて相手の責任であるとほのめかす。	11．**自己非難**　相手から批判されないように、あたかも自分がひどい人間であるかのようにふるまう。
3．**自己防衛過剰**　言い争い、どのような欠点も短所も認めようとしない。	12．**絶望感**　自分はあらゆることを試したが何もうまくいかないと主張する。
4．**犠牲者のような振る舞い**　自分は相手の非道な行為の無実の犠牲者であると主張する。	13．**支配**　相手に自分の期待どおりに「すべき」だと主張する。
5．**こきおろし**　辛辣な、あるいは人を傷つける言葉を用い、相手に劣等感や恥辱を感じさせようとする。	14．**否定**　問題における自分の役割を否定する。あるいは本当は動揺しているときにそれを認めないで否定する。
6．**レッテル貼り**　相手を「まぬけ」、「負け犬」あるいはもっとひどい言い方で呼ぶ。	15．**手助け**　相手の話に耳を傾ける代わりに、アドバイスをしたり、「助け」たりする。
7．**皮肉をいう**　態度や言葉、あるいは声の調子が、相手を見くびっている様子、あるいは恩着せがましい。	16．**問題解決**　相手の気持ちを無視し、相手の悩みを解決しようとする。
8．**反撃**　批判に対して批判で応じる。	17．**受動攻撃**　何も言わない、すねる、あるいはドアをピシャリと閉めるなどの受動的な形で攻撃性を示す。
9．**責任転嫁**　相手のことを不完全、または無能であると暗に示唆する。	18．**心の読みすぎ**　話さなくても相手はあなたの気持ちをわかってくれると期待する。

つ教えてくれませんか？　それに対してあなたは次に何と言ったのでしょうか？　その週のはじめに、ジルはナンに「お母さんは私の夫を見下しているんでしょう」と言いました。ナンは、この言葉を聞いて、傷つき、自己防衛的に感じ、欲求不満で、辱められた気持ちになりました。そのため彼女は「私は彼とうまくやろうと一生懸命努力している気がするのだけど」と答えました。表面上、悪くない対応です。しかしこれは大きな失敗でした。「ふたりの間の緊張感は明らかに高まった」とナンは言いました。

「コミュニケーションの一般的な誤り」リストを見直し、ナンの誤りを指摘してみてください。それがすんだら、続けてお読みください。

では、私が見つけた誤りをご紹介します。

●**真実**　自分は正しくてジルは間違っているとそれとなく示している。義理の息子に対する自分の態度や行動が、否定的な、批判的な、あるいは嫌な感じをもたせるものに感じられたかもしれないことや、自分たちの関係が緊迫したものであるかもしれないことを認めていない。

●**他者非難**　この問題の責任は義理の息子のほうにあると考えているようである。「私は彼とうまくやろうと一生懸命努力している気がするのだけど」と言ったとき、まるで彼がうまくやっていくのが極めて難しい人であるような言い方をしている。

●**自己防衛過剰**　この問題における自分自身の責任を認めていない。壁を作り、娘をはねのけてしまっている。「私をイライラさせないでよ！　私は、あなたが結婚したまぬけと何とかうまくやっていこうと最善を尽くしているのよ」と言ったも同然だったかもしれない。

●**犠牲者のような振る舞い**　まるで自分が、勝ち目のない戦いで善戦している英雄であるかのような言い方をしている。

●**こきおろし**　義理の息子が問題のある人物であるかのようにほのめかしている。

●**責任転嫁**　義理の息子が不作法者であるとほのめかしてもいる。

●**支配**　おそらく、義理の息子が今のようにあるべきではなく、もっと付き合いやすくあるべきだと考えている。

●**否定**　この問題における自分自身の責任を明らかに否定している。

ＥＡＲチェックリストを用いれば、ナンは共感していなかったと結論できるでしょう。ジルは傷つき、悩み、失望し、防衛的で、欲求不満に感じていました。しかしナンは、これらのジルの気分の何ひとつとして認めてはいませんでした。また、ジルの言っていることにいかなる真実も見つけようと努力しなかったのです。ナンはまた、自分自身の気持ちも表現しませんでした。彼女は、傷つき、罪悪感と動揺を感じていましたが、自分の気持ちを娘に打ち明けませんでした。しかも彼女は、相手に対する気づかいや配慮も一切伝えていません。実際には、ナンが「私は彼とうまくやろうと一生懸命努力している気がするのだけど」と言ったとき、ジルはおそらく、無視されたように、あるいは非難されたように感じたでしょう。そのため、ナンはEARチェックリストの三項目とも、よいコミュニケーションにあたらないと評価されるのです。

ナンが「私は彼とうまくやろうと一生懸命努力している気がするのだけど」と言ったとき、彼女は「私は〜と感じる」という言い方を使っているではないかと思われる方もいるかもしれません。しかし、これは彼女の気持ちについて述べたものではありません。これはただ、ジルが間違っていることを遠まわしに伝える方法だったのです。ナンは、実は、傷つき、きまり悪い思いをし、非難され、辱められたように感じていました。しかし彼女は、自分の気持ちを注意深く、一切表に出さずにいました。

表面的には、ナンとジルは、ジルの夫とナンとの間の対立について話しています。しかしもうひとつ別に、ふたりとも目を背けている重要な対立があるのです。ナンとジルが互いのことで悩んでいたのは明らかです。ふたりとも、傷つき、欲求不満に駆られ、拒絶されたように感じていました。こういった気持ちは強烈で、明白でしたが、ふたりともそれを口にしませんでした。ナンがこのままジルの気持ちを無視し続けたなら、ナンは結局、ひとつの問題の代償としてふたつの問題を抱えることになるでしょう――義理の息子との対立と、もうひとつ、実の娘との対立です。

それでは、あなたが対人関係記録表に書き記した対立に焦点を当てましょう。あなたがステップ2で書き記した言い方は、よいコミュニケーションの例だったでしょうか、それとも悪いコミュニケーションの例だったでしょうか、自分自身に尋ねてください。EARチェックリストやコミュニケーションの一般的な誤りリストを活用して、相手に対するあなたの対応を分析するとよいでしょう。

対人関係記録表のステップ3に、あなたの分析を簡潔に記入してください。この分析は頭の中で行ってはいけません。必ず紙に書いてください。たとえば、次のように書くことができます。「私は、EARチェックリストの三つの項目すべてでよいコミュニケーションにあたらなかった。なぜなら、夫の気持ちを認めなかったし、自分がどんな気持ちでいるかを伝えもしなかった。その代わり、彼が間違っていると主張し、断固として言い張った。気づかいも尊敬も一切伝えなかった。」

ステップ3に取り組む際には、あなたが言ったこと（ステップ2）に焦点を当て、相手が言ったこと（ステップ1）には焦点を当てないようにすることを忘れないでください。相手もおそらくたくさんの誤りを犯しているでしょう。しかし、それらを指摘したところで何らあなたのためにはなりません。あなたが相手のコミュニケーションの誤りを説明したところで、相手は、それを聞くことになどさらさら興味はないでしょう！

なかには、ＥＡＲチェックリストをはじめて用いたときには自分自身のコミュニケーションの誤りを「認める」ことができない人もいることに私は気づきました。たとえば、本当はそうではなかったのに、自分は相手の気持ちを認め、自分自身の気持ちを伝えていたと確信している人がいるのです。これについては、メンタルヘルスの専門家も最初は苦労します。このようなことを申し上げると妙に感じられるかもしれませんが、専門家のコミュニケーションスキルとて、実際のところ一般の人のスキルと比べて非常に優れているというわけではないのです。

気持ちを表すことば表

分析がうまくいかない場面には、１３７ページの「気持ちを表すことば表」をご覧になると、ステップ３を記入する参考になるでしょう。あなたの対応にこれらのことばがどれか見つかるかどうか、考えてみてください。相手があなたのことで何か欲求不満か、さもなければ動揺しているように思われた場合、あなたは次のようなことを言ったでしょうか？「ねえ、ボブ、あなたは今、何か私のことで欲求不満に感じているか、それとも動揺しているように聞こえるのだけど。あなたの気持ちについてもっと私に話してくれないかしら？」。これは、共感をもった対応のよい例です。なぜなら、あなたはボブがおそらくどのような気持ちでいるかを認めつつあるからです。

ステップ2で書き記した言い方の中に気持ちを表すことば表にある表現がまったく見つからなかったとしたら、その場合おそらくあなたは、相手の気持ちを認めていなかったと考えられます。自分の気持ちを直接、心を開いて共有することもしていなかったでしょう。

次の言い方が「共感」と「アサーティブネス」のよい例です。「サイモン、あなたが動揺していることはわかるわ、そして私も今、傷ついて欲求不満に感じていることを知ってほしいの」。この言い方は、サイモンの気持ちを認めつつ、あなた自身の気持ちも表現しています。

実際に自分の気持ちを表現しようと試みたという方は、「私は～と感じる」という言い方を用いていたでしょうか、それとも「あなたが～」という言い方を用いていたでしょうか、よく思い出してみてください。たとえば「あなたは、今、私をイライラさせている！」という言い方は、自分の気持ちの率直で直接的な表現であると考えますか？　「そうだ」とあなたは答えるかもしれません。「イライラ」という表現が用いられていますし、この表現は気持ちを表すことば表にも挙げられているからです。しかし、これは「あなたが～」という言い方です。あなたがどのように感じているかを相手のせいにしているため、敵対的に聞こえます。このような言い方をしたら、相手を自己防衛的にしてしまうでしょう。「あなたが～」という言い方では、うまくいかないのです。

「あなたは間違っている」、「あなたは私の言っていることがわかってないと思う」といった言い方も、自分の気持ちを表現したものではありません。これらの言い方は、こきおろしです。相手に対する尊敬の気持ちをもって自分の気持ちを率直に打ち明けるのではなく、自分の気持ちを用いて相手を攻撃しているのです。

よいコミュニケーションであるか悪いコミュニケーションであるかは、次のように自分自身に問いかけることで明らかになります。ステップ2におけるあなたの対応は、温もり、配慮、あるいは尊重の気持ちを伝えていたかどうか、ふりかえってみてください。あなたの声の調子は批判的だったでしょうか？　皮肉だったり、自己防衛的だったり、競争的だったり、恩着せがましかったりはしなかったでしょうか？　あなたの言ったことに対して、相手はどのように感じるでしょうか？　怒りや欲求不満を感じること自体には、何ら問題はありません。しかし、あなたが自分の気持ちをどのような方法で伝えるかによって、次に何が起こるかは大きく違ってくるでしょう。あなたは自分の怒りを武器として利用し、戦うこともできます。あるいは、自分の気持ちを丁重に打ち明け、それによってより深く、より意味深い関係を相手と築いていくこともできるのです。

あなたの対応が悪いコミュニケーションの例だったという発見は、衝撃的でしょう。問題は相手のせいだと確信していた場合には、なおさらです。自分自身のコミュニケーションのどこが誤っていたのかを明らかにし、認める勇気があなたにあれば、あなたは、他者とのより実りある関係に向けた、つらいけれども、非常に重要なステップを踏み出すことになります。

気持ちを表すことば表			
気持ち	この気持ちを表すことば		
怒り	気が狂わんばかりである 憤慨している 気が動転している 頭にきている	むかついている イライラしている 猛り狂っている 煩わしく思っている	腹が立っている 立腹している 激怒している 苦々しく思っている
不安	心配している 懸念している びくびくしている 神経質になっている	恐れている ぴりぴりしている ぞっとしている 気にしている	おびえている 張り詰めている ぎょっとしている 落ち着かない
退屈	興味がわかない	やる気が出ない	
批判されている	からかわれる 批評される	けなされる 非難される	侮辱される
当惑する	愚かしい 屈辱を感じる きまりが悪い	自意識過剰 とても恥ずかしい	面食らう 弱気な
欲求不満	行き詰っている 憤慨する	じゃまされる	挫折する
罪悪感	恥じている	責任がある	悪い
望みのない	落胆した	悲観的な	自暴自棄の
劣等感	失格だ 役に立たない 二流である	価値がない 望ましくない 欠陥品である	欠点がある 脅されている 有能でない
嫉妬深い	ねたましく思っている		
孤独	見捨てられた 求められていない	ひとりぼっちの 愛されていない	拒絶された
病的に疑い深い	信用しない	疑い深い	
悲しい	憂うつな 抑うつ的な 傷ついている 気落ちした	落ち込んでいる がっかりした 当惑している ふさぎ込んでいる	不幸せな 絶望している しょげている みじめである
ストレスを感じる	圧倒されている せっぱ詰まっている	精魂尽き果てている 酷使されている	緊張している 擦り切れたような
疲れた	へとへとになっている 消耗している 眠い	疲労している 疲れ果てている 荷が重い	辟易している 無気力な 疲れ切っている
脆弱な	弱い	もろい	むき出しの

第10章 私たちはどのように他の人をコントロールしているか

認知対人関係療法の第一原則とは、たとえ自分では意識していなかったとしても、他者との関係における問題は、実際には私たち自身が引き起こしているということです。このことを忘れないでください。対人関係記録表のステップ４に取り組むと、あなたの行動が相手に与える影響が明らかになります。

ハルに対するハンナの対応は、この第一原則の明らかな例です。ハルが、「君は人の話をちっとも聞いていない」と言ったとき、ハンナは彼を無視しました。ハンナの対応は、ハルにどのような影響を与えるでしょうか？　ハルはどのように感じるでしょうか？　どのような結論を下すでしょうか？　彼は次に何を言ったり、したりするでしょうか？

ハンナがなおも話に耳を傾けようとしないことから、ハルは、自分の批判が正しかったと結論するでしょうか。彼は、どのように感じるでしょうか？　無視されたと感じ、欲求不満に駆られるでしょう。次に彼は何をするでしょうか？　彼はハンナを批判し続けるでしょう。ハンナが彼を受け入れることを拒むため、ハルはドアを叩き続けなければなりません。ハンナは、夫が思いやりなく批判的であると文句を言います。しかし、彼女がまさにこの行動を引き起こしているのです。

ハンナはワークショップに訪れたとき、どうして夫が結婚してからずっとこれほど彼女のことをあれこれと批判しているのか、そのわけを知りたがっていました。「どうして男というのはああなのでしょう？」と彼女は尋ねました。その回答はおそらく、ハンナが聞きたいと望んでいるものではないでしょう。ハルが思いやりなく批判的なのは、ハンナが彼にそのようであるよう仕向けているからです。そして彼女はおそらく、この三十五年間というものずっと同じことをしてきたのでしょう。

ハンナの質問に対する答えは、よい知らせでもあり、悪い知らせでもあります。一方では、非難の矛先が、突如百八十度変わり、直接ハンナに向けられます。これは、かなり辛辣に感じられるでしょう。他方では、それは、彼女が、彼女自身が思っているよりもずっと強力な力をもっていることを意味します。なぜなら彼女は、常に自分自身の力によって対人関係に影響を与えてきたといえるからです。自らがそう望めば、ずっと思い焦がれていた愛情ある関係を創造するためにその力を利用することができるのです。

ハンナはこの分析についてどのように感じるでしょうか？　不快に感じるだろうことは確かです。この問題におけるハンナの責任を検討することは、私たちにとっては難しいことではありません。しかし、ハンナの視点からすると、これらの新しい気づきを得ることによって、恥辱的に感じたり、面目を失うように感じたりするかもしれません。自分がこれまで非常に悩んできた問題を引き起こしているのが実は自分だったという発見は、世界観に大きな衝撃を与えかねません。

結局のところいったい誰のせいなのでしょうか

あなたは、ハンナを弁護したくなるかもしれません。夫のハルもこの問題の一因ではないのでしょうか？　ハンナと同じくらい、彼にも責任があるのではないでしょうか？

ハルがこの問題において何らかの責任を担っていることは確かです。実際、もし彼が結婚生活についての不満を抱えて私のもとを訪れたとしたら、私たちは対人関係記録表を用いて彼の行動を詳しく検証したことでしょう。そして、その分析によって、彼が人の話に耳を傾けず、自分の気持ちを率直に表現することもなく、温もりや尊重の気持ちを一切伝えなかったことが明らかになったでしょう。実際、彼は、自分が文句を言っていた、まさにその反応をハンナから引き出していたのは自分だったことを発見したでしょうし、その後、私たちは、ふたりの関係における問題の責任は百パーセント、ハルにあると結論したでしょう。

いったいどうしてこのようなことになるのでしょうか？　ふたりの問題の責任がハルにも百パーセントある、ハンナにも百パーセントある、ということがありうるのでしょうか？　それは、ふたりが因果関係の悪循環に陥っているからです。ハルが大きく、敵対的な声の調子でハンナを非難すると、ハンナは不安になり、傷つき、腹立たしい気持ちになります。だから彼女は口を閉ざしてしまうのです。ということは、ハルがハンナに、人の話に耳を傾けないよう仕向けていると言えるでしょう。しかし、ハンナがハルを無視するとき、彼女もハルに、彼女を非難し続けるよう仕向けているのです。なぜなら彼女はまだ「聞いていない」からです。

この悪循環をどこで中断したらいいのでしょうか？　これは、鶏が先か、それとも卵が先か、と尋ねるのに似ています。ハンナはいつも、自分自身の行動ではなく、ハルの行動を見ています。そのため彼女は、自分は犠牲者であり責任があるのは彼のほうである、と確信しています。ハルはいつもハンナの行動を見ていますから、彼も同様に、責任を負うべきは彼女であり自分は犠牲者であると確信しています。どちらが正しいのでしょうか？　ふたりとも正しいのです。

しかし、相手の誤りに焦点を当てたところであなたのためにはならないでしょう。実際には、あなたが他の人に責任を押しつけたり、あるいはその人を変えたりしようとすればするほど、相手はますます激しく戦い、あなたに抵抗します。しかしもしハンナが、自分はハルを変えられないという事実を受け入れ、代わりに自分自身を変えることに焦点を当てたならば、ハルは変わるでしょう。彼は、ハンナが変わるまさにその瞬間に変わるのです。これは逆説的です。私たちは他人とやりとりをするたびに相手を変えています――私たちはそのことに気づいていないだけなのです。

ナンの話に立ち戻ってみましょう。娘のジルが「お母さんは私の夫を見下しているんでしょう」と言ったとき、ナンは「私は彼とうまくやろうと一生懸命努力している気がするのだけど」と答えていましたね。ナンが無数のコミュニケーションの誤りを犯していることを、私たちはすでに確認しました。それでは今から、彼女の反応が引き起こした結果を詳しく見てみることにしましょう。ナンが「私は彼とうまくやろうと一生懸命努力している気がするのだけど」と言ったら、ジルはどのように感じるでしょうか？　ジルはどのように結論を下すでしょうか？　次に何が起こるでしょうか？　ナンの反応は問題を改善させるでしょうか、それともますます悪化させるでしょうか？それはなぜですか？

この問題における自分の責任を否定したとき、ナンは、不快な気持ちで自己防衛的になっているようです。自分は義理の息子を非難していない、とそれとなく示しています。もちろん、もしこれが真実だったなら、ジルと夫はナンの愛情ある行動を愚かにも誤解していたということになるでしょう。ということは、それもまたもうひとつのジルに対する非難です。ここが肝心なところです。ナンが自分の立場を弁護するとき、ジルの批判が正当なものであることを証明していることになります。現に、ナンはジルと夫を非難している、のです。

ナンがこのように対応したとき、ジルはどのように感じるでしょうか？　おそらく傷つき、欲求不満に駆られ、母親を煩わしく感じるでしょう。また、夫を弁護する必要も感じることでしょう。これは、ますます緊張を高め、意見の不一致を招くことになります。結局、ジルは断念し、引きさがってしまうかもしれません。もちろん、そもそもナンが心配していたのはこのことでした。なぜ自分とジルはますます疎遠になってしまうのか、不思議に思っていました。今、私たちにはその理由がわかります。ジルが心を開いて、自分と夫がそれまでずっと感じていた緊張について語ろうとしたとき、ナンは自己防衛的になりました。彼女はジルを閉め出し、押しやってしまったのです。

いったいなぜ、ナンはこのような自虐的な態度をとってしまうのでしょうか？　おそらく私たちは、対人関係が緊迫しているとき、自分の愛する人が自分に言うことに、ほんのわずかながらも真実があると認めたがらないでしょう。おそらくこの問題における自分自身の責任を詳しく検討することは実際、あまりにもつらいです。ふりかえりには、勇気が必要なのです。

対人関係記録表であなたが取り上げた人との対立について詳しく検討してみましょう。ステップ2にあなたが書き記したことの結果について考え、自分自身に以下のような質問をしてください。

●私の言い方は相手にどのような影響をもたらすだろうか？

●私の対応は相手をどのような気持ちにさせるだろうか？
●相手はどのような結論を下すだろうか？
●相手は次に何と言うだろうか？　あるいはどんな行動をとるだろうか？

これから、対人関係記録表のステップ4に取り組んでください。ここで、このステップをより容易に、より興味深いものにするヒントがあります。あなたが動揺してしまう相手の言動は何か、自分自身に問いかけてください。たとえば、相手は融通が利かず、頑固で、自己防衛的かもしれません。あるいは理屈っぽいかもしれません。人の話に耳を傾けるのを拒み、愚痴や文句を言うかもしれません。あるいはあなたを非難するかもしれません。あなたに際限なく何かを要求したり、あるいは心を開いて自分の心の中の気持ちを話すことができないのかもしれません。

では、ステップ2であなたが書き記したことが引き起こす結果を検証してください。そして、あなたの言い方が、実際にはいかに、あなたが相手にそうあってほしくないと思う、まさにそのようなあり方を相手にさせているか、確認してください。たとえば、その相手はたえず議論し、あなたが言おうとしていることにも決して耳を傾けないとしましょう。ステップ2で自分が言ったことについて検討すれば、あなたもまた、相手の話に耳を傾けていなかったり、相手が言っていることに何らの真実も認めていなかったことに気づくかもしれません。代わりにあなたは、相手が間違っていると断固として言い張っていたかもしれません。

もしそうなら、次に何が起こるでしょうか？　相手は欲求不満に駆られ、自分の主張が正しいことを主張し続けるでしょう。このような視点から考えたとき、たとえあなたとしては相手があなたの話に耳を傾けるべきであり、それほど自己防衛的になるべきでないというように感じているとしても、実質的には自分がその相手に、議論がましくなるよう仕向けていたことに突如として気づくかもしれません。

このテーマにはさまざまな形があり、その数は無限です。親友が自分の気持ちを表現するのに困難を抱えているとき、その親友が心を開こうと試みるたびに、あなたが彼女を批判したり、そのように感じるべきでないと彼女に言ったりしていることに気づくかもしれません。彼女は、自分が批判されていると感じると、心を開こうとする動機を明らかに失ってしまうでしょう。あるいはあなたは、彼女の話に耳を傾け、彼女が心を開いてあなたに自分の気持ちについてもっと話してくれるよう促す代わりに、性急に押し入って、手助けしようとしてしまうかもしれません。

ここでもうひとつ、ステップ4に取り組む際に参考になるヒントがあります。あなたはどのように自分を扱ってほしいとその相手に望むのか、自分自身に問いかけてください。たとえば、いつも「ええ、でも…」とばかり言って自己防衛的になるのではなく、もっとよく人の話に耳を傾けるようになってほしい、と望んでいるとしましょう。では、あなたがステップ2で書き記したことを詳しく検証してください。ついうっかり「おまえが間違っている。おまえはそれを認めるべきだ！どんな間抜けだってそんなことぐらいわかるさ！」と言ってしまった人もいるでしょう。すると次に何が起こるでしょうか？　話に耳を傾け、あなたの見解に真実を認めようという気持ちになるでしょうか？「まあ、ありがとう、あなた！　あなたの言う通りだわ！」と言うでしょうか？

もしあなたが対人関係の問題における自分自身の責任について理解し始めているとしたら、あなたはすばらしいスタートを切っています。そして私は、あなたのことを誇りに思います。ステップ3とステップ4は、理論からは極めて興味深く思われるでしょうが、感情的にはかなりの困難となりかねません。今、あなたは、苦労を重ねながらやり遂げようとしているのです。もしあなたがこの種のエクササイズに進んで取り組み、ふりかえりのつらさに耐えることができれば、対人関係記録表のステップ5を完了することはあなたにとって実りあるものとなるでしょう。

親密な関係を築くためのワークショップでは、人によっては、落ち着きがなくなり、ステップ3とステップ4を飛ばしてステップ5へ進みたがる人がいます。このような人は、「ええっと、私は、息子（または、上司など）に何と言うべきだったのでしょうか？」と尋ねます。ステップ2で自分が書き記したことを詳しく検討することなく、解決策を知りたがるのです。これではうまくいきません。

同様に、私の患者さんの多くは、自分とうまくいっていない相手について、一般的な言い方で話したがります。それが人間というものでしょうし、気持ちはわかります。しかし、なんとか事態を変えたいとあなたが望むのなら、ひとつの具体的なやりとりに焦点を当てる必要があるでしょう。対人関係記録表を用い、紙に書き出して分析をしてください。頭の中でやろうとしても決してうまくいかないことは保証します。相手があなたに言ったことをひとつ（ステップ1）と、次にあなたが言ったことをずばり正確に（ステップ2）書き記してください。そのあと、相手に対するあなたの対応が、よいコミュニケーションの例だったのか、それとも悪いコミュニケーションの例だったのか、自分自身に問いかけ（ステップ3）、あなたの対応が引き起こした結果を詳しく検討してください（ステップ4）。それによって問題は改善するでしょうか、それともますます悪化するでしょうか？　それはなぜですか？　このプロセスは、単純に感じられるかもしれません。しかし、これが重大な気づきのきっかけとなりうるのです。

第11章

困難におちいったカップル三組の例

ステップ5へ進む前に、これまでに学習したことを実践的に練習してみましょう。本章では、うまくいかなくなった三組のカップルの関係の問題を診断することにします。これらの夫婦が抱える問題は、がみがみ小言を言うとか、セックスレスといった、多くの人たちが共感できるものです。自分自身の誤りに焦点を当てるよりも、他の人が犯している誤りを指摘するほうがより容易く、痛みも少ないものです。本章によって、あなた自身の対人関係における問題を分析するのが多少なりとも容易になれば、と願っています。

ジェドとマージョリー

ジェドという土建業者は、次のように話しました。妻のマージョリーは、彼のことを批判してばかりで、セックスに興味をもったことがない、というのです。その前日の夜、彼女はこう言ったそうです。「私ね、頭にきているの。あなたったら、また仕事帰りに飲んできたのね。あなたは私よりお酒を選ぶのね。たぶん、酔っ払ってソファに座って、一晩中、あっちこっちテレビのチャンネルを回しているんでしょう。しかもお酒臭い！　うんざりだわ。」ジェドは、一瞬、怒りがこみ上げるのを感じ、こう言いました。「酔っ払いの方がまだましだよ。君は、氷みたいに温かくて、抱き締めたいほどかわいいからね。君は何事にも性的興奮を覚えないんだ！」

これでもう、マージョリーがいったい何を言い、次にジェドが何と言ったのかが正確にわかりましたから、対人関係記録表のステップ3に取りかかることができます。あなたは、ジェドの対応はよいコミュニケーションの例であると思いますか？　それとも、悪いコミュニケーションの例だと思いますか？　彼は相手の話に耳を傾けたでしょうか？　自分の気持ちを率直に、直接的に共有したでしょうか？　気づかいと尊重の気持ちを伝えたでしょうか？　ジェドの対応について分析してください。あなたが自分自身で分析を完了させたら、私も自分の考えをお話しすることにします。

▼ステップ3　よいコミュニケーションVS悪いコミュニケーション

マージョリーに対するジェドの反応は、悪いコミュニケーションの典型的な例です。EARチェックリストで、彼はよいコミュニケーションに三つとも当てはまりませんでした。ジェドは、明らかに共感していませんでした。マージョリーは、欲求不満で、怒りと孤独を感じていました。しかし彼は、彼女がどのような気持ちでいるのかを認ませんでしたし、彼女の言ったことに何らかの真実があるかもしれないことを認めもしませんでした。ジェドは、自分の気持ちも表現しませんでした。彼は、自分がコントロールされ、非難され、傷つけられたと感じ、腹立たしい気持ちでいました。また、マージョリーがセックスに興味を示さないため、拒絶されたようにも感じていました。しかし彼は、自分の気持ちを一切、共有することがなかったのです。その代わり、彼女を氷だと言うことで仕返しを試みたのです。彼の対応は、無礼で、拒絶的に聞こえました。

ジェドのコミュニケーションの誤りは明白です。彼は、無力で罪のない犠牲者役を演じています。それは、がみがみと小言を言い、薄情な、とんでもない妻からの悪態と無視に耐えなければならず、そのせいで自分の飲酒をどうにもコントロールできなくなってしまっている、犠牲者の役割です。

では、次にステップ４に取り組みましょう。これは、少し難しいです。ジェドの主な不満は、マージョリーが温かみに欠け、性的なことに興味を示さないということです。しかしなぜマージョリーはこうなのでしょうか？　ジェドが彼女に言ったことが引き起こす結果について考えてください。彼の言ったことはマージョリーをどのような気持ちにさせるでしょうか？　次に何が起こるでしょうか？　先を読み進める前に、紙にあなたの予想を書き記してください。

▼ステップ4　結果

なぜマージョリーが性的なことに興味を示さないかを理解するのは、非常に簡単です。ジェドが毎晩仕事から帰宅途中で酒に酔い、酒臭い息をして玄関を入ってくるとき、マージョリーは孤独で、傷つき、拒絶された気持ちがしています。彼女が自分の気持ちを表現しようとすると、ジェドは彼女を非難し、すべて彼女のせいであるかのように言います。そして彼女は腹を立て、欲求不満になり、自己防衛的な気持ちになります。明らかに、あまり愛情豊かな気持ちにも、性的に彼といっしょにいたいという気持ちにもならないでしょう。傷つき、怒り、非難されたと感じているとき、私たちの多くは性的に刺激を感じません。ジェドは、実際には、マージョリーに自分を愛さないよう仕向けているも同然なのです。

ジェドは、自分の結婚生活に何らかの望みがあるのかどうか知りたがりました。マージョリーが変わる見込みはあるのでしょうか？　これは間違った質問です。本当の質問は、こうです。ジェドには自ら進んで変わる気持ちがあるのでしょうか？　いったん自分が犯している誤りを正確につきとめてしまえば、相手に対して、自分の言い方と行動がどのような影響を与えているのかが理解できます。そうすればあなたは、相手に対する自分の対応の仕方を変えようと、決心できるのです。あなたが変わった瞬間に、相手も変わるでしょう。その方法についてはのちほどお話することにしましょう。

ハリエットとジェリー

ハリエットというピアノ教師がいうには、夫のジェリーは、彼女が少しでも批判的なことを言うとすぐにくじけてしまうそうです。ジェリーは、ネガティブな気持ちに実際向き合えない、というのです。そのせいでふたりは、親しく、愛情のある関係をもてません。彼は牧師であり、人は常に互いに対してよくあるべきだと考えている、と彼女は言いました。宗教はかまわないのだけれど、と彼女は言いました。しかしときおり、それは、批判などのネガティブな部分を含め、本心を明らかにしてはいけないということであるかのように感じられたのです。

私はハリエットに、問題の具体的な例を挙げるよう求めました。ジェリーがあなたに言ったことをひとつと、次にあなたが言ったことをずばり正確に思い出していただけますか？　その週、ジェリーは「君が僕を批判するとき、僕は傷つき、責められているように感じる」と言いました。ハリエットは、こう答えました。「私があなたの意見に賛成しなかったり、何か否定的なことを言うといつでも、あなたは動揺しているみたい。自分が言うことにものすごく気をつけなければならないような気がして、ときどき、平和を保つだけのために黙っていなくちゃいけないような気がするわ。でも私は、偽りの平和なんか、ほしくないのよ」。彼女は、これを対人関係記録表のステップ1とステップ2として記録しました。

ではステップ3に移りましょう。ハリエットの対応は、よいコミュニケーションの例だったでしょうか？　それとも、悪いコミュニケーションの例だったでしょうか？　ジェリーがどのような気持ちだったか、認めていたでしょうか？　自分自身の気持ちを率直に、直接的に表現したでしょうか？　気づかいと尊重の気持ちを伝えたでしょうか？　続きを読む前に、彼女の夫に対する対応をよく検討し、考えをまとめてください。

▼ステップ3　よいコミュニケーションvs悪いコミュニケーション

ハリエットが対人関係記録表に書いたことは次の通りです。

私の対応は、悪いコミュニケーションの例だった。どうしてかというと、私はジェリーがどんな気持ちでいるかを認めていなかったからだ。彼は、非難や批評をされているように感じていることを私に伝えようとしていたのに、私は、彼が言ったことに何らかの真実を見出だす代わりに、彼が間違っているとそれとなくほのめかしてしまった。それに、私は自分の気持ちを表現することもしなかった。私は欲求不満に駆られ、孤独に感じていた。でも自分の気持ちを伝える代わりに、彼を非難し、私たちの問題は彼に責任があるかのようにそれとなく示してしまった。というのも、私たちが互いにやりとりするとき、私はいつも「すごく慎重」でなければならなかったから。私のコメントは独りよがりに聞こえただろうと思うし、相手に対する尊重の気持ちを伝えていなかったことは確かだ。

では次に、ステップ2におけるハリエットの対応の結果を検討してみましょう。彼はどのように感じるでしょうか？　何と結論するでしょうか？　先を読み進める前に、まずは紙にあなたの分析を書いてください。

▼ステップ4　結果

次に示すのは、ハリエットの自分の対応の影響の分析です。

ジェリーが自分の気持ちを表現しようとしたとき、私は彼を非難してしまった。自分は批評されていると感じることがよくあると彼が言ったとき、私はすかさず割って入り、またしても彼を批評した。彼を非難し、彼が間違っているとほのめかした。これは、彼が正しいことを証明することになった。私は、私たちの関係がもっと感情的に心を開いたものになることを望んでいる。それなのにジェリーが心を開こうとしたとき、私は彼を罰し、はねつけてしまった。

ここで生じた転換に着目してください。ジェリーはなぜくじけることなく自分のネガティブな気持ちに向き合えないのか、ハリエットはそのわけを知りたいと願っていました。こういうと、あたかもジェリーに欠陥があり、問題はすべて彼のせいであるように聞こえます。しかし、彼らの間の実際のやりとりを検討すると、まったく異なる視点から事態が見えてきます。実際にはハリエットが、ジェリーが自分の気持ちを表現しようとしたとき、それを思いとどまらせてしまっていたのです。

ハリエットがネガティブな気持ちを避けていることもわかります。彼女は、ジェリーの気持ちを認めていないだけでなく、自分自身の気持ちを表現していませんでした。しかし、これこそまさに彼女がジェリーを責めていることなのです。ハリエットは、なぜジェリーがネガティブな気分に向き合えないのか、その理由を明らかにしようと試みるのではなく、なぜ自分はネガティブな気分に向き合えないのか、自分自身に問いかけた方がよいでしょう。いや、むしろ、どうしたらそうできるのか、その方法を自分から進んで学ぶ気持ちがはたして自分にはあるのかどうか、自分自身に尋ねるべきでしょう。

バリーとリチャード

バリーというソフトウェアエンジニアは、パートナーのリチャードが、非常に支配的で、バリーにたえず小言を言う、と話しました。たとえば、先週の金曜日の夜、ふたりは映画に行こうと決めていました。バリーが車を駐車しようとしていたとき、リチャードはイライラして、こう言いました「ぐるぐると三回も駐車場を回っていないで、あそこに駐車すればいいじゃないか」。バリーは努めて陽気な口ぶりで答えました。「できるだけよい場所を見つけたかったんだよ」。バリーの対応は、十分に無害なものに聞こえます。あなたはこれをよいコミュニケーションの例だと思いますか？　それとも、悪いコミュニケーションの例だと思いますか？

ではここで、バリーが対人関係記録表のステップ3で、自分の対応をどのように分析したかを示します。

▼ステップ3　よいコミュニケーションvs悪いコミュニケーション

僕の対応は、悪いコミュニケーションの例だった。なぜなら僕は相手の話に耳を傾けず、自分の気持ちを表現しなかった、それに尊重の気持ちを伝えもしなかったからだ。リチャードは、欲求不満に駆られ、イライラしているようだった。でも僕は、彼の気持ちを無視した。自分が見下されているような気がしたが、自分の気持ちを隠して、元気よく振る舞おうとした。僕が、できるだけよい場所を見つけたかったと言ったとき、その言い方は自己防衛的に聞こえた。僕は内心、腹が立っていて、彼が間違っているとそれとなくほのめかした。僕の口調や態度は、僕の気持ちとは裏腹だった。僕は自分の気持ちを偽っていたのだから、心からの温かさを一切伝えていなかったことは確かだ。

▼ステップ4　結果

バリーの言い方は、どのような結果を引き起こすでしょうか？　リチャードはどのように感じるでしょうか？　次に何が起こるでしょうか？　先を読み進める前に、少し考えてみてください。

バリーがリチャードの非難をはぐらかしたため、おそらくリチャードは欲求不満で、イライラした気持ちになるでしょう。すぐに、リチャードは、他のことでバリーを非難するでしょう。バリーは、自分が犠牲者であるように感じます。しかし、バリーがリチャードの気持ちを認めず、自分自身の気持ちも打ち明けようとしないとき、彼は自分をなじるようリチャードを促してしまっているのです。彼らはふたりとも自分の気持ちを表に出さないようにしています。そのため表現されなかった気持ちは、互いに小言を言い、自己弁護するという悪循環を間接的に生んでいるのです。

多くの人は、話題を変えたり、できるだけすばやく事態を丸く収めるよう試みることで人との対立を避けようとします。私はこのような考え方を「対立への恐怖」あるいは「怒りへの恐怖」と呼んでいます。否定的な気持ちを率直に表現したり、大事な人とケンカをしたりすれば、何かひどいことが起こるのではないかと、潜在意識で恐れているのかもしれません。あるいは、互いに本当に愛し合っている人たちは決して言い争ったり、互いに腹を立てたりすべきではない、と信じているのかもしれません。また、自分自身を基本的によい人間であると考えており、それでいつも自分の気持ちを隠し、あたかもそのような気持ちは存在していないかのようなふりばかりしているのかもしれません。

もちろん、私たちは誰もが皆、対立を避けるわけではありません。争いごとを愛する人もいます。そのような人は人の話に割って入り、自己弁護をします。勝ちたいのです。いずれにしても、ネガティブな気持ちはエスカレートすることになります。

バリーは、リチャードが小言を言い、いつも自分のあら探しをすると文句を言います、しかし、彼が、リチャードの意地悪な声の調子を無視し、あたかも何もかも申し分ないかのように振る舞うとき、火に油を注ぎ、自らを弁護しているのです。だからリチャードは、バリーのあら探しを続けます。なぜならバリーは、ふたりともイライラした気持ちでいるという事実を認めていないからです。部屋には象がいるのに、ふたりとも、そんなものは存在しないかのようなふりをしています。バリーが敵対心を直接的にではあるものの穏やかな形で意識させるようにしたなら、自分たちが繰り広げているゲームに終止符を打ち、より心を開いた、誠実なコミュニケーションを促進することができるでしょう。

ここまでで、対人関係記録表のステップ1〜4の取り組み方を学びました。どのような対人関係の対立であろうと、互いにうまくいっていないふたりの間のひとつのやりとりを詳しく検討するだけで、いかに容易くその対立の原因を診断できるか、おわかりになったでしょう。あなたが対人関係記録表に書き記した対立も同じことです。これで、ステップ5に取り組む準備が整いました。ステップ5では、困難に陥った関係を、愛情のある、実りある関係へと変えることを学びます。

第3部

大切な人と愛情ある関係を育む方法

第12章 効果的なコミュニケーションのための5つの秘訣

私の最初の著書であるFeeling Good: The New Mood Therapy（邦訳：『いやな気分よ、さようなら』）の出版後すぐ、私は、アトランタ在住のクリスという男性から電話を受けました。クリスは、双極性障害（躁うつ病）をもち、リチウムを服用していましたが、それでもなお抑うつに苦しんでいました。米国でもトップの精神科医師にも何人かかかったが改善しなかった、と彼は説明しました。『いやな気分よ、さようなら』を読んだとき、私がずっと探していた人物であることにはっと気づいたというのです。私が彼の診察をすることを承諾すれば、セッションのために毎週ペンシルバニアへ飛行機で通う、と彼は言いました。

私はとても興奮しました。私はそのころ個人で開業してまだ数年でしたし、著書を読んで問い合わせを受けたのはこれが初めてだったからです。こんなに遠くからはるばる来てくれるのですから、私はクリスのために二セッション分の時間を確保しました。

私はクリスに会うのが待ちきれませんでした。しかし、数日後に彼が診察室に入ってきて私が自己紹介をしたとき、彼はがっかりしたように見えました。どうかなさいましたか、と私は尋ねました。彼は謝罪し、『いやな気分よ、さようなら』を読んだとき、私がもっと年配の白髪混じりの男性だろうという印象をもったのだと説明しました。そして、自分の医師としては私は明らかに若すぎる、と言いました。

私の気持ちはたちまちしぼんでしまいました！　私はずっとこのセッションを楽しみにしてきたのです。それが突如として、まだ出走ゲートから出さえしないうちにレースが終わってしまったかのようでした。私は、困惑して、欲求不満に駆られた気持ちでした。クリスを説得し、治療を試みるよう勧めようとしました。私は若いように思われるかもしれないが、これまで数年間にわたって実際に治療をしてきて、双極性障害の治療にも広範囲にわたる経験がある、と指摘しました。私は、特別研究員をする一方で、ＶＡリチウムクリニックの運営さえしてきたこと、また『いやな気分よ、さようなら』で彼が読んだ、新しい治療テクニックのすべての専門的知識を身につけていることを説明しました。

批判に対して自分の立場を弁護しようとしてうまくいくことなどめったにないのは皆さんもご存じでしょう。さて、クリスの返事はというと次の通りでした。「先生、私は、国立精神衛生研究所の所長の治療を受けてきました。しかし、彼にも私を助けることはできませんでした。その後私は

UCLAへ飛び、精神医学科の主任教授にも診ていただきましたが、彼にも無理でした。シカゴで双極性疾患の最高の専門家にも診ていただきましたが、彼でさえ私を助けられなかったのです。しかし少なくともその先生方は、素晴らしい患者への接し方のマナーを心得ていらっしゃいました。なのにあなたは、それさえももっていらっしゃらないようです!」。

事態は改善していきませんでした。しかし私は、もしクリスが私にチャンスをくれさえすれば、私はクリスを助けられると確信していました。私は次のように指摘しました。「もしあなたの虫垂が破裂してしまったとしたら、あなたはおそらく可能な限りの最も熟練した外科医を探し出し、その医師に治療してもらいたいと思うでしょう。そのとき、その医師の患者への接し方のマナーがよくても悪くても何の変わりもないのではありませんか」。さらに私は続けました。「同じことは精神医学でもいえます。世界で最もすばらしい精神科医にあなたの主治医になってもらうことができるかもしれません。しかしその主治医があなたを助ける手段をもっていなかったら、少しもあなたのためにならないでしょう」。

このコメントは、受け入れてもらえませんでした。クリスは、ますます不満を募らせました。「先生は、わかっていらっしゃらないんです、先生ではどうあっても私を助けることはできません」と、断固として主張し続けました。私が自己弁護を試みるたびに、彼の攻撃はますますエスカレートしました。とうとう、クリスは、急に立ち上がると言いました。「先生、私はセッション二回分の料金を受付係の方にお支払いしました。私がここに来て十五分しか経っていませんが、このセッションは終了です。私は今すぐ、あのドアから退出します。先生とはもう二度とお会いすることはないでしょう。お金は取っておいてください。私にとって、お金は問題ではないのです」。

彼がドアへと向かっているとき、私は、『いやな気分よ、さようなら』のある章で、批判への対処の仕方について自分が著したことを思い出しました。そしてそのとき私は、自分が述べたテクニックを、自分がひとつも使っていなかったことに気がついたのです。私はクリスの方を向いて言いました。「あなたが今にも立ち去ってしまおうとしていらっしゃることを、私は悲しく思います。それに私は、自分があなたの心配にあまりよくお応えしていなかったことに気がつきました。ドアから出て行ってしまわれる前に、ちょっとあなたにお願いできたらと思うのです。もう一度、最初からやってみませんか？」

彼はちょっと間をおいてから言いました。「わかりました。おっしゃる通りにしましょう。私はただ、先生は私の医師になるにはあまりにもお若い、と言おうとしていただけです」。

私は答えて言いました。「クリスさん、あなたのおっしゃることは絶対的に正しいです。私はまだ若輩者《じゃくはいもの》です。まだ四年間の臨床経験しかありません。こんなにも遠くからはるばるいらしていただき、将来有望な新しいアプローチについてさぞかし心躍らせていらっしゃったでしょうに、新しい精神科医に会った瞬間にあなたの希望がこっぱみじんに砕かれてしまう結果に終わってしまい、どれほど失望なさったか、私にも想像できます。さらに悪いことに、私があまりにも若すぎるとあなたが私に伝えようとなさったときに、私は、あなたのお気持ちを理解するどころか、自己防衛的になってしまいました。これでは素人《しろうと》も同然でした。あなたが今、私に対して本当に欲求不満に感じ、苛立たしく思っていらっしゃるとしても、私は驚きません。もし私があなたの立場だったとしても、明らかにそう感じたでしょうから。私はあなたを非常に尊敬しています。あなたをがっかりさせてしまったことを申し訳なく思っています。出て行かれるときに、ひとつだけ、あなたに覚えておいていただきたいことがあります」。

　クリスはほんのわずかですが態度を和らげたように感じられました。そして「それは何でしょう？　私は何を覚えておけばいいのでしょうか？」と尋ねました。

「どうか忘れないでください、あなたのおっしゃることは正しかった、そして私は間違っていたということです」と私は言いました。

　クリスはゆっくりと自分の椅子に座り直し、まっすぐに私の目を見つめて言いました。「先生、これまで私にそのようなことをおっしゃってくださった精神科の医師はひとりもいませんでした。あなたが、私の先生です。あなたが、私がいっしょに取り組みたいと願う人です！」。これが、やりがいのある、非常に成功した、ふたりのセラピーの始まりでした。

　いったい何が起こったのでしょうか？　クリスが私を批判し、私のことを若すぎると言ったとき、私は傷つき、自分を弁護しようとしました。私は、彼が間違っていることを証明したかったのです。しかし、私は、共感や同情をもって彼の心配に応じていなかったために、実際には、彼のほうが正しいことを証明することになりました。そしてこれこそまさに、若いセラピストが犯すような過ちでした。私がついに、自分が若すぎることに同意し、彼の気持ちに心からの気づかいを示したとき、自分が若すぎはしないことを証明することになりました。なぜなら私は彼の話に耳を傾け、彼の気持ちが妥当なものであることを認めたからです。それこそが、彼が耳にしたいとずっと思い焦がれていたことでした。

クリスがどれほど失望し、欲求不満に駆られ、苛立たしく感じていたかを私が認めたとき、彼は、自分が言おうとしていたこと、自分がどのような気持ちでいるかを、私がとうとう理解したことがわかったのです。緊張は、ほとんど瞬く間に消え去りました。そして私たちは突如としてチームになったのです。「私はあなたを非常に尊敬しています。あなたをがっかりさせてしまったことを申し訳なく思っています」と私が言ったとき、それは彼の耳に音楽のように心地よく聞こえたでしょう。なぜなら私が横柄で防衛的ではなく、人間らしく、傷つきやすい人だと感じられたからでした。たとえ私たちが双方とも欲求不満で苛立たしく感じていたとしても、私は尊敬の念を伝えました。クリスはそれまで、やる気をくじかれたように感じてきて、誰か自分を気にかけてくれる人とつながりをもちたいと望んでいたのです。

効果的なコミュニケーションのための5つの秘訣
聞く技法
1．**武装解除法**　相手が言っていることが完全に不合理である、または不公平であるように思われても、その中に何らかの真実を見出す。
2．**共感技法**　相手の立場に立って、その人の目を通して世界を見るように努める。 ●**思考の共感技法**　相手の言葉を別の言葉で言い換える。 ●**感情の共感技法**　相手が言っていることをもとに、相手がおそらくどのように感じているかを理解する。
3．**質問技法**　相手が何を考え、感じているかをより一層理解するために、ていねいに、真意を追求する質問をする。
自己表現技法
4．**「私は～と感じる」という言い方**　自分の気持ちを、「あなたが～」という言い方（たとえば「あなたは間違っている！」、「あなたが私を怒らせている！」という言い方）を使ってではなく、「私は～と感じる」という言い方（たとえば、「私は怒りを感じる」）を用いて表明する。
5．**相手を尊重する技法**　たとえ争いが白熱している最中であっても、相手に対して何らかの誠実で前向きな言葉を伝える。これは、あなたが相手にひどく腹を立てている場合でも、相手に対する尊敬の態度を示すことになる。

私はクリスに対応するときに、「効果的なコミュニケーションのための5つの秘訣」を用いました。それは上の表のようなものです。

ご覧のように、これらは、よいコミュニケーションと悪いコミュニケーションを対比して区別するために用いてきたのと同じ聞く技法と自己表現技法をもとにしています。これらのテクニックを効果的に使用できるようになるためには一生懸命に練習する必要があります。なぜならこれらは、自分がうまくいっていない相手に対して私たちが普通する対応の仕方と、根本的に異なっているからです。

これから数章にわたり、ほとんどどのような対人関係問題でも解消することができる5つの秘訣を使用する方法をご紹介していきます。これらのテクニックは、信じられないほど強力なものとなりえますが、人を操るトリックでも、魔法の方程式でもありません。あなたが心から話し、偽りのない共感を伝えるのでなければ、役に立たないでしょう。その一方で、これらのテクニックをうまく活用すれば、あなたの対人関係を変えることも可能なのです。

次の五章では、5つの秘訣のそれぞれの使い方を、一つずつ、ご紹介します。これらのテクニックがどのように機能するかの例をたくさん挙げ、テクニックの習得に役立つエクササイズを紹介していくつもりです。これは空手の稽古と非常によく似ています。空手の稽古では、さまざまな動きが自然とできるようになるまで、一つずつ、練習していくからです。その後、5つの秘訣を統合する方法をご紹介し、どのような対人関係問題に対処するのにも、これらを効果的に活用できるようにします。

第13章 武装解除法

武装解除法は、すべての中で最も強力なコミュニケーションテクニックです。武装解除法を使えば、相手が言っていることの中に本物の真実を見つけることができます。たとえそれが完全に不合理で、不公平に思われたとしてもです。このテクニックを巧みに行うと、偽りは審議にかけられ、もはや真実ではなくなります。この逆説の例は、前章でご紹介しました。私がクリスに心から同意したとたん、彼は、私が主治医として若すぎることはない、と結論したのです。

受け入れの逆説

私はこの現象を「受け入れの逆説」と呼んでいます。人は、まったく理不尽、さもなければ不公平に感じられる批判から、自分を弁護しようとするやいなや、直ちに、その批判がまったく正当なものであることを証明することになります。これが逆説の一面です。反対に、まったく理不尽あるいは不公平に感じられる批判でも、それを誠実に認めるやいなや、その批判が間違っていると証明することになります。そして相手は突如として、まったく違う目であなたのことを見るようになるのです。これもまた逆説の一面です。

たとえば、本書で先にハンナとご主人のハルについての話をご紹介しました。「君は人の話をちっとも聞いていない！」とハルが言ったとき、ハンナは何も言わずに彼を無視しました。彼女は、彼の批判があまりにもばかばかしく、対応する価値さえないと感じたのです。ところが逆説的に、彼女は、ハルのことを無視したために、かえって彼の言うことが正しいことを証明してしまったのです。

それでは、「君は人の話をちっとも聞いていない」とハルが言ったとき、ハンナはどのように対応できたでしょうか？　彼女の立場になり、武装解除法を組み入れた、より効果的な対応を書いてみてください。相手の武装を解除するときには、相手の批判が妥当なものであると同意することを忘れないでください。相手が言っていることの中に真実を見つけるのです。何か素晴らしいこと、あるいは完璧なことを提案しなければ、という心配はいりません。この先を読み進める前に、紙にちょっと書き留めておくだけでいいのです。それをあなたがやり終えたら、私も自分の考えをお話ししましょう。

▼**ステップ5**　望ましい対応

もしハンナが武装解除法を使ってみるなら、次のようなことを言うことができるでしょう。

あなたの言う通りだわ、ハル。認めるのは恥ずかしいけれど、でも私は、自分があまりよい聞き手ではなかったことに気づいたの。あなたは長い間そのことを私に言おうとしてきたのに、私はあなたのことを無視してしまったのね。あなたはさぞかし私に欲求不満を感じてきたでしょう。そのことについて話すことはできないかしら？

自分は人の話に耳を傾けてこなかった、、、こと、彼を締め出してきたことをハンナが認めたとたん、彼女は、自分が人の話によく耳を傾けていることを示すことになります。そしてそれこそが、ハルがこの三十五年間にわたって聞きたいと思い焦がれてきたことです。動揺しているとき、私たちは誰でも、自分は正当と認められていると感じたいと思うものです。これが、コミュニケーションを円滑にしたり、親密な関係を築く可能性を生むのです。

対人関係記録表のステップ5に取り組むときは、創造的になりましょう。唯一の「正しい」回答や対応の仕方などというものはありません。自分にとって使いやすいことばや表現を見つける必要があります。

プライドが邪魔するとき

武装解除法の効果は驚くほどになりえます。しかし武装解除法は、習得するのが最も困難なテクニックでもあります。これにはいくつかの理由があります。第一に、プライドが邪魔をします。自分が間違っていること、もしくは他の人の目に自分が至らなく見えていたことを認めるのは、つらいことです。あなたのことを批判している人があなたの大切な人で、その人の言うことが正しいと感じるのなら、それはますますつらいものとなります。自分を敗者だと感じたいと思う人などいません。自分は悪い父親だった、あるいは悪い母親だった、などということは聞きたくありません。愛する人を自分が傷つけてしまっていた、などと言われたいとは思わないでしょう。なぜならそれはとても恥ずかしく感じられるからです。恥は、人と親密な関係を築くことの最大の障害のひとつです。

この数年にわたり、私は、娘のシグネといっしょに働くことができました。彼女は、私の編集者となり、本書も含め、数冊の書籍の編集を手伝ってきてくれたのです。私は、シグネがいっしょに働くことに同意してくれたとき、とてもわくわくしました。なぜなら彼女の執筆能力には非常に尊敬の念を抱いてきましたし、彼女といっしょに多くの時間を過ごす機会を心待ちにしてきたからです。

私たちが最初にいっしょに働き始めた頃には、シグネは、週に数日、サンフランシスコから車で通ってきていました。私たちは、朝十時三十分頃から仕事を始めたものでした。昼すぎには、私たちの脳はくたびれ果てていました。そのため私たちは一休みし、裏庭のデッキに腰掛け、話をしたものでした。その頃ちょうど、ハッピーとポップコーンという二匹のかわいらしい子猫を引き取ったばかりでした。シグネと私は、子猫たちをベランダに連れ出し、他愛ないおしゃべりを楽しみながら、子猫たちがジャンプしてハエを捕まえようとするのを眺めていたものです。私はこれらのおしゃべりを大切に心に刻みました。人生はすばらしく感じられました。

ある午後、私たちが昔のことについて話していたときでした。シグネは言葉に詰まりました。私は、何か気に障ったのか、と尋ねました。すると彼女は、「お父さん、私だってこんなことを言うのは気が重いのよ、でもお父さんが本当のことを知りたいなら言うわ、私が十代の頃、お父さんは必ずしもいつも私が必要としていたような父親というわけではなかったわ」。

それを聞いたときには本当に傷つきました。私はとてつもない恥ずかしさと悲しみに駆られました。突然、稲妻に心を打たれたかのように感じました。その言葉を聞くのは、ひどくつらいことでした。彼女はさらに続けました。彼女は子どもの頃、私が非常に成果主義であると感じていたこと、本当はもっと優しさや手助けを求めていたのに、学業上のプレッシャーを強く感じていたことを説明しました。

私は自分を弁護し、自分がどれほどよい父親であったかということ、完璧な父親である人など誰もいないことを指摘したい、という圧倒せんばかりの思いに駆られました。しかし私は、そんなことをしたら大きな誤りを犯すことになるとわかっていました。代わりに私は、自分がそのように彼女の力になれなかったことを聞き、途方に暮れる思いだ、と言いました。彼女のことを心から愛していると言い、彼女を抱きしめました。彼女も私を抱きしめ返し、泣きました。その瞬間、私たちは前よりずっとずっと親密になれたのです。実際、私の全人生を振り返ったとき、あれは私がこれまで経験した中でも最も報いある、有意義な経験のひとつだったと思います。

あの日以来、私たちの共同作業は、信じられないほど実り多いものとなりました。私たちはすばらしいチームとなり、優れた活動をしてきました。また、非常に楽しんでもきました。私は、シグネといっしょに仕事をするなかで、彼女の人生に起こるあらゆることについて真相を知るようになりました。しかし、代償を払ったからこそこういった報いを得られたのでした——自分のプライドが消滅するというのは、あまり気持ちのよいものではありませんでした。

恐怖が邪魔するとき

恐怖や不信も、あなたを批判する人やあなたに腹を立てる人の武装を解除するのを難しくしかねません。あなたは、相手の言っていることの中に真実を見つけてしまったら何かとんでもないことが起きるのではないかと考え、それで自分を弁護しようとするのです。相手の攻撃はコントロールが効かなくなり、ますますエスカレートするのではないか、そして本書で触れるようなあらゆる否定的な気持ちをあなたに浴びせかけてくるのではないかと恐れ、それであなたは、相手が間違っている、と断固主張するのです。

実際には、それはあべこべに機能することが多いのです。あなたが相手の言っていることに真実を認めるのを恐れると、相手の否定的な気持ちはますますエスカレートするでしょう。そして相手はたいていよりいっそう激しくあなたを攻撃します。その一方で、相手の言う通りであるとあなたが同意し、相手の批判に何らかの真実を見つければ、それは相手の裏をかくことになり、結局あなた方は同じ仲間となるのです。

シグネが私を批判したとき、私は途方に暮れました。私は、自分をとても恥ずかしく感じたため、子どもの頃に自分が彼女を十分に支援してやらなかったということを認めるのを恐れました。自分が彼女をがっかりさせてしまっていたことを認めたら、何かひどいことが起こるのではないか、と思いました。彼女は私を愛することをやめてしまうのではないでしょうか？　しかし、私が彼女の意見に同意し、自分の気持ちを打ち明けたとたん、私たちは突然、それ以前になかったほど親密さを感じました。そしてその経験が、さらにいっそう愛情ある関係への扉を開いたのです。

武装解除法は、仕事の交渉ごとでも有効です。しかしここでも恐怖は、友人や愛する人との関係の場合と同じくらい大きな障害になりかねません。ペドロという男性は、私の最初の本である『いやな気分よ、さようなら』を読んで、ペンシルバニアの私のクリニックに家族全員を連れてやって来ました。彼は、とても興奮し、『いやな気分よ、さようなら』で読んだ認知療法テクニックで自分の家族全員を治療してほしいのだと言いました。集中治療プログラムに参加するために、はるばるベネズエラから妻と四人の子どもたちを連れてきたのです。家族全員がそれぞれ毎日一回か、それ以上のセッションを受けることで、数カ月あるいは数年にわたるセラピーをわずか数週間に凝縮しようとしていました。

私のクリニックでは、患者さんは、セッションが行われたときに料金を支払うことになっていました。ペドロの家族は六人が治療を受けることになるので、家族が受けたセッションの料金を毎日、その日の終わりに支払っていただきたいと私は言いました。ペドロは抗議し、週一回の請求にしてほしいと求めました。

私は、以前にもそのような方法を試したことがあったが、うまくいかなかったことを説明しました。ペドロは、自分はビジネスマンなのだから、このようなことについては私よりもはるかに多くの知識をもっていると説明し、週に一回請求するよう断固として主張しました。このことについては私もかなり強い感情をもっていました。そのため私たちはたちまち、料金をどのように、いつ支払うかをめぐって押し問答となり、身動きできなくなってしまったのです。

ペドロは、身体の大きな、威圧的な男性でした。彼は、我を通すことに慣れていました。そのため私たちは、見解の相違を解消することができませんでした。そのセッションの終わりに、私は欲求不満に駆られ、げっそりと疲れきった気持ちでした。なぜなら私たちは依然としてまったく正反対の姿勢をとっていたからです。その日は、その後にもうひとつペドロとのセッションが予定されていました。私は自分がそれをひどく恐れていることに気づきました。

次のセッションまでの間に、私は、そのとき起こったことについて考えました。そして、自分が争いの真っ只中にとらわれてしまい、効果的なコミュニケーションのための5つの秘訣を活用することをすっかり忘れてしまっていたことがわかってきました。数時間後、ペドロが次のセッションにやってきたとき、私は同じ過ちを繰り返すまいと心に決め、言いました。「ペドロさん、今朝のセッションのあと、私は本当に申し訳なく思いました。なぜなら私は、お金のことであなたと言い争い、貴重な時間を無駄に費やしていたことに気づいたからです。あのようなことをし、無礼に感じられたに違いありません。あなたがご自分のほうが私よりもビジネス経験があるとおっしゃったとき、あなたは完全に正しかったのです。しかも、あなたは、私たちがいっしょに取り組めるよう、ご家族といっしょにはるばるベネズエラからいらっしゃり、途方もない犠牲を払っています。あなたが私にさぞかしがっかりし、欲求不満に感じただろうということは想像できます。私はあなたに謝らなくてはなりません」。

ペドロは、唖然としたように見えました。彼は小切手帳を取り出し、小切手を書くと、私に手渡しました。なんとそれは二十回分のセッションを前払いする小切手だったのです。私が前払いでお金を支払ってもらったのは、生涯を通じ、このときが唯一でした。

どうして私の言い方はこれほど効果的だったのでしょうか？　ペドロは、思いやりのある、寛大な人物でしたが、非難されることに慣れていました。押しの強い人柄は、彼の大きな強みでした。なぜならそれは仕事ですばらしい成功をもたらしたからです。しかしそれはまた、彼の最大の弱点でもありました。なぜなら彼は過剰に支配的で、孤独だったからです。彼は、同僚にも、妻にも、そして子どもたちにも親しみを感じていませんでした。どちらが正しいかをめぐる議論の罠におちいってしまったとき、まるで私たちは競争相手のようでした。プライドがかかっていましたから、私たちはふたりとも断固として負けまいと心に決めてしまったのです。しかし、私がペドロの考えの中に真実を見つけ、彼の気持ちを認めたとき、彼は私の求めたものをはるかに超えるものを差し出したのです。

今、あなたは疑問を感じていらっしゃるかもしれません。「では、もしそれでも彼がお金を支払わなかったとしたら？」。ときには、限界を決め、交渉を続けなくてはならないこともあります。あなたがどれほど腕利きだろうと、必ずしも自分の求めるものを手に入れられるとは限らないでしょう。しかし、武装解除法を用い、相手に尊敬をもって対処すれば、結局、ほぼ必ずといっていいほど、ずっと多くのものが得られるでしょう。

真実が邪魔するとき

おそらく本書で述べる他のどのテクニックや概念よりも、武装解除法は、私の人生を変えました。私は武装解除法を自分の生活の中で毎日用いますし、役に立たなかったということはめったにありません。しかし、これを習得するのはかなり大変です。なぜなら頭の中で小さな声が、こう言うからです。「彼の言うことには何の真実もないのだから、彼に同意する必要などあるはずがない。私が正しくて、彼は間違っている」。その声に耳を傾け、自分を弁護しようという強い欲求に負けてしまうと、ほぼ必ずといっていいほど対立に巻き込まれることになるでしょう。

私は常に次のように考えるよう努力しています。それは、誰かが私のことを批判しているとき、その人は私に何か大切なことを言おうとしているのであり、何らかの面で、その人の言っていることは必ず正しい、ということです。私の仕事は、注意深く人の話に耳を傾けることです。そうすることで私は、歪められていたり公平さに欠けているように思われる部分にいつまでもこだわるのではなく、相手が言おうとしていることの妥当な部分を耳にすることができます。これをうまくできれば、他者とのやりとりのなかで驚くべき成果を成し遂げられるのです。

ただし、その批判が本当に真実であることを認め、その真実を好意的に理解し、謙虚さと自尊心を伝えなくてはなりません。どのような批判にも必ず多くの真実がある、と私は確信しています。しかし、相手が言っていることに真実を認めることができなければ、あるいはあなたが非常に傷つき、腹を立てるあまり、その真実を認めようとしなければ、武装解除法をもってしても、望む結果は得られないでしょう。

ジェレミーという男性が、私に最近、次のように言いました。「妻が私に頑固者だと言うとき、私は妻の言うことにどうしても同意できません。とんだたわごとです！」。ジェレミーが自分は頑固ではないと主張するとき、彼はかなり頑固に聞こえます。これは、受け入れの逆説のよい例です。つまり、相手が間違っていると主張するとき、あなたは必ずといっていいほど、相手が正しいということを証明することになるのです。対照的に、相手の批判に同意すると、あなたはその批判が偽りであることを証明することになります。すると相手は突如として、あなたをまったく違う目で見るようになるのです。とはいうものの、これは難しいことです。なぜなら、その状況についてのあなた自身の見方があなたの心を曇らせ、あなたは、相手に同意することなどまったくできないと考えてしまうからです。

ライナという女性は、夫で外科医のミルトと言い争っている最中に、武装解除法の使用を初めて試みたときにおちいった困難について、次のように話してくれました。

私が先生の治療を受け始めた頃、私にとって、ミルトの批判が真実ではないことを証明することがとても重要でした。というのも、彼の批判は大げさで、全か無か思考などの歪みに満ちていたからです。彼が間違っていることを彼に認めさせようとすることは、私にとって熱烈に重要でした。そのため私は、彼の気持ちを傷つけ、ますます状況をエスカレートさせてしまいました。結局、私はよりいっそう惨めな気持ちになってしまったのです。なんとかして彼が間違っていることを証明しなくては、と求めるあまり、あらゆることを百倍も、千倍も悪くしてしまっていたんです。私は今でもときどきうっかり誤りを犯してしまいます。

たとえば、私たち夫婦は、二日前にも大ゲンカをしました。もう子どもたちも成長したので、私たちはもっと小さな家に引っ越すことに決めたんです。ミルトは、今住んでいる家をリビングルームとキッチンをリフォームしてから高値で売る、と決断しました。私も賛成したのですが、そのリフォームのことで言い争いになってしまったんです。

話し合いの真っ最中に、ミルトは右目に何か浮いているような物が見え、閃光が走るのを感じたんです。この現象は通常まったく良性なのですが、網膜剥離の可能性もありますから、検査してもらう必要があります。彼は数日前にも同じ症状を経験していました。しかし眼科医は、何も問題はないと言いました。今朝、彼は目が覚めたときに、目にますます多くの物が浮かんでいるように感じました。それで彼は、ひどく取り乱しました。彼はひどく心配していて、私の言うことなど聞いていませんでした。それで私は意地悪になって、彼の話をさえぎり続けました。私は頭にきていて、バーンズ先生が本で書かれたことと、ことごとく反対のことをしたんです。

ふたりの言い争いのもようは次の通りでした。

ミルト：君は、僕に対していつもひどく意地悪だね。君が自分の友人や、赤の他人に対して、どれほど優しく、素晴らしいかを僕は知っているよ。ありとあらゆる意地悪なことを僕のためにとっておいているようだね。どうして君は、君の友人のサラに対するように僕に接してくれないんだい？

ライナ：そんなのおかしいわ！　私はあなたに対していつも意地悪というわけじゃないもの。

ミルト：いや、そうだよ。君は、いつだって意地悪さ。僕らが家を建てたときも、まったく同じ状況だった。僕らはいつ、もケンカしていたのさ。

ライナ：それは違うわ。私たちはいつもケンカをしていたわけじゃないわ。実際、建築業者は私たちに言ったもの、これほどうまくやっていきやすい夫婦には今まで出会ったことがない、って。決断を下すのにお互いにすごく支え合っている、って。だから我が家は五カ月で建ったんじゃない。これはほとんど記録ものよ。

ミルト：僕は、明日から仕事なんだよ。まだ光がチカチカしているし、目の前に大きなクモの巣がかかったみたいにもやもやしたままなんだけど。こんなときに僕に、そんなに意地悪く、冷たくしないでくれよ。僕は、今、おそろしい目に遭っているんだよ、今日で僕の休暇は終わりなんだよ。これがどういうことなのか、そして僕がどんな気持ちでいるのか、君はまったく理解していないんだ。僕は、いっしょに休日を楽しもうと思ってたんだよ。なのに君は、毎回、どうしたら台なしにできるか、ちゃんと心得ているんだ。それから、自分は今日休みだなんて言い出さないでくれよ。君はいつでも自由な時間があるんだから。僕には今まで自由な時間なんてなかったんだ！　僕は、目にこんな大きなクモの巣がかかったような状態でここでがまんしていなければならない、明日には仕事に戻って、パートナーもいないなか、ひとりでいなければならない、こんな大きなクモの巣を目の中に抱えたまま、すべてひとりで手術をして、そして今週末はいつ職場から呼ばれてもよいように自宅待機していなければならないんだよ、これが君が僕に対してしていることなのか？　僕みたいな仕事をするというのはいったいどういうことなのか、こんなプレッシャーにさらされているというのはどういうことなのか、君はわかっていないんだ。そして今、僕の視力は失われつつあるんだよ。なのに君は、心配じゃないんだ！

ライナ：私はちゃんとわかっているし、それに心配だってしてるわよ！　私はよくあなたに言ったでしょう、いっしょに仕事に行って、あなたの周りについていたいって、あなたの働いているところを見てみたいって。

ミルト：君はいったい何をしたいんだよ。手術室に入って、僕が誰かを切るのをじっと見ているのかい？　そんなことをしたら、君はおう吐するんじゃないか？　「ああ、大変ね」とか「まあ、そんなことをするのはさぞかしストレスがたまる、恐ろしいことよね」とか言うに決まってる。君は少しも僕をサポートできないのかい？

ライナがいかに自己弁護しているか、おわかりになるでしょう。ミルトの武装を解除するどころか、彼は間違っていると言ってしまっています。しかし、彼は間違っているとライナが強く言い張るたびに、彼はますます腹を立て、自分は正しいという確信を強めます。それは、ライナが意地悪く振舞っているからです。そしてそれこそ、ミルトが不満を訴えていることなのです。

ライナは、自分がどのようにその状況を好転させたかを、次のように説明しました。

私は結局、自分のプライドをぐっと抑えて、次のように言いました。「そうね、ミルト、あなたの言う通りだわ。私ったら、意地悪女のように振る舞ってきてしまったわ、これではあなたが腹を立てるのも無理ないわ。目の中に物が浮かんでいるように見えるというのはとても不安を掻き立てることだということは、私にも想像できるもの。私はこれまでちっともあなたの力になってこなかったわ、今日であなたの休暇は終わってしまうのよね。私は今、本当に悪かったと思っているの」。

すると彼は、突然、こう言ったのです。「君の言うことも正しいよ。僕ときたら、まるでまぬけのような振る舞いをしてしまった。僕は、本当に君のことを愛しているよ」。武装解除法がいかにすばやく何もかもをよい方向へと一転させるか、私にとっては衝撃的でした。ミルトは正しいと、私が認めたとたん、彼は突然、警戒を和らげ、問題の一端は自分にもあったと認めたのです。それでもう、ケンカは終わりです。私たちはいっしょに素晴らしい日をすごしました。

彼が間違っていると証明することは本当はそれほど重要なことではない、ということを私は学びました。というのも、彼が言っていることは、たぶん彼にとっても完全に真実ではないでしょう。彼はただ、意地悪になって、腹を立てていて、私を傷つけようとしているだけなんです。なぜなら彼は傷つき、欲求不満に感じているからです。私はミルトにとってすごく重要な存在であり、彼は私のことを愛し、私と関わり合っていたいと思っている、ということを思い出すと助けになります。

立ち止まることなく、仕返しをしたいとか正しくありたいと思う気持ちを手放すことがすべてなのです。私が先生のところに通い始めた当時、私たちはよくひどいケンカをし、ミルトはいつまでも怒り狂ったままでいたものでした。彼が家に帰ってくると、私は「何よ、あのばか。いったいどうして私が何もかもしなくちゃいけないの？　こんなの不公平だわ！」と思いました。今、私は、こう考えています。「今の状態は本当に欲求不満に駆られる、でも私は彼のことを愛しているし、今では私が進んで取りあげて活用すれば、うまく機能する手段がいくつか手に入っているわ」。

ときどき、不公平に感じることもあります。なぜなら取り組んでいるのは私だけ「効果的なコミュニケーションのための5つの秘訣」を用いているのは私だけであるかのように感じられるからです。それは友人との関係でも同じです。私は考えるのです、「いったい彼らはいつになったらこのテクニックを使うようになるんだろう？」って。でも皆はこのテクニックの使い方を知らないんですよね。だから、賢明でいるよう努力しなくてはならないのはいつも私なんです。

私はいつも賢明でいるのでしょうか？　いつもデビッド・バーンズ方式に則った振る舞いをしているでしょうか？　とんでもない！　先日はまったくうまくいきませんでした。というのも、私は、彼が間違っていると証明しなくてはという気持ちにのみこまれてしまったからです。でも今では、私には選択肢があることを知っています。自分の胸に聞いてみる必要があるんですよね、「彼のすべての欠点にも関わらず、それでも私はこの人を愛しているのだろうか?」って。それで自分の答えが「イエス」なら、そのときは、自分から進んでこの取り組みをしていこうと決意すればいいんです。

それは必ずしも常に容易ではありません。実際には、ときどき信じ難いほど困難なことがあります。なぜなら、私をそそのかす、頭の中のあの小さな声に向かって「ノー」と言わなくてはならないことがあるからです。それだけの価値があることなのでしょうか? ええ、次のような利点があります。ミルトと私は、結婚して三十五年近くになります。今では私たちはごくたまにしかケンカをしません。互いに熱烈に愛し合っています。それに実際に言い争いをしたとしても、長続きはしません。私たちの生活は信じがたいほど豊かなものになったのです。

武装解除法をもう一度練習してみましょう。第9章でご紹介したナンのことを覚えていらっしゃるでしょうか? 娘さんがナンに、「お母さんは私の夫を見下しているんでしょう」と言ったとき、ナンは、「私は彼とうまくやろうと一生懸命に努力している気がするのだけど」と答えました。このやりとりで、会話は止まってしまいました。なぜならナンは、ジルの批判は何の価値もないと間接的に言っていたからです。

ナンの立場に立ち、もっと有効な対応を考えてみてください。「間違った」答えを書いてしまうのではないかという心配はいりません。完璧な答えでなくてもいいのです。私も最初はこれがあまり得意ではありませんでした。今でもときどきうまくできないことがあります。しかし、実際に取り組んでいくことで改善します。ともかく挑戦してみましょう。あなたの娘さんが「お母さん「お父さん」は、私の夫を見下しているのよ」と言ったと想像してください。あなたは娘さんに何と言うでしょうか？　あなたの対応を紙に書き出してください。武装解除法を用いることを忘れないでください。娘さんがおっしゃったことに何らかの真実を見つけるということです。

◆ステップ5　望ましい対応

ナンは次のように言うことができるでしょう。

ジル、あなたがそう言うのを聞いて私は本当につらいわ、だってあなたの言う通りだと思うもの。私は何やかやとフランクに難癖をつけてきてしまったものね。認めるのは簡単じゃないけど、でも私、気づいたのよ、私はあまり彼のことを知ろうとしてこなかったな、って。何となくあたりに緊張が漂っているな、って感じていたの、それで私は途方に暮れてしまったの、だって私はあなたのことをとても愛しているんですもの。あなたとフランクがどのような気持ちでいたのかについてもっと知りたいわ。

あなたの回答は、私のものとはおそらく違うでしょうが、それで大丈夫です。私たちは皆、異なるスタイルや人格をもっています。あなたの回答した対応が自然な感じに聞こえない、あるいは心からのものに感じられない場合には、より有効となるよう何度修正してくださっても結構です。私も、納得がいく対応が考え出せるまでに、数回書き直さなければならないことがよくあります。

ときには、最も効果的に対応するためにいくらかつらい思いを強いられることがあります。ナンにとって、ジルが言っていることに真実を認めるのは容易なことではないかもしれません。愛とは、大きな代償を伴うものなのです。同じ親として、私にはこのことがとてもよくわかります。ナンが自ら進んで自分のプライドを呑み込めば、娘ともっとずっと親密な関係を育めるでしょう。自分にはその代償を支払うつもりがあるのかどうか、決断をする必要があるのです。

「では、もしナンが『あまり彼のことを知ろうとしてこなかった』と、心から言わなかったとしたらどうなるのですか？　自分はよくやってきた、と考えていたとしたらどうなのでしょう？」。そう尋ねる方もいらっしゃるかもしれません。この場合、ナンは次のように自分の対応を修正することができます。「それを聞いて、本当はびっくりしているの、だって私は、自分がフランクと素晴らしい関係をもっていると考えていたのだもの。私は彼のことをとても好きだし、私たちの間に何か緊張があるなんて、今まで一度も考えたことがなかったのよ。でも、私が彼を見下していると、あなたが感じるとしたら、または彼がそのように感じているとしたら、それなら彼の気持ちを傷つけるようなことを私が何か言ったか、したに違いないわね。そう考えると、私は途方に暮れてしまうわ、だって私は、あなたたちのどちらも傷つけたいだなんて思っていないのだもの。私はあなたたちふたりともとても愛しているわ。いったい何があったのか、私にもっと話してくれないかしら?」

この場合もナンは、娘のことばに何らかの真実を見つけようとしています。しかし同時に、正直で、誠実でもあります。見せかけでその振りをしているわけではありません。声の調子と比べたら、事実など、たいして重要ではありません。言い方が嘘っぽかったり、人を巧みに操ろうとしているように聞こえるようでは、相手は真実を見抜くでしょう。

私が、「効果的なコミュニケーションのための5つの秘訣」を開発しつつあったとき、武装解除法は、私にとって最も習得が大変なテクニックでした。あなたにとっても、おそらく困難なものとなるでしょう。ときどき、患者さんや同僚、あるいは家族からの批判が、いったいどうしたら正当といえるのか、私には理解し難いことがありました。このテクニックが上達するように、私はよく、人が私に対して言うかもしれないと想像しうる、最もばかばかしく、ありえない批判を書き留めたものでした。そうしてその中に何らかの真実を見出そうと試みたのです。このエクササイズは、非常に役立ちました。まるでゲームのようでしたが、これを続けてしばらくして、私はこのテクニックがかなり得意になったのです。

195ページに辛辣な批判の例を挙げました。武装解除法を用い、それぞれに対して同意する方法を見つけられるでしょうか？　右の欄にあなたの対応を記してください。やり終えたら、197ページの私の答えを検討してみてください。

下の空いている欄にあなたが実際に夫や妻、家族、友人、同僚などから聞くかもしれない、想像しうる限り最悪の批判も書き出すとよいでしょう。どんなに極端で不合理な批判でもかまいません。あなたが動揺する批判を必ず含めるようにし、さらにそれぞれの批判の中に何らかの真実を見つけるよう努めてください。このエクササイズは、新たな目を開かせるものとなることでしょう。

ここでいくつかヒントをご紹介します。これを読めば、武装解除法の学習がより容易になるかもしれません。第一に、あいまいで、漠然とした批判は、具体的なものになるよう変形してください。たとえば、友人が突然、「あなたはばかだ」と言ったとします。あなたは気が動転し、自分を弁護したい強い欲求に駆られるでしょう。しかしそうする代わりに、次のような方向性のことを言うことができます。「私のコメントがあなたの気分を害してしまったことは、申し訳なく思っているわ。あなたはどのような気持ちでいるのか、もっと私に教えてくれないかしら？」。着目していただきたいのは、このように対応することで、漠然としていてかなり無意味な批判――「あなたはばかだ」――を、友人を怒らせてしまったあなたの発言についての有意義な対話へと変形させているということです。このように対応すれば相手も協力してくれるようになります。そして、これでもうあなたはばかには見えなくなるでしょう。

第二に忘れないでいただきたいことは、武装解除法を用いる際には、批判に対して文字通りに同意する必要はないということです。そうではなく、相手が言っていることの意図に同意していただきたいのです。加えて、あなたの対応が決して相手の気持ちを傷つけることのないよう注意してください。私は、戦いの真っ只中にあっても機転を利かせて対応し、相手に対する尊敬を伝えるよう、常に心がけています。

たとえば、誰かが「あなたは、私のことを本当は好きではないのでしょう」と言ったとしましょう。セラピストは、腹を立てた患者さんからこのような批判をたびたび耳にしています。あなたもお子さんや、仲がうまくいっていない友人から、このことばを聞くことがあるでしょう。ではここで、武装解除法の悪い例を挙げます。「あなたの言う通りよ。私はあなたのことを好きではないの。それに、あなたのことを我慢できる人なんていないと思うわよ！　実際、あなたのお母様だって、たぶんあなたのことを好きではないんじゃないかしら」。これは、武装解除法のように聞こえるかもしれませんが、実際には、ただ意地悪になっているだけです。では、次にもっとよい対応を示します。

> まあ、あなたがそのようなことを言うのを聞くのは、本当につらいんだけど、でも私もあなたと同じ意見よ。どこか緊張した空気が漂っているし、ぎこちない感じがするものね。私もストレスを感じてい

武装解除法エクササイズ	
使用法：武装解除法を用いて、次のそれぞれの批判に対する効果的な対応を考えましょう。下の空いている欄には、あなたが他者から耳にするかもしれない批判を書きます。そして、それらに対するあなたの対応を右の欄に記してください。	
辛辣な批判	武装解除法を使った対応
あなたのことなんか大嫌いよ！　あなたは大まぬけだわ！　負け犬よ！	
君は意地悪だ。	
あなたは自分勝手だわ。あなたは自分のことしか心配していないじゃない。	

たの。このことを徹底的に話し合いましょう。あなたの友情は私にとって大きな意味があるのよ。私がしたこと、言ったことであなたをうんざりさせてしまったことを、私に教えてくれないかしら？

このように対応することで、けなされた、あるいは拒絶されたという気持ちを相手に抱かせる危険を冒すことなく、批判した人の武装を解除します。また、この対応は、漠然とした批判――「あなたは、私のことを本当は好きではない」――を、具体的なものへと変えます。あなた方ふたりが最近、うまくいっていなかったということや、あなたがさほど協力的でなかったことを、あなたは認めているのです。逆説的ではありますが、相手の人は、あなたが確かに自分を気づかってくれていることを突如として感じるでしょう。

第7章で、非難の中毒的効果について述べましたが、本書で取り上げるアイデアやテクニックは調査に基づいたものであるけれども、これらの概念の多くは、哲学的、宗教的ルーツをもつものでもある、と申し上げました。

親密な関係を築くためのワークショップに参加された方で、前に聖職者だったという方がいらっしゃいました。私が武装解除法を説明したとき、その方はご自身が抱いていらっしゃった洞察を話してくださいました。彼は聖職を去ったあとに大学院に戻り、古代語の博士号を取得したということでした。ある講義で彼は、「罪の告白」というキリスト教の概念が実際にはアラム語（キリスト

武装解除法エクササイズ（回答例）	
辛辣な批判	武装解除法を使った対応
あなたのことなんか大嫌いよ！　あなたは大まぬけだわ！　負け犬よ！	「君は僕にひどく腹を立てているようだね、だから僕は、自分があまりうまく事態に対処していなかったことに気づいたよ。ほんとに僕はしくじってしまったんだね、恥ずかしく思っているよ。君の気持ちをもっと話してくれないか？」
君は意地悪だ。	「私の言ったことがあなたを傷つけてしまったと思う。それについて悪かったと思っているの。だって私は本当にあなたのことを大切に思っているのだもの。それについて話し合うことができないかしら？」
あなたは自分勝手だわ。あなたは自分のことしか心配していないじゃない。	「君の言う通りだよ。僕は君の気持ちを考えていなかった。君が腹を立てるのは当然だよね。僕にとって聞くのはつらいことだけど。他に何か、僕がしてしまったことや言ったことで、自分勝手だったり、配慮が欠けているようなことはないかな？」

が用いたとされる言葉）の単語の誤訳が基になっていることを学びました。正しい訳は「告白する」ではなく「同意する」なのだそうです。彼は、私のワークショップに出席し、告白についてのキリスト教の概念が私の武装解除法に非常によく似ていることに気づいて初めて、このことについてじっくり考えるようになりました。なぜなら、自分を弁護する代わりに、相手の批判に同意するとき、人は実際には「自分の罪を告白している」からです。そしてそうするとき、人は許されるのです。これはキリスト教独特の概念ではなく、どんな宗教伝統にも深く埋め込まれているものです。

仏教徒は「偉大なる死」について語り

ます。これは、自我の死です。批判に心から同意するとき、しばしばまるで自分が死んでいくように感じられます。実際、あなたのプライドも「自我」の感覚も両方とも死ななくてはなりません。しかしあなたが巧みに、開かれた心をもって、その批判者の武装を解除したならば、「死」は「再生」と同じものになります——同じ経験を説明する別の言い方にすぎません。争ってきた相手の武装を解除するとき、あなたは死ぬと同時に再生もするのです。なぜなら、あなたを苦しめている敵意、不信、欲求不満は、たちまち温かさと愛情、そして尊敬へと姿を変えることになるからです。

第14章 思考の共感技法と感情の共感技法

フロイトの時代からずっと、事実上すべての著明なセラピストが、共感の重要性を強調してきました。第9章で、私も強調しました――共感はよいコミュニケーションの重要な鍵となる三つの要素のひとつです。しかし、本当にそれほど重要なのでしょうか？　それとも単に、エンカウンターグループ*で用いられるようなオープンな感情表現の概念にすぎないのでしょうか？　共感とはいったい何なのでしょう？　それは私たちの生活に本当に何か違いをもたらすのでしょうか？

自分はほどほどに共感的である、とほとんどの人は信じています。私たちは、他人がどのように考え感じているか、また私たちについてどのように思っているか、自分はかなりよくわかっていると確信しています。たとえば、あなたはおそらく、同僚、友人や家族がどのように感じ、あなたに

*訳注：「エンカウンターグループ」　集団療法でお互いに接触することで心理的利益を求めるグループ。

ついてどのように思っているかを自分はわかっていると考えているでしょう。では、私たちがすでに他人の気持ちをわかっているのだとしたら、共感についてどうしてこれほど大騒ぎをするのでしょうか？

　他人がどのように感じており、私たちについてはどのように思っているかについての私たちの理解は、とんだ見当違いの可能性があります。実際、ほとんど常に見当違いだといっていいでしょうし、それはセラピストにも言えることです。セラピストというのは対人関係の専門家のはずではあるのですが。自分は他人の気持ちを理解している、私たちはそう思っています。しかし、そうではないのです。

　私は最近、スタンフォード大学でセラピストの共感の的確さについての研究を完了しました。この研究では、八人のセラピストが、精神病と診断されてまもない患者さんに、彼らが苦しんでいる問題と気分について数時間にわたりインタビューをしました。各インタビューの終わりに、患者さんに、いくつかの評価テストに回答していただきました。そのテストは、短いけれども非常に正確なもので、彼らが「今この瞬間」にどのように感じているかについて、抑うつ、不安、怒りといった気分を測定するものでした。患者さんには、インタビューを実施したセラピストの温かみと共感についても段階的に評価していただきました。同時に、セラピストも同じ評価テストに、患者さんの回答を推測して、それを回答するよう指示しました。

セラピストらは、自分の共感の的確さがテストされていることを知っていましたので、正しく理解しようと懸命に努め、インタビューの最中に患者さんが言ったことに集中していました。はたしてセラピストらはどれほど正確でしょうか？　的確さの評価には、相関係数と呼ばれる統計的手段などが用いられました。相関係数というのは、難解な専門用語ですが、その概念は簡単です。相関係数は、0から1までの幅があります。* 数値が1の場合、患者さんがどう感じているかについてのセラピストの理解が完全に的確であることを意味します。0という数値は、患者さんの気分とセラピストの理解との間にまったく何の関係もないことを意味します。0は起こりうる最悪の結果といえるでしょう。

はたして結果はどうだったのでしょうか？　相関係数のほとんどすべてが0に近かったのです。これは、患者さんがどのように感じているかについてのセラピストの理解は、患者さんが実際にどのように感じているかと、ほとんどまったくといっていいほど一致していないということを意味します。この患者さんたちに一度も会ったことがないタクシーの運転手に、患者さんたちの気持ちを予想してくれるよう頼んでも、結果は同じだったかもしれません。セラピストの推定も、タクシー運転手の予想も、適中率はたいして変わらなかったでしょう！　セラピストらは、患者さんと彼ら

＊注：専門的には、相関係数はマイナス1からプラス1の幅で変化する。ネガティブな（値がマイナスになる）相関は、ある変数において高得点の場合別の変数では低得点となると考えられることを意味する。

の気分について、二時間から三時間話していたという事実を照らし合わせて考えると、これほど相関関係が低いのは非常に驚くべきことでした。セラピストは、自分はわかっていると思っていました。しかし彼らの理解は、自分が考えていたよりもはるかに、正確にはほど遠いものだったのです。

私はなにも、同僚たちを批判しようというつもりはありません。この研究に参加してくれたセラピストらは、きわめて熟練の、共感的で、私がこれまでにお会いした中でも特に素晴らしいセラピストです。私たちは、誰もがこの問題を抱えているのです。他人がどのように考えており、私たちについてどのように感じているか、自分はわかっていると私たちは思っています。しかし、そうではないのです。これは、相手が自分の愛する人であろうと、友人、隣人、同僚、あるいは顧客であろうと、例外ではありません。

これは、医学、精神医学の臨床現場に限られたことではありません。ある同僚が最近私に、ある興味深い研究について話してくれました。その研究では、数百人の子どもたちが、自分がどれほど抑うつ的に、あるいは腹立たしく感じているかを評価するよう求められました。そのご両親、学校の先生、およびカウンセラーも、この子どもたちがどのように感じているかを、同じ尺度を用いて評価するよう求められました。またしても、子どもたちがどのように感じているかと、ご両親、学校の先生、カウンセラーが子どもたちがどのように感じていると思うかとの間に、有意な相関関係はまったく見られませんでした。

これらの研究が示唆することには、びっくりさせられますが、その一方で、どうして人は、隣に住む少年が両親を殺してしまったとか、散弾銃をもって地元の高校へ行き人を射殺し始めたとかいったことをニュースで知ったとき、これほどショックを受けるのか、その理由がこれによって説明できるかもしれません。人はよくこう言います。「あの子があんな気持ちでいたなんて、まったく知らなかった！　とてもよい少年に思えたもの」。

要するに、他の人がどのように感じているかや、その人があなたについてどのような気持ちを抱いているかについてあなたが考えることは、おそらくあなたが思っているよりもはるかに正確とはほど遠いものであり、まったく正確ではないこともあるということです。このことから、どうして共感がこれほど重要な技法であるかがわかります。これは、あなたが対処するのが、家族や友人との個人的な対立であろうと、上司や顧客との意見の相違といった仕事上の問題であろうと、何ら違いはありません。いずれにしても、相手がどのように考え、感じているかについて正確に理解することが非常に重要となります。

では、どうすれば共感技法を発達させることができるのでしょうか？　まずは、用語の定義が必要です。共感とはどのようなことをいうでしょうか？　私があなたに「共感している」というのは次のような場合です。

1．あなたが「そう、その通りだよ。それこそまさに、ぼくが考えていることだよ」と言えるほど、あなたが何を考えているかを私が非常に正確に理解している場合。これを「思考の共感」と呼びます。

2．また、あなたが心の中でどのように感じているかも理解し、あなたが「そう、それこそまさに、私が感じていることだ」と言えるほどである場合。これを「感情の共感」と呼びます。

3．あなたが屈辱的な思いをしたり、けなされたと感じたりしなくてもよいよう、温かさと尊敬の念をもって私が自分の理解を伝える場合。

思考の共感

この三点をもっと詳しく考えてみましょう。思考の共感技法とは、相手が言ったことをあなたが繰り返して言うことを意味します。そうすることで、あなたがそのメッセージを理解したことが、相手にわかるようにするのです。注意深く耳を傾け、一語一句すべてを記録する裁判所書記官のように、といってもいいほど、あなたは、相手が言っていることに集中し、それを正確に要約できるようにします。

思考の共感は、簡単に感じられるかもしれませんが、実行するのは難しいでしょう。とりわけ対立の最中にはそうです。自分が攻撃されているとき、たいていの人はびくびくしたり、とり乱したりしています。自分を弁護するために、自分が次に何を言うかに集中しがちです。しかしそうすると、人は相手が言っていることに集中できず、結局、見当違いなことに反論してしまうことがあります。するとあなたが話を聞いていなかったことが相手にわかってしまい、相手は腹立たしく思うのです。

対照的に、相手が言ったことをあなたが別の言葉で正確に言い換えたなら、相手は、あなたが話を聞いていたこと、そしてあなたが「理解した」ことに気づくでしょう。思考の共感技法によって、たいてい緊張が和らぎます。あなたの声の調子が相手に対する敬意をもったものであればなおさらです。加えて、相手の言っていることに集中し、それを声に出して繰り返すとき、あなたは、次に何を言ったらいいかを考え出す時間をいくらか稼ぐこともできるのです。

思考の共感技法を巧みに利用するというのは、あなた自身の思考と気持ちから、相手が言っていることへと、自分の焦点を移すことを意味します。思考の共感技法は、「他者中心的」コミュニケーションテクニックです。「自己中心的」アプローチに頼る人が非常に多いですが、このテクニックは、それとは対照的なものです。

思考の共感技法を用いるときにどのようなことを言ったらいいのか考えるときには、以下の表現が参考になるでしょう。

●「あなたが言っていることはこのようなことではないでしょうか…」
●「私が正しく理解しているかどうか、教えてください。あなたが今言ったのは…」
●「あなたの言うことを私が正しくつかんでいるなら、あなたは次のように思っているように聞こえるのですが…」
●「私はあなたの言うことを理解しているのかどうか、確認させてください。というのも、あなたは今、重要そうなことを三つおっしゃったからです。第一に、あなたは…とおっしゃいました。第二に、あなたは…についての懸念を示されました。そして第三に、あなたは…についてのご自身の気持ちに触れました。私はきちんと理解していたでしょうか？」

こういった方向性に沿ったものなら、何でもいいでしょう。相手が言ったことを、尊敬を込め、リラックスし、そして興味津津といった声の調子で、別の言葉で言い換えてください。最後の例が「私はきちんと理解していたでしょうか？」という質問で終わっていることに着目してください。このように締めくくることで、相手は、自分が考えていることについてのあなたの評価が正しいかどうかをフィードバックすることができるのです。

ここでひとつ例を見てみましょう。あなたは、友人のキャロラインと言い争いをしています。言い争いの理由は、彼女のデートの相手を、あなたは彼女にふさわしくないと思っているのですが、彼女はその男性に夢中で、まったく話を聞こうとしないからです。キャロラインは次のように言います。

ランスのことでは、あなたの言うことは完全に間違っているわ。第一に、彼は本当に私のことを愛してくれているし、彼が今まで私に隠れて誰か別の人とデートしたことは一度もないことを私は知っているもの。浮気をしたことが一度もないのよ。それに彼は、昨日、万引きで逮捕されたけど、私はそれがとんだ間違いだったことを知っているわ。店の警備員は、他の誰かと勘違いしたのよ。私は、ランスほど正直な人を他に知らないもの。

思考の共感技法を用いたなら、あなたは次のように言うことができるでしょう。

キャロライン、ランスのことで、私は誤解をしていたみたいね、私ったら、あなたを途方に暮れさせるようなことを言ってしまって、今は、申し訳なく感じているの。あなたは私に、ランスは本当にあなたのことを愛しているし、あなたに隠れて浮気をすることも今までなかっただろうと言っているのよね。それに、彼が本当は万引きをしなかったということ、彼は基本的に正直な男性だということを、あなたは確信しているのね。私は正しく理解していたかしら？

思考の共感技法は、比較的習得が容易です。相手が言ったことを、尊敬を込めた声の調子で繰り返すだけでいいからです。相手が言ったことが正しいと同意する必要はありませんし、反論して相手が間違っていると強く言い張る必要もありません。正直で、偽りのないことが非常に重要でしょう。相手の言葉を決まり切った言い方でそのまま繰り返すだけでは、ただのオウム返しです。つまり次のような例です。

妻：あなたには、うんざりだわ！

夫〈思考の共感技法について学習したばかり〉：僕が君をうんざりさせていると君が言っているように僕には聞こえるけど。

妻：いったいあなたは何をやっているのよ？　あなたの言い方ったら、まるでオウムだわ！

夫：僕の言い方がオウムのように聞こえて、僕が何をしているのかよくわからないと、君は言っているようだね。

妻：お願いだから、私が言うことをすべて繰り返すのはやめてちょうだい！　そうされると、私、気が変になりそうだわ！

夫：君は僕に、君が言うことを繰り返すのをやめてほしいと言っているように僕には聞こえるよ、
　そうすると君は気が変になりそうだから、って。

この男性の言い方は、信じられないほど機械的に聞こえます。彼は、思考の共感技法を使って相手を嫌な気分にさせています。彼は、相手の話に耳を傾けているのではなく、単に妻が言っていることをはねかえしているだけです。これは煩わしいことです。次にもっと有効な対応をご紹介します。

妻：あなたには、うんざりだわ！
夫：ああ、君は本当に僕に対して腹を立てているんだね。でも、僕がしたり言ったりしたことでいったい何が君を怒らせてしまっていたのか、僕にはよくわからないんだ、だから今、僕はとても不安に感じている。君の気持ちについてもっと僕に話してくれないかな？

ご覧になるとおわかりのように、この夫は、妻に共感すると同時に、自分の気持ちを打ち明けています。「ああ」と言ったとき、心からの驚きを表しています。また、自分が不安を感じ、いったい何が起こったのか完全には確信がないことを認めてもいます。このような言い方は、彼が人間的

で、傷つきやすいのだと感じさせます。もうオウムのようには聞こえません。なぜなら彼は心から対応し、より多くの情報を求めているからです。最後に彼は、オープンクエスチョン*を加えています。これは、彼が心配し、進んで相手の話を聞こうとしていることを示しています。共感するときには、柔軟性のある、知りたいという心と、愛情ある、共感の気持ちが、成功の鍵となるでしょう。

感情の共感

思考の共感技法は極めて役に立ちますが、たいてい、それだけでは十分ではありません。感情の共感を用い、相手の気持ちを理解しそれを伝えることも必要となります。対立の最中、相手はおそらく気が動転しています。傷つき、侮辱されたと感じ、欲求不満に駆られたり、あなたを煩わしく感じているかもしれません。あなたが相手の気持ちを認めなかったら、相手はどんどんエスカレートし、ますます抑えが利かなくなってしまいかねません。なぜなら相手は、自分がどのような気持ちでいるのかもあなたに理解してほしい、と望んでいるからです。私たちは皆、それを求めています。人は、相手が自分の気持ちを考慮してくれていることに気づくと、自己防衛的になったり、自分の気持ちを行動化したりする可能性が下がります。さらに、あなたがどのように感じているかをよりよく受け入れ、進んで耳を傾けるようにもなるのです。

感情の共感技法とは、相手があなたに実際に言ったことから考えて、相手がおそらくどのように感じているかを理解しそれを伝えることを意味します。これはどのように行ったらいいのでしょうか？　相手が言ったことを別の言葉で言い換えるときには、次のように考えてください。「この状況をめぐる相手の考え方を考慮したとき、相手はおそらくどのように感じている可能性が高いだろうか？」。

たとえば誰かがあなたに、あなたはまぬけだ、と言ったとしましょう。科学者に分析してもらったりしなくても、相手はおそらく怒っているだろうと理解できるでしょう。また、親友のご兄弟が白血病と診断されたばかりだとしたらどうでしょう。その親友は、おそらくショックを受け、悲しく、驚きと嘆きで圧倒されんばかりに感じているのではないでしょうか。

感情の共感技法を用いる際には、次のような言い方をするとよいかもしれません。「ヨランダ、あなたが今言ったことからすると、あなたは、Xか、Yか、あるいはZと感じているのではないかと想像できるのだけど。私はあなたの気持ちを正しく理解しているかしら？」。X、Y、Zには、「気持ちを表すことば表」（137ページ）の表現を使います。最後を質問で終えれば、相手が、あなたが間違っていたことを訂正し、どのように感じているかについてもっと多くをあなたに伝える

＊訳注：「オープンクエスチョン」　開かれた質問。「今日は晴天ですか」といった「イエス」「ノー」で答えられる質問ではなく、「今日の天気はどんなかんじですか」といった回答に自由度が高い質問のこと。

機会を得られます。

あなたは私に次のように言ったとします。「バーンズ先生、私の父は、私が話しかけてみようとするたびに私に腹を立てます。彼はとても批判的です。私は何ひとつとして正しいことをできないんです」。では次に、思考の共感技法と感情の共感技法を用いて、私がどのように対応するかをご紹介しましょう。

それを聞いて、私は悲しく思います。あなたのお父様は、あなたが話しかけると本当に批判的になってしまうようですね。そのようなことをされたら、さぞかしひどい気分になるでしょう。愛する人があなたのことを批判するというのは惨めでしょうし、自分が何ひとつ正しくできないように感じてしまうでしょう。あなたが傷つき、けなされた気持ちでいるだろうことは、私にも想像できます。あるいは、気が狂ったような、それともおびえた気持ちでいるのかもしれませんね。あなたのお父様があなたに対してそのようにするとき、あなたはどのような気持ちなのでしょうか、私に話していただけませんか?

私は、あなたが言ったことを繰り返し（思考の共感）、あなたがどのような気持ちでいるかを理解してそのことを伝え（感情の共感）、最後は質問で終えていることに着目してください。質問で終えることは重要です。そうすることで相手は心を開き、その問題についてあなたにもっと話すよう励まされた気持ちになるでしょうし、さらに、あなたが正しく理解しているかどうかを伝えることもできます。あなたは、相手がどのように考えているか、感じているかについてのあなたの理解が、いささか見当違いだったと発見することもあるでしょう。

感情の共感技法を用いる際には、相手の立場に立って、相手はおそらくどのような気持ちを抱いているだろうかと考えるようにしてみてください。たとえば、十二歳の娘さん、ジャニーヌは、土曜日の夜にお友だちといっしょのパーティで午前一時まで外出したがっています。しかしあなたは彼女に、そんな遅くまで外出するのはだめだ、と言います。ジャニーヌは、「お友だちは全員、一時まで帰宅しなくてもいいのよ。たいしたことじゃないじゃない。お父さん［お母さん］は、私のことなんか心配していないのよ！　ただ私に威張り散らしたいだけなんだわ」と言います。

ジャニーヌが今しがた言ったことから考えると、ジャニーヌがどのように感じていると思いますか？「気持ちを表すことば表」から、少なくとも三つ、四つの単語を選んでください。

ジャニーヌは、明らかに、腹を立て、欲求不満に駆られ、動揺しているようです。おそらく悲しく、がっかりした気持ちでもあるでしょう。また、気まずく、自尊心を傷つけられたようにも感じているかもしれません。なぜなら彼女は、お友だちの誰よりも先にパーティを去らなければならないだろうからです。もしかしたら、門限が早いために、お友だちから見下されるのではないかと恐れているのかもしれません。また、彼女が、お父さん［お母さん］は自分のことを心配していないし理解していないと言うとき、彼女は傷つき、拒絶された気持ちでいるように聞こえます。
それでは次に、ジャニーヌの母親の役になってみてください。あなたはどのように対応しますか？　あなたが彼女に言うだろうと思うことを紙に書き出してください。思考の共感技法と感情の共感技法を用いてみましょう——相手が言ったことを別の言葉で言い換え、相手がどのような気持ちでいるかを認めます。そしてあなたが正しく理解していたかどうかを尋ねてください。続きを読み進める前に、まずはこのエクササイズを紙に書いて行ってください。

▼ステップ5　望ましい対応

次のようなアプローチが考えられます。

ジャニーヌ、あなたが動揺していることは私にもわかるわ。あなたを落ち込ませてしまい、申し訳なく思っているの。私もあなたに遅くまで外出させてあげたい気持ちはやまやまなんだけど、でもね、私は本当に心配しているのよ。だってあなたの学校の生徒たちのことがあるもの。数週間前にひどい飲酒運転で事故を起こしてけがをした子たちのことよ。もしあなたに何かあったら、私は決して自分を許せないと思うの。と同時に、もしあなたのお友だち全員が一時まで家に帰らなくてもいいとしたら、あなたはだめというのはきっと不公平に感じられるに違いないわよね。あなたはどういう気持ちでいるのかしら、それについてもっと私に話してくれないかしら？　あなたが今、本当に欲求不満に感じ、私に腹を立てていたとしても、私はちっとも驚かないわ。

この対応で、あなたはジャニーヌの立場になって考え、ジャニーヌがどのように感じているかを認めています。あなたはまた、彼女が言ったことのなかにいくらかの真実を見つけ、あなたにもっと話をしてくれるよう彼女を促してもいます。加えて、あなたは自分自身の気持ちを愛情のこもった言い方で打ち明けてもいます。このように対応されれば、おそらくジャニーヌも心を開いて自分の気持ちを打ち明けやすくなるでしょうから、あなた方は闘争を起こすことなく有意義な対話をもてるでしょう。これは、あなたが折れて、彼女の要望を呑まなくてはならないという意味ではありません。最終的には、あなたが決断を下す権利をもっています。しかし、彼女を対話から閉め出すことなく、彼女の話にうまく耳を傾けて、この問題について愛情あるやり方で話したならば、苦い薬もずっと飲み下しやすくなるでしょう。

これは科学の理論ではないということを心に留めておいてください。他者がどのように考え、感じているかは、当人に聞いてみるまで正確に知ることはできません。だからこそ、思考の共感技法と感情の共感技法を、「効果的なコミュニケーションのための5つの秘訣」でご紹介した第三の聞く技法である、質問技法と組み合わせる必要があるのです。質問技法を用いるときには、あなたは正しく理解していたかどうか、あるいは相手がどのように考え、感じているかについてもっと話してくれるかどうかを相手に尋ねます。実際、私は本章で挙げた例のほとんどすべてにおいて質問技法を用いています。

また、感情の共感技法を用いる際には、選択すべきことばは場によって変わってくるということも重要です。あなたが記念日を忘れてしまったせいで、奥様は取り乱しているとします。その場合、おそらく傷つき、腹を立てているのだろうと奥様に言うことができるでしょう。しかし上司があなたの仕事の成績を批判した場合には、「あなたは傷つき腹を立てているように聞こえます」などとは言わないほうがいいでしょう。このような言い方をすれば、上司は、あなたは気が狂っていると思うでしょう。もっとビジネスの場にふさわしいことばを用いるべきです。

あなたはある企画に奔走してきたのですが、はたして自分が正しい方向に進んでいるのかどうか確信がないとします。上司は、企画に目を通し、まだ不十分だと言います。あなたは次のように言うことができるでしょう。

この企画のことではご期待に添えずに申し訳なく思っていますが、私は驚いてはいません。これを書いているときから、思うようにまとまっていないような気がしていたのです。お気づきになった問題をご指導いただければ喜んで見直し、改善を試みたいと思うのですが。

このように対応すれば、職業人らしく聞こえます。あなたは上司が失望していることを認めています。これは適切です。また、思考の共感技法と感情の共感技法に加えて武装解除法も併用し、より多くの情報を求めてもいます。チーム意識のある言い方をし、上司の専門的知識に敬意を表していることで、上司はおそらく満足することでしょう。

第11章でご紹介した、ハリエットを思い出してください。ハリエットは、夫ジェリーはネガティブな気持ちに向き合えないと確信していました。「君が僕を批判するとき、僕は傷つき、責められているように感じる」とジェリーが言うと、ハリエットは次のように応じます。「私があなたの意見に賛成しなかったり、何か否定的なことを言ったりするといつでも、あなたは動揺しているみたい。自分が言うことにものすごく気をつけなければならないような気がして、ときどき、平和を保つだけのために黙っていなくちゃいけないような気がするわ。でも私は、偽りの平和なんか、ほしくないのよ」。

このハリエットの対応は、有効ではありません。なぜなら、彼女の言い方は説教じみて聞こえるからです。しかも、ジェリーがちょうど自分の気持ちを表現しようとしたときに、ハリエットは彼を非難してしまいました。しかも、自分自身の気持ちを表現できていないにもかかわらず、まさしくそのことで、ジェリーを批判しているのです。ここでも、彼女は自分が不満を訴えているまさにその問題を自ら創造していることは明らかですが、彼女はそれに気づいていません。

ハリエットの立場に立ち、思考の共感技法と感情の共感技法を用いて、ジェリーに対するもっと効果的な対応を考えられるでしょうか？　ジェリーは今、「君が僕を批判するとき、僕は傷つき、責められているように感じる」と言ったところであるという事実を考慮し、彼がおそらくどのように感じていると考えられるか、考えてみてください。「気持ちを表すことば表」を見直し、ジェリーの気持ちを考えます。あなたならどのように対応するかを、紙に書き出してください。

▼ステップ5　修正された対応

アプローチの仕方をひとつご紹介します。

ジェリー、あなたは自分が傷つき、責められているように感じると言っているわね。私、自分でも批判的だったと思って、とても申し訳ないと感じているの。あなたが私に対して不満をもって、煩わしく感じているとしても、私は驚かないわ。ときどき、ふたりで話していると、卵の殻の上をびくびくしながら歩いているように感じられることがあるの。だから私も結局、閉め出されたようで、孤独で、満たされない気持ちになるのよ。そのことで私はとても悩んでいるのよ、だって私はあなたのことをすごく愛しているんですもの。私はいったいどのようにあなたのことを批判してきたのか、そしてそのせいであなたはどのように感じているのかについてもっと私に話してくれないかしら？

ハリエットは、ジェリーの気持ちを認め、自分自身の気持ちを打ち明けています。そして彼にも心を開いて自分の気持ちを話してくれるよう促しているのです。これにより、ふたりは、誰が正しく、誰が間違っているか、あるいはその問題は誰のせいなのかとつまらない口ゲンカばかりしているのではなく、精神的により深いレベルで結びつくことができるでしょう。

聞くvs手助けする

思考の共感技法と感情の共感技法を用いる際、あなたの目標は相手を「助ける」ことでも、相手を悩ませている問題を解決することでもありません。そうではなく、相手がどのような気持ちでいるかを理解したいと心から望んでいるのだと示すことである、ということを忘れないようにしてください。ほとんどの場合、少し理解してもらえれば、相手にとっては十分なのです。それ以外は、実は何も望んでもいなければ、必要としてもいません。問題を解決すべき時期というのはあります。しかしそれは相手が動揺しているときではありません。まずは相手の話にうまく耳を傾けることが最初です。これには訓練と決意が必要です。

私は最近、ある講演の最中に、相手の話に耳を傾けるのではなく、相手を「手助け」してしまうという、おろかな誤りを犯しました。恥ずかしいことです。私の著書 When Panic Attacks（邦訳『不安もパニックも、さようなら』星和書店、二〇一二）の出版後、私は地元の書店で講演をし、サインをする機会を得ました。質疑応答の最中に、最前列にいたあるご婦人が興奮した様子で手を挙げました。私は、不安に関する質問を期待していました。というのもそれがそのときの私の講演の話のテーマだったからです。ところが彼女の質問は関係のない話題でした。彼女は次のように言いました。「バーンズ先生、私の娘はちっとも私の話を聞こうとしません。私が彼女に、何をすべきか言おうとするんですけど、彼女はまったく耳を傾けようとしないのです。どうして娘はあんなに強情なのでしょう？　私の言っていることが正しいことがわかっているときに、どうしたら私は、彼女に私の話に耳を傾けるようにさせることができるのでしょうか？　私はありとあらゆることを試したんです、でも何ひとつとしてうまくいきません！」。彼女はひどく怒っているようでした。彼女が、娘さんとの途方もない闘争におちいっていることは明らかに感じられました。

私は次のように言いました。私たちは、自分が他人にしてほしいと思うことを相手にさせることができないとき、あまりにも一所懸命になりすぎて裏目に出てしまうことがあります。多くの場合、その解決には、まさにその正反対のことをする必要があります。共感を学ぶということです。そうすることで、相手の話に耳を傾け、相手がどう感じているのかを理解できるようにするのです。こちらの話に耳を傾けるよう相手を支配しようとするのではなく、相手の目を通して世界を見ようと努力するということです。

その女性は、きっぱりとこう言いました。「先生、先生のおっしゃることは見当外れです。人の話に耳を傾けることにかけては、私は優秀なんです。でも娘にはそれはちっとも効き目がありません。私はどうしたらいいのでしょうか？　彼女には何をやってもダメなんです！」。自分でも認めたくないのですが、私は次のように言いたくなりました。「もしあなたが真実を知りたいのなら言いますが、あなたが娘さんを支配しようとしていることも、あなたの聞く技法がひどく下手なことも明らかなようです！　実際、あなたは今、私の話にも耳を傾けていないじゃないですか」。幸いにも、私は口をつぐんで、そのように言うことはありませんでした。

この女性は、自分が素晴らしい聞き手であると確信していました。しかしそのようには見えませんでした。しかし私もまた同じ誤りを犯したのです！　私は、彼女が娘のことで経験している欲求不満と胸が張り裂けんばかりの思いを認めるのではなく、何をしたらいいかを伝えようとしていました。あの瞬間、彼女は、ほんのちょっと気持ちを認めてもらえれば、それだけでよかったのです。彼女は正しいと、そう誰かに同意してほしかったのです。彼女は、感情のはけ口を必要としていたのであり、娘との対立における自分自身の役割を詳しく検討する心の用意はできていませんでした。

ましてや新しい、根本的に異なるアプローチに挑戦してみる用意など、なおさらできていなかったのです。

私は、学生や患者さんたちが説明する問題はもちろんのこと、私自身の人とのやりとりを検討するときに、この罠がいかに魅惑的で、抗い難いものであるかにいつも驚きます。しかも罠は、ウイルスのように広がっていて、私たちは皆、感染してしまうのです。この女性は、娘さんの話に耳を傾けていませんでした。私は、彼女が私の話に耳を傾けていないことに苛立ちましたが、私も彼女の話に耳を傾けていなかったのです。

本章では実践的なコミュニケーションテクニックについてお話ししていますが、実は精神的なテーマについて話し合っています。共感は、慈悲と受容と密接に関係しています。共感のためには、自分自身の頭脳と自我を捨て、代わりに相手の思考、気持ち、そして苦しみを理解することが必要となります。優しさ、謙虚さ、思いやり、そして（あえて言いますが）愛そのもの、それに相手の視点を知り、理解したいと強く願う気持ちはすべて、共感の非常に重要な要素です。

心から相手を受け容れ、慈悲深くあることは簡単ではありません。相手の思考、気持ち、価値観に完全に焦点を置けるようにするためには、自分自身が相手との関係の中でしたいと思っていることを放棄し、自我について忘れなくてはなりません。しかも、批評や批判ではなく、受容と尊敬の精神をもってこれを行う必要があります。

私はときどき、共感を「ゼロのテクニック」だと考えることがあります。自分自身の思考、欲求、気持ちを押し通すのではなく、相手がどう感じているかに注意を集中するのです。ただ相手を受け容れ、そうすることで、ある意味、相手に何も与えません。あなたはゼロになります。しかし逆説的に、あなたは相手に極めて重要なものを与えているのです。

第15章

質問技法「私は正しく理解しているでしょうか？」

前章では、共感が決定的に重要であることをお話ししました。相手がどのように考え、また感じているかを正確に理解しそれを伝えることは、プライベートの場でも、販売などのビジネスの場でも等しく重要です。私たちの大部分が犯す最も大きな誤りは、相手の話に耳を傾けることなく自分自身の考えを披露し、自分が相手との間でしようとしていることを押しつけてしまうことです。このようなやり方は、失敗する運命にあります。なぜなら相手は心の扉を閉めてしまうだけだからです。

とはいえ、それではどうしたら正確な理解を育むことができるのでしょうか？　質問するのです！　前章でお気づきになったかもしれませんが、私は、思考の共感技法と感情の共感技法のほとんどすべての例を質問で終えています。このテクニックは、質問技法と呼ばれます。

質問技法は、コミュニケーションテクニックの中でも、最も有効なものであり、おそらく最もマスターしやすいでしょう。ただし、質問技法を初めて学習するときに、ほとんど必ずといっていいほど誰もが犯す過ちがいくつかあります。質問技法を用いる際には、相手が何を考えたり感じたりしているかをより一層理解するために、真意を追求するためのていねいな質問をします。目標は、相手の心を閉ざしてしまったり、会話を消滅させてしまうことではありません。本を開くように、相手の心を開くことです。前章では、他者がどのように考えたり感じたりしているかについて、人は決して確信をもてないという事実についてお話ししました。質問技法は、あなたに対して話をする機会を相手に与えます。質問技法は、相手がどのように考え、感じているかに、あなたが心から興味を抱いていることを示すのです。

質問技法は、共感と相伴って進みます。共感するときには、相手がどのように考え、感じているかを正確に把握するよう努めてください。そして質問技法を用いるときには、相手が心の中で起こっていることについてもっと多くをあなたに話してくれるよう相手をいざないます。相手に関心があることを示し、相手はその状況をどのように見ているのか、本当はどのように感じているのかを知りたい、と強く求める熱意を示してください。また、相手には、あなたが状況を正しく理解しているかどうか、相手が言っていることにあなたが本当に耳を傾けているかどうかを、あなたに知らせる機会も与えてください。

質問技法は、さまざまなやり方で用いることができます。第一に、相手がどのように考え、感じているか、もっと教えてくれないかと尋ねることができます。いくつか例を挙げてみましょう。

●「そのことについてもっと私に話してくださいませんか？　あなたが…について今言ったことに私は本当に興味があります」

●「あなたはこの状況をどのようにとらえますか？」

●「…のとき、あなたがどのような気持ちだったのかについてもっと聞かせてくださいませんか？」

●「いったい何が起こったのか、そしてあなたはどのように感じていたのかについて、もっと話してください。」

第二に、相手の思考と気持ちについてのあなたの理解が妥当であるかどうか尋ねることができます。

●「あなたは孤独で、動揺した気持ちで、そしてたぶん私に対して少し腹が立っているように聞こえます。私はあなたの気持ちを正しく読み取れているでしょうか？」

●「あなたは今、本当にがっかりして、打ちのめされているように見えますが、そうでしょうか？」

第三に、あなたにもっと話してくれるよう相手に促すためには、オープンクエスチョン（開かれた質問）を用いるとよいでしょう。

- 「そのことについてもっと聞かせてほしいです」
- 「あなたが言っていることは大切なことのようです。この問題についてあなたはどのように考えているか、もっと私に話してくれませんか？」

第四に、オープンクエスチョンを用いてブレインストーミング*と問題解決を試みてもいいでしょう。

- 「これについてのあなたの考えは？」
- 「この問題に対する他のアプローチの仕方を、あなたはこれまでに考えたことがありますか？」
- 「あなたは、何が役立つと思いますか？」

質問技法は、親しみやすく、挑戦的でない方法で質問をする場合に、最も有効となるでしょう。あなたの態度と声の調子次第で、質問は、皮肉にも、尊敬がこもっているようにも聞こえます。あなたは心から自分の気持ちと視点に興味を持ってくれている、と相手が感じる必要があります。こちらがリラックスし、是非知りたいという気持ちで臨むことで、相手は気が楽になるでしょう。言い方が要求がましかったり、傷ついた様子だったり、防衛的に聞こえたりするようだと、相手はあなたに対してあまり心を開こうという気持ちにはなりません。態度は、ことばとまさに同じくらい重要となります。傲慢に腕を組んで睨みつけるような顔をしていると、相手はそれに気づき、意欲をなくしてしまうでしょう。

第11章で、バリーという男性をご紹介しました。パートナーのリチャードが支配的すぎると確信していた男性です。バリーが映画館で車を駐車しようとしていたとき、リチャードが「ぐるぐると三回も駐車場を回っていないで、あそこに駐車すればいいじゃないか」と言いました。バリーは「できるだけよい場所を見つけたかったんだよ」と答えました。つまらない口げんかが続きました。バリーがリチャードの気持ちを認めようとせず、自分自身の気持ちも表現しなかったからです。バリーはどのように言うことができたでしょうか？

＊訳注：「ブレインストーミング」　会議などで各人が自由に考えを出し合って問題を解決したり、アイデアを生み出したりする創造能力開発法

次にご紹介するのが、バリーと私が打ち出した案です。

君の言う通りだよ、リチャード。あそこに駐車することができたし、そうすれば時間の節約になっただろうにね。同時に、今、僕はちょっぴり落ち込んだ気持ちだよ、だって君の口調はきついんだもの。それに君は僕に苛立っているようにも感じるよ。このことについて話し合えないかな？

この対応の中で、バリーは、隠された敵意を、直接的ではあるが穏やかな方法で開かれたものへとしながら、リチャードの批判を受けとめています。リチャードが苛立っているかと尋ね、自分の気持ちをていねいに表現しています。これは、質問技法を巧みに用いた例です。

最初、このようなタイプの直接的なコミュニケーションは居心地悪く感じられるかもしれません。なぜなら彼らはふたりとも対立を避けることに慣れているからです。自分の気持ちをもっと率直に話し始めれば、彼らは何年振りかで本当の親密さを経験するチャンスを得られることでしょう。

問題解決の急ぎすぎ

非常によく見られる質問技法の誤りは、動揺している相手に対して、どうしたら問題を解決できるかと尋ねることです。問題解決は、ビジネスの場では有効です。しかし、気が動転している友人や家族に対しては、うまく機能しないことがあります。たいていの場合、相手はただ気持ちのはけ口を求めているだけです。あなたがいきなり口を挟んで、相手を苦しめている問題の解決を手助けしようと申し出れば、相手はおそらく煩わしく思うでしょう。問題解決を急ぐと、傷ついた気持ちや怒りを表現できなくなってしまうからです。また、問題解決しようとすると、相手を一段低い位置に置くことになり、恩着せがましくなってしまいます。相手が問題を抱えており、あなたはその人に代わってそれを解決する専門家であるかのようになってしまうのです。

問題解決はまったくしてはいけないというわけではありませんが、タイミングが重要です。相手が気持ちを吐き出す機会をもてないうちに、あるいは緊張が張り詰めているときに、あなたがいきなり飛び込んでいってその問題を解決しようとすると、その試みは失敗します。なぜなら相手は自分の気持ちを表現する機会を必要としているからです。一方、もしあなたが相手の話に耳を傾け、相手が言っていることをもっともなことであると認め、心を開いて話をするよう促せば、「本当の」問題を解決する必要がまったくなくなってしまうことは少なくありません。本当の問題とは、ただ単にあなたが相手の話を聞いていないという事実であることが多いのです。

ディーンという名前の高級家具職人が、セッションの最中に、次のように言いました。「先生、私の妻は、先生が私の役に立っていないと感じています。彼女は、僕が実際にはまったく進歩していないと考えているんです」。

仮に私が次のように言って対応したとします。「ディーンさん、あなたにとってもっと助けになると思われることとして、どのようなことを私はできると思いますか?」。これは、質問技法を巧みに用いた例のように聞こえますが、そうではありません。この対応の問題点がわかりますか?

この質問は、いくつかの理由から、効果が期待できないでしょう。第一に、ディーンはおそらく、自分にとっていったい何がより役立つか、まったくわかっていません。なにしろ、彼は私のところに助けを求めてやってきているのであり、それは私がその専門家だと思っているからです。第二に、私は、彼がどのように感じているのかについても、奥様がどのように感じているかについても尋ねていません。もしかすると、彼は自分がすばらしい進歩を遂げてきていると考えているのに、彼の妻は、何かのことで彼について不満に思い、腹を立てているのかもしれません。あるいは、彼自身がセラピーがあまりうまくいっていないと感じていて、私の気分を害さないように、自分ではなく妻が治療に不満をもっているという言い方をしているのかもしれません。加えて、私は、奥様が心配している問題についても尋ねていません。彼女は、ディーンが進歩していないと言うとき、どういう意味でそう言っているのでしょうか?　彼は低い自尊感情に苦しんでいるのでしょうか?　飲酒問題でしょうか?　夫婦の対立でしょうか?　ひょっとしたら、私たちが焦点を当てるべき重要な問題が何かあるのかもしれません。

私の立場になり、もっと有効な対応を考えてみてください。続きを読み進める前に、あなたの対応を紙に書き出してください。武装解除法や、思考の共感技法と感情の共感技法といった、これまでにご紹介してきたコミュニケーションテクニックをどれでも自由に使ってくださって結構ですが、質問技法を必ず含めるようにしてください。

▼ステップ5　望ましい対応

うまく機能する可能性のある対応をご紹介します。

ディーンさん、私はそれを聞いて驚いています。なぜなら私は、私たちがすばらしく進歩してきたと思っていたからです。しかし私は状況を読み間違えていたのかもしれません。ですから、奥様のお気持ちをあなたが私にお話しくださり、本当に嬉しく思います。奥様がどのようなことをおっしゃったのか、またあなたご自身もどのように感じていらっしゃったのか、もう少しお話しくださいませんか？　もし私たちが軌道を外れてしまっているのなら、これは私たちが軌道修正するのに役立つと思うのです。

このような言い方をすることで、相手に対する敬意を伝えるとともに、物事を徹底的に話し合い、セラピーを前進させる機会として問題を見直すことができます。

さて、これまでにご紹介した三つの技法――武装解除法、思考の共感技法と感情の共感技法、質問技法――は、あなたが優秀な聞き手となるのに役立つでしょうが、よいコミュニケーションのためには、聞く技法だけでは十分ではありません。相手の思考と気持ちも重要ですが、あなた自身の思考と気持ちも同様に重要です。他の人たちに対し、あなたの話に耳を傾け、あなたの視点を尊重してほしいと望むのならば、受容と配慮（尊重）の精神で、傾聴（共感）と効果的な自己表現（アサーション）とを組み合わせる必要があります。それでは次に、人があなたの話に耳を傾けてくれるようにするには、どのように話したらいいかについてお話ししていくことにしましょう。

第16章
「私は〜と感じる」という言い方

人の話にうまく耳を傾けるためには、こちらのことばが自然で現実的に聞こえるように、ある程度の自己開示（自分の考えや気持ちを相手に伝えること）が必要なことはすでにお話ししました。かといって、自分自身のものの見方を相手にただ浴びせかけるだけで、そこから何かよい結果が生まれると期待することはできません。それは、アサーション・トレーニング運動*が引き起こす過ちです。つまり、自己中心的な方法で自分自身の欲求、要求、気持ちを主張することの重要性を重視しすぎてしまうのです。アサーションは、理論上はすばらしく聞こえますが、現実世界の状況では、必ずしも常に有効に機能するわけではありません。自分自身の気持ちや視点を表現しようとしたと

＊注：「アサーション・トレーニング運動」一九四〇年代にアメリカで開発されたコミュニケーショントレーニング。自分のことも相手のことも尊重しながら、率直に自分の意志や感情を伝えることを目指す。アメリカでこの概念が広まった背景には一九六〇年代の黒人差別に対抗した公民権運動がある。

きに、相手がまったく耳を傾けようとしないことはよくあるでしょう。たとえば、ご主人［奥様］は、自己防衛的になり、あなたは自分がいったい何の話をしているのかわかっていない、と強く主張するかもしれません。

どのように自分の気持ちを表現すれば、人はあなたの話に耳を傾けてくれるのでしょうか？「私は〜と感じる」という言い方は、とても役立つものとなるでしょう。「効果的なコミュニケーションのための5つの秘訣」（169ページ）を見直すと、「私は〜と感じる」という言い方を用いるときには、自分自身の思考と気持ちを、自分の感情を明確に説明する言葉を用いて率直に、直接的に表現しています。たとえば「私は欲求不満に感じている」、「私は動揺している」と言うといいでしょう。これは、「あなたは間違っている」、「あなたは私を動揺させている」と言うのとは違います。これらは「あなたは〜」という言い方の典型的な例です。「あなたは〜」という言い方は、責任の所在を問い、相手を自己防衛的にします。対照的に、「私は〜と感じる」という言い方を用いるときには、自分がどのように考え、感じているかについて相手に知らせるだけですから、その気持ちが依然としてあなたのものであることに変わりはありません。

私は、物事を簡単な決まり文句に単純化するのは好きではありません。なぜなら、決まり文句を使った言い方は心から発せられたものには聞こえないからです。しかし、決まり文句は、よほど字義通りに、機械的に使われるのでない限り、あなたを正しい方向へと向けてくれます。「私は〜と感じる」という言い方のための決まり文句は、自分で自分の気持ちについて語るということを除いては、感情の共感技法のためにご紹介したアプローチによく似ています。「私はX、Y、またはZと感じる」と言うだけです。この場合、X、Y、Zには、「気持ちを表すことば表」（137ページ）のことばが入ります。具体的な例をいくつか挙げてみましょう。

- 私は今、動揺しています。
- 私は傷つき、けなされた気持ちです。
- 私はそれを聞いて悲しく、不安な気持ちです。
- 私は本当に孤独です。
- 私は不満を感じています。
- 恥ずかしいですが、私はあなたが正しいことを認めなくてはなりません。
- 実を言うと、私は今、腹が立っています。

ご覧のように「私は〜と感じる」という言い方は、かなり単純です。しかし、これらを現実場面で使おうとすると、なかなか一筋縄ではいかないでしょう。友人があなたに「君は、相当な頑固だね！　君は、常に自分が正しくなくてはいけないんだ！」と言ったとします。以下のうちどれが、

「私は～と感じる」という言い方として適当でしょうか？

● 「僕は、君のしてることはまぬけみたいに感じるよ」
● 「私は、あなたが間違っているように感じるわ！　私は、頑固ではないし、常に自分が正しくなくてはならないというわけではないもの」
● 「僕は、君が僕を批評しているように感じるよ」
● 「私には、あなたが私を怒らせているように感じるわ」
● 「僕は今、ちょっと気まずい気持ちだよ」

先を読み進める前に、少しこれについて考えてください。

最初の四つの対応は、すべて「私は～と感じる」という形をとっていることから、「私は～と感じる」という言い方のように聞こえますが、そうではありません。これらは「あなたは～」という言い方です。これらはいずれも、相手の行動についてあからさまな表現が続いており、自分がどのように感じているかについて説明してはいません。ひとつ目の対応では、相手をまぬけと呼んでいます。二つ目の対応は、自己防衛的な反撃です。三つ目の例では、相手があなたのことを批評しているといって相手を責めています。そして四つ目の対応は非難のように聞こえることから、相手を自己防衛的にしてしまうでしょう。そして最後の、「僕は今、ちょっと気まずい気持ちだよ」という対応は、「私は〜と感じる」という言い方です。なぜなら相手を攻撃することなく自分自身の気持ちを率直に表現しているからです。

もちろん、誰かに批判されたとき、ただ「私は〜と感じる」という言い方で答えるだけではすまないでしょう。それではあなたの対応はまったく意味のないものになってしまいます。武装解除法、思考の共感と感情の共感、それに質問技法が非常に重要になります。「私は〜と感じる」という言い方を用いると、あなたの気持ちが相手にとって脅迫的、あるいは動揺させるものと感じられます。そのために相手が自己防衛的になってしまうこともあるということを忘れないでください。相手が自己防衛的になったら、それは、あなたがあまりにも強硬に出すぎたか、あるいは相手がとりわけ傷つきやすく、心細く感じていて、あなたの話を聞くだけの心の準備ができていないことを示しています。ただちに対応を変える必要があるでしょう。自分の気持ちを表現しようとするのはやめて、再び三つの聞く技法を用いてください。武装解除法、思考の共感技法と感情の共感技法、質問技法です。そして、相手がリラックスし、あなたのことを再び信頼し始めたら、穏やかな態度で自分の気持ちを表現しようと試みればいいでしょう。

私は常に「私は〜と感じる」という言い方を穏やかにして用いるよう努めています。相手が動揺しているように思われるときには特にそうです。「相手を尊重する技法」については、次章で徹底的に取り上げることにしますが、これは薬を飲み込みやすくする砂糖のようなものです。相手を尊重する技法は、うまくいっていない人に対して肯定的な気持ちを表現することを意味します。たとえば、あなたは次のように言うことができます。「私は本当にこのことについて徹底的に話したいと思っているの、だってあなたのことが大好きなんだもの、それにあなたの友情は私にとってすごく大きな意味をもっているのよ」。また、緊張感が漂っているときにはいつでも、このような言い方をすれば謙虚な気持ちを伝えるのに役立つでしょう。

ジェドと妻のマージョリーを覚えていますか？　ジェドが仕事から帰宅すると、マージョリーはこう言います。「私ね、頭にきているの。あなたったら、また仕事帰りに飲んできたのね。あなたは私よりお酒を選ぶのね。たぶん、酔っ払ってソファに座って、一晩中、テレビのチャンネルを回しているんでしょう。しかもお酒臭い！　うんざりだわ」。

このときジェドは、こう言いました。「酔っ払いの方がまだましだよ。君は、氷みたいに温かくて、抱き締めたいくらいかわいいからね。君は何事にも性的興奮を覚えないんだ！」

ジェドは傷ついた気持ちでした。しかし、自分の気持ちを妻に打ち明ける代わりに、妻を攻撃したのです。「私は～と感じる」という言い方を組み入れ、もっと効果的な対応ができるでしょうか？　「効果的なコミュニケーションのための5つの秘訣」のどれを用いても結構ですが、「私は

～と感じる」という言い方を少なくともひとつは必ず含めるようにしてください。続きを読み進める前に、あなたの対応を紙に書き出してください。

▼ステップ5　望ましい対応
ジェドは次のように言うことができたでしょう。

君の言う通りだよ。僕は、仕事から帰る途中で実際飲みすぎてしまったね。だから君が怒るのも当然だ。僕はずっと欲求不満で、拒絶されたと感じてきたんだ、そして僕はそれについて徹底的に話さずに、君を避けてきてしまった。僕たちはだんだん離れていっているように感じて、それがつらいんだ、だって僕は君を失いたくないから。今、僕は傷つき、けなされた気持ちなんだ。そして君も、傷つき、腹を立て、拒絶されたように感じてきたみたいに聞こえる。そのことについて話し合えないかな？　これは僕にとってつらいことだけど、でも僕は君がどんな気持ちでいたのか、もっと知りたいんだよ。

ジェドが「望ましい対応」をすることで、マージョリーは、ジェドとより率直に結びつき、自分の気持ちについて話せるチャンスを得られるでしょう。私が提案した「望ましい対応」を、甘すぎる、と思う方もいらっしゃるかもしれません。あるいは、現実にはこんなやりとりをする人はいない、と思うかもしれません。そのように思われる方は、もっと自然な言い方になるよう修正していただいて結構です。自分の気持ちを共有するのに、唯一の正しい方法などありません。対人関係記録表のステップ5に取り組む際には、自分が快適に感じるようになるまで、好きなだけ何度でも対応を書き直してください。

うまくコミュニケーションを図れるようになるには、技が必要です。楽器を学ぶことにとてもよく似ています。「効果的なコミュニケーションのための5つの秘訣」は、ピアノの鍵盤のようなものです。椅子に腰かけ、ポンポンと鍵盤を叩くことなら、誰にでもできます。しかしそれではあまりよい音は鳴らないでしょう。練習し、努力してこそ、腕前が上達し、より美しい音楽を奏でるにはどうしたらいいかがわかるようになるのです。

自分の気持ちを率直に、直接的に表現することが重要であるということには、誰でも賛成するでしょう。しかし、実際に人と対立している最中に「私は～と感じる」という言い方を使うことにはほとんどの人が抵抗します。これには多くの理由があります。自分の気持ちを共有するのは不適切ではないか、と感じる人もいるでしょう。自分がまぬけに感じられる、あるいは自分のことばかり考えているように聞こえてしまうのではないか、と感じることもあるかもしれません。

正直なところ、こうした心配はあるでしょう。共感について述べた際に触れたことが、ここでも関係してきます。自分の気持ちを表現する方法は、それぞれの状況でさまざまに異なってくるのです。ビジネスの場では、自分の気持ちを表現するとき、控えめで、職業人らしいことばを用いた方がよいでしょう。たとえば、同僚との仲がうまくいっていないという場合には、自分は傷ついている、憤りを感じている、あるいは頭にきている、というのではなく、自分は不快に感じている、気まずい思いをしている、と言った方がよいでしょう。対照的に、夫や妻、息子や娘に話している場合には、あなたはもっと率直に、自然になった方がいいでしょう。

「心の読みすぎ」と呼ばれる考え方のために、「私は〜と感じる」という言い方を用いることに抵抗を示す人もいます。誰かが本当にあなたを愛し、あなたのことを気にかけているのなら、あなたが言わなくても、その人はあなたが何を求め、どのように感じているかがわかるはずである、と思うのでしょう。このような信念にはある種のロマンチックな魅力がありますから、こう信じる人は多いようです。また、そう考えれば、自分がどのように考え、感じているかを人に言わない、よい言い訳ができます。

私はかつてミーナという女性を治療しました。彼女は、性的な困難について訴えていました。ミーナの説明によれば、彼女はもう二十年以上、セックスの最中にオーガスムに到達しえないでいる、ということでした。夫のエイブは、それを自分のせいだと感じていました。彼は、身長が百六十五センチほどで、子どもの頃から運動が得意だったことは一度もありませんでした。それで、自分には妻を興奮させられるような男らしさがないのだと思っていたのです。これを補うために、彼はボディ・ビルディングを始めました。そして無我夢中でそれに取り組んだのです。何年か経て、彼は極めて強靭で、筋骨隆々になりました。そして実際、彼の年齢と体重の部門で地元の数多くのボディ・ビルディング競技会で優勝したのです。私はミーナに、このことはふたりの性生活に役立ったのかどうか尋ねました。実際にはますます問題を悪化させてしまった、と彼女は言いました。

　私はミーナに、どうしてセックスを楽しむことにそれほど困難を抱えているのか、と尋ねました。厳格で、宗教的な家庭で育ったため、セックスに罪悪感を抱いていたのでしょうか？　夫のセックスの仕方が上手ではなかったのでしょうか？　ミーナは、視線を落とし、恥ずかしそうに打ち明けました。毎回、エイブは、セックスを始めるたびに、彼女の乳首をつかみ、ぎゅっと握り締めるというのです。セックスが長くなれば長くなるほど、彼はますます強く握り締めるため、それは耐えがたいほどの痛みなのです。あまりにも強くつかむので、まるで万力で乳首を締められているようだ、と彼女は言いました。

　私は、どうして彼女がセックスにこれほど困っているのか、私は完全に理解できる、と言い、この問題に対して私は解決策さえもっているかもしれない、と彼女に話しました。彼女は元気を取り戻し、それは何かと尋ねました。

「あなたは今までにエイブと徹底的に話し合おうと、考えたことがありますか？　あなたは性的にどのようなことが好きで、どのようなことは好きでないか、彼に話してみてはいかがでしょう。

そうすれば彼があなたの乳首をぎゅっと握り締めたときに、それがどれほど痛いかを彼に知らせることができます。また、あなたはどのように触れられるのが好きかを彼に教えてあげてもいいでしょう。そうすれば、彼は、どうしたらもっとうまく愛せるようになるかわかるでしょうから、おそらくあなた方はおふたりとも、セックスをもっとずっと楽しめるようになるでしょう」。

ミーナは、たちまち腹を立て、言いました。「そんなことをする必要はないはずです！　二十年も経つのだからそろそろ彼もわかってもいいはずでしょう」。

ミーナは、自分がどのような気持ちでいるかを夫に話したくなかったのです。なぜなら夫が自分の気持ちをわかるはずであると思っていたからです。あるいは、ひょっとしたら彼女は、傷つき易く、親密になることを恐れていたのかもしれません。理想の世界でなら、私たちは自分が何を求めているか、あるいはどのように感じているかを人に話す必要がないかもしれません。こちらが言わなくても相手は敏感に感じ取り、理解してくれるでしょう。しかし実際には、あなたがどのように考え、感じているかは他人にはわかりません。このことを覚えておいてください。たとえどれほど相手があなたのことを愛していようともです。「私は〜と感じる」という言い方を用いた直接的なコミュニケーションは、ハリウッド映画のシーンと比べるとロマンチックでないと感じられるかもしれません。しかし、人があなたの心を読み取ってくれるのを待っているよりも、伝えるほうがはるかに効果的なのです！

第17章 相手を尊重する技法——「我―それ」関係と「我―汝」関係

相手を尊重する技法は、効果的なコミュニケーションのための秘訣の五つ目です。相手を尊重する技法は、自分がどれほど動揺していようとも、相手に対して肯定的な気持ちを表明するというものです。この技法についてはすでにたくさんの例をご紹介してきました。実際、これは優しさ、気づかい、尊敬に関わることなのです。誰かともっとよい関係をもちたいと求めるのならば、相手を尊重する技法は必須です。相手をけなしておきながら、あなたを愛してくれるよう相手に期待することはできません。そんなことは当たり前のように感じられるかもしれません。しかしときおり、私たちは、愛や尊敬を与えたくない、と思うことがあります。誰かと対立していて、傷つき、怒りを感じているときには特にそうです。

相手を尊重する技法は、二十世紀の神学者、マルティーン・ブーバーの研究に基づいています。ブーバーは、人間の関係のふたつのタイプを説明しました。「我―それ」関係と「我―汝」関係です。「我―それ」関係では、相手を操作されるべき物、つまり「それ」とみなします。相手を敵のように扱い、相手を攻撃すること、負かすこと、食い物にすることを求めます。たとえば、男性の中には、女性を使い捨てのセックス対象とみなす人もいます。一晩限りの情事の相手は、「我―それ」関係のよい例です。また、詐欺師や略奪者は、人間を、傷つけ、食い物にする対象とみなします。これも「我―それ」関係です。

先に、競争を求める考え方についてご説明しましたが、これも「我―それ」関係の一種であり、誰もがおちいりやすいものです。スポーツにおいて、競争というのは、健康的で、気分を高揚させてくれるものです。しかし、友人や同僚との仲がうまくいっていない場合、その同じ考え方が問題を引き起こす可能性があります。どちらか一方が勝利し他方は負けるのだ、という考えに、あなたの思考が支配されるようになることがあるのです。いうまでもなく、あなたは自分が勝者になろうとします。そして最終的に確実に相手が敗者となるようにしたいと望むのです。

「我―それ」の考え方が非常に魅惑的なのは、自分が正当化されるように感じられるからです。私たちは、自分が他人を見下して卑劣なやり方で相手を扱っているとき、心の中でこうつぶやきます。「私は正しいことをしている、あの人がされて当然のことをしているのよ。結局のところ、あの人は本当にまぬけなのだから！」。

「我―汝」関係は、正反対です。「我―汝」関係では、丁重に、敬意をもって相手を扱う道を選びます。たとえ、あなたとその相手が互いに不満を感じ、腹を立てていたとしても、親密で、よりよい関係を育みたいという願いを伝えるのです。

「我―それ」の考え方と「我―汝」の考え方はどちらも、自己達成予言として機能します。あなたが相手を見下し、手ひどく扱えば、相手も仕返しをしてきます。あなたが予測していた通りに煩わしく、敵対的に見えるようになります。対照的に、怒りを感じながらも、優しさと敬意をもって相手に接すれば、相手もほとんど必ずといっていいほど、あなたの気持ちと視点に対して、もっとずっと柔軟で、敏感に対応してくれるようになるでしょう。それでも、「我―汝」関係は、一般にはかなり不人気です。このような関係は、はるか昔に廃れてしまっているように思います。

人は、あらん限りの議論を尽くして、「我―それ」関係を正当化します。敬意をもって相手を扱うことなど決してできない、と言います。しかし、その真意は、「そうしたくない」または「そうすることは断る」です。なぜ自分が夫や妻、きょうだい、隣人、あるいはあの腹立たしい同僚を、敬意をもって扱う必要などないのか、長々と理由を並べ立てるかもしれません。

なかには、相手を尊重する技法を用いたくないという人もいます。インチキくさく聞こえるのを恐れているからです。これはもっともな心配でしょう。たいていの人は、インチキを見抜けるものです。しかし、相手を尊重する技法を用いるときに、インチキをして過度に優しいふりをする必要はありません。自分の気持ちを否定したり、抑えたりする必要もありません。インチキは、「効果的なコミュニケーションのための5つの秘訣」ではないのです。

たとえば、あなたは夫に腹を立てているとしましょう。あなたは途方もなく怒っています。なぜなら、あなた方はずっと言い争いをし、堂々巡りをしてきたすえに、彼があなたのことを忌々しいメギツネと呼んだからです。あなたは次のように、自分の怒りを、空々しく聞こえることなく、直接的ですが、敬意を込めた方法で表すことができます。

グレゴリー、私は今、すごく腹が立って、傷ついた気持ちよ。今にも爆発しそうなほどなのよ。実際、あなたの首を絞めてやりたいくらいの気分だわ。同時に、あなたが私に対してイライラしている気持ちもわかるの。私は本当にあなたのことを愛しているのよ。だからこんなふうにケンカをするのは、私もつらいの。このことについて話し合いましょう。あなたを苛立たせてしまった私の言動について、話してくれないかしら？

このように言うことで、あなたが腹を立てていることが非常に明確になります。自分がどのように感じているかについて、何ら割り引いて言ってもいませんし、偽ってもいません。しかしグレゴリーの自尊心を傷つけないよう注意しています。こうすれば彼はおそらく、あなたと言い争う必要を感じないでしょう。なぜならあなたが、彼に対して尊敬の念を伝え、彼を見くびったり、逃げ場がないほど追い詰めたりしなかったからです。

相手を尊重する技法に対する抵抗感

私が相手を尊重する技法について指導をすると、しばしば次のような趣旨のことを言う人がいます。「どうして私が妹を尊敬の念をもって扱わなくてはならないのですか？　妹は敵意むき出しのメギツネなんですよ。彼女のほうが、多少の敬意をもって私を扱うべきじゃないですか？」。その気持ちは私にもよくわかります。腹を立てているとき、自分が腹を立てている相手に対して肯定的な気持ちを示すことなど、おそらくしたくないでしょう。むしろ相手を叱りつけてやるほうが、はるかに満足した気持ちになるのではないでしょうか。

それでは次に、相手を尊重する技法を使いたくないという方のご意見をいくつかご紹介しましょう。

- 「私が彼に優しくしてやる必要などあるはずがありません。彼にはそんなことをしてもらう資格がないんですから」
- 「僕はすごく頭にきているんです、とてもじゃないですが彼女に親切にすることなどできません。」

●「彼のよいところなんて、まったく考えられません」

●「どうして僕が彼女に優しくしてやらなくちゃいけないんですか？　彼女は僕に対してこんな扱いをしてきたんですよ」

●「彼のよいところなんて、考えられません。彼は本当にまぬけなんですから」

結局のところ、私たちは皆、「我―それ」関係と「我―汝」関係のどちらかを選択しなくてはなりません。絶対に相手を尊重する技法を用いなくてはいけない、ということはありません。用いないことにすると決める人は多いです。しかし、「効果的なコミュニケーションのための5つの秘訣」のどれひとつとして、相手を尊重する技法なしで有効なものはないでしょう。対照的に、闘いの真っ最中に、嘘偽りのない心からの尊敬の念を伝えたとしたら、あなたの努力はもっとずっと効果的になるでしょう。

相手を尊重する技法というのは、特定のテクニックというよりも、ほとんど哲学といったほうがいいでしょう。それは、あなたが相手とのやり取りに持ち込み、相手に伝える精神であり、態度です。相手を尊重する技法を使い方は、いくつかあります。

●相手に心からの称賛の言葉を述べましょう。たとえば、相手のよいところ、あなたが本当に好きなところについてコメントしてみてください。

●たとえ今は、あなた方が互いに腹を立てていたり、意見が一致していなかったりするとしても、あなたは相手に好意を持っている、尊敬していることを相手に伝え、相手の友情を高く評価しましょう。

●相手に対して敬意を表し、失礼になったり傷つけたりすることのない言葉で、あなた自身の気持ちを表現しましょう。

●眉をひそめたり、両腕を組んだり、批判的に頭を振ったりするのではなく、相手に対して興味をもっており、心を開き、受け入れる用意があることを、態度で示すことで、温かみと気づかいを伝えることができます。

また、よりポジティブで好意的な観点から相手の動機を見直すこともできます。たとえば、友人と、宗教か、あるいは政治のことで言い争い、堂々巡りをしているとします。そしてあなたは、その友人が頑固だ、石頭だ、と感じているとしましょう。「君の言っていることは非合理的だよ、君が間違っている」とあなたが言ったら、相手は傷つけられたと感じ、ますます頑固になるでしょう。見下されてうれしい人など誰もいません。しかも相手は、非合理的なのはあなたのほうだ、と確信しているのです。

君は愚かだ、独断的だ、根性がひねくれている、などと強硬に主張する代わりに、相手は自分が正しいと信じていることを言う勇気をもっているという事実をあなたが尊敬していること、また、たとえあなた自身の考えは違っていても、相手の視点についてもっとよく理解したいと思っていることを、相手に伝えるとよいでしょう。そして、相手が自分自身について説明し始めたら、武装解除法を用いてください。そうすれば相手が言っていることに何らかの真実を見つけることができます。また、相手の気持ちを引き出すために質問技法を用いてもいいでしょう。これは、誠実に行えば相手の心を静める効果がありますから、相手はあなたの考えに対してもっとずっと心を開いてくれるでしょう。実際、相手はおそらく、自分は正当だと認められていると感じ、あなたが相手を尊重していることに気づいた瞬間に、言い争うのをやめるでしょう。

とはいえ、本当にまぬけな人を尊重する必要などあるのでしょうか？　正直に、相手がまったくの負け犬であり、まぬけであることを知らせるほうがいいのではないでしょうか？

数年前、私の愛犬のソルティが結腸癌と診断されました。さんざん家族で話し合い、涙したあと、腫瘍切除手術を受けさせることに決めました。しかしその手術では、完全に回復することはできませんでした。癌が広がっていき、かわいそうなソルティは、ますます排泄のコントロールが難しくなり、わが家のカーペットにほとんど毎日のようにしみをつけ始めました。私たち家族は、ソルティを寒いなか屋外に出しておくつもりはありませんでしたし、浴室に閉じ込めるつもりもありませんでした。私たちはソルティをとても愛していたからです。そのためカーペットは、どんどんひどい状態になっていきました。

ある日、近所のドラッグストアでのことです。私は、大きな、印象的な感じのカーペットクリーナーが貸し出されているのを見つけました。私は、そのクリーナーを一台借り、興奮してそれを車に積み込みました。カーペットクリーナーは非常に大きかったためフロント座席の後ろの小さな隙間に無理やり押し込まなければなりませんでした。バックミラーの視界は遮られてしまいました。私は、自動車を発進させてしまってから、後ろがまったく見えないことに気づいたのです。

道路を数ブロックいったところで、私は赤信号で止まり、何とかサイドミラーをもう少しうまく調整できないものかと試みていました。突然、大きな怒鳴り声が聞こえてきました。窓から身を乗り出してみると、巨大なトラックがすぐ後ろにいました。タイヤは巨大で運転台には大きなライトが取り付けられています。筋骨たくましい若者がふたり、窓から身を乗り出し、こぶしを振りながら、私に向かって叫んでいます。彼らは卑猥な言葉を用い、クラクションを鳴らして私を非難していました。

私は、背中に寒気が走るのを感じました。すぐに交差点を横切り、道路の脇に車を止め、彼らが私の車を追い越していけるようにしました。彼らは、怒鳴り、実に不快極まりない身ぶりをしながら轟音を発して通り過ぎていきました。ひとりは、ビールの空き缶を私の車めがけて投げ捨てました。明らかに酔っているようでした。

私は彼らのあとを追う形でついていかなければなりませんでした。なぜなら一車線しかなかったからです。一キロほど行くと交差点で、道路は二手に分かれていました。信号は赤でした。そのため私は、そのモンスタートラックの隣、右側に車を停めることになりました。

助手席に乗った若い男が車の窓から身を乗り出し、私を上から睨みつけました。彼の手にはビールの缶が握られていました。彼は今にも、再びののしり始めるか、さもなければ私にケンカを挑んできそうでした。私は「我―それ」関係と「我―汝」関係の相違について考えました。そして彼を見上げると、こう言ったのです。

先ほどの信号で私はあなた方の行く手を阻んでしまったことを謝罪したいと思いました。私は、このカーペットクリーナーをレンタルしてきたところです。というのも、わが家の犬のソルティが結腸癌で死にかけていて、カーペットを台なしにしてしまったからです。ご覧の通り、カーペットクリーナーは非常に大きいものですから、私には、あなた方の姿がバックミラーから見えなかったのです。明らかに、あなた方はお急ぎのようですから、私は本当に申し訳なく思っています。

彼は、おおいに謝罪し始めました。自分も犬を飼っていると言い、ビールはどうかと尋ねました。彼はひどく恥かしそうでした。もし仮に頼んでみたら、彼らはわが家に来て、カーペットを掃除するのを手伝ってくれたのではないかと思うほどでした。

それではここでもう一度、問題の質問、「相手が私のことをひどく、敵対的に扱っているのに、どうして私が尊敬をもって相手を扱わなくてはならないのでしょうか？」に戻ります。その答えは、あなたは誰に対しても敬意をもって扱う必要はない、です。あなたは自分の好きなように人に対応していいのです。それはまさに、あなたがどのような関係を望むか次第です。

トラックの若い男性は、私にケンカを売っていました。彼らは私がその誘いに乗るのを待っていました。私のプライドがかかっていましたから、それは魅力的でした。私は、自分を弁護し、彼らがいかにまぬけであるかを彼らに知らせなくてはならない気がしました。しかし、私が敬意をもって接し、謙遜さを示したところ、それによって私たちのやりとりは一転しました。逆説的ではありますが、これによってその場は私の支配するところとなったのです。もし私が強さを追及していたなら、私は彼らのゲームで踊らされ、おそらく私が負けていたのでしょう。私は、ケンカは得意ではありません！

効果的なコミュニケーションのための5つの秘訣は、いつもこのようにうまく機能するのでしょうか？　魔法のように？　もちろん違います。人生の問題をすべて解決してくれる魔法の呪文など、どこにもありません。

では、たいていはうまく機能するものなのでしょうか？　そうです、ただし、あなたが巧みに用いた場合に限ります。5つの秘訣の用い方がぎこちなかったり、嘘っぽかったり、あるいは人を操ろうとするようなやり方だったりしたら、あなたが求めているような結果は得られないでしょう。しかし、誠実に、相手に対する敬意を伝えたならば、驚くべき結果に到達できることが多いのです。

次にご紹介するエクササイズは、この技法をよりよく習得し、このテクニックに対する感謝の気持ちを育むのに役立つことでしょう。これから一週間、少なくとも二十五のほめことばを必ず言うようにしてください。ほめことばを言う相手には友人、ご家族、お店の店員、そして赤の他人も必ず含めるようにします。私はいつもこのエクササイズを実行しています。たとえば、つい今しがた、私は、わが家の銀行口座のことで電話をかける必要がありました。口座は、不正な人物がアクセスしようとしたために一時的に凍結されていたのです。結局、それは間違いだったことが明らかになりました。銀行の女性は、問題を説明し、見事にその誤解を解いてくれました。私は肩の荷が下り、その問題に対する彼女の専門的で、親身な対処の仕方に私がどれほど感謝しているかを伝えました。彼女は、興奮し、感謝しているようでした。彼女はおそらく一日中、本当に一生懸命に働きながらも、その大変な仕事に対してあまりほめことばや感謝のことばを聞くことはないのでしょう。たとえ相手が赤の他人であっても、何かよいことを言うと、いかにぱっと顔を輝かせることか、あなたは驚くことでしょう。

称賛、尊敬、気づかいの力

ときには、否定的な気持ちを表し、相手の気分を害するようなことを言わなくてはならないことがあります。相手を尊重する技法は、このような状況でも非常に貴重です。私たちは皆、称賛され尊敬されていると感じることを強く求めます。人に優しさをもって対処し、あなたのコメントが相手を決して傷つけたり辱めたりすることのないようにすれば、どのようなことであれ、そのことについて触れるだけですむでしょう。誰かを批評する必要があっても、同時に好意や尊敬の念を伝えたならば、その相手も、自己防衛的になってあなたのコメントを退けたり、あるいはあなたのことをまぬけと決めつけてしまいたくなる誘惑に駆られたりすることもさほどないでしょう。相手を尊重する技法というのは、実際には、エンパワーメント*の一形態です。なぜなら、それによって人は相手を受け容れやすくなり、あなたの話に耳を傾けてくれる可能性が高まるからです。

しかし、仲がうまくいっていない相手が、本当に胸が悪くなるような、あるいはうんざりするような人物であるとしたら、どうやって心からの好意と敬意を伝えたらいいのでしょうか？　誰かのことを我慢できず、その人物のよいところがどうしても見つからないように感じられる場合は、どうしたらいいのでしょうか？

ハンクは、私が今までに出会った中でも最も魅力に欠ける人物のひとりでした。彼は私の患者さんでしたから、このようなことを認めるのはばつが悪いのですが、実際そのように私には感じられたのです。ハンクは、筋骨たくましい、二十三歳の男性で、彼のご両親によって私のところに紹介されてきました。彼は、建築作業員として働き、ご両親と同居していました。ご両親は、彼が抑うつ状態で、孤独で、お酒を飲み過ぎると言いました。彼は一匹狼で、本当の友人はひとりもいませんでした。

ハンクが最初のセッションに姿を現したとき、私はあっけにとられてしまいました。彼はすっかりだらしのない格好で、尿臭を放っているようでした。さらにひどいことに、彼が診察室を出て行ったあと、彼が座っていた椅子は、尿の臭いがしたのです。その日のあとの患者さんたちは、診察室がひどく匂うことをそれとなくほのめかし、私は、おしっこ臭い匂いを放っているのは私だと思われてしまうのではないか、とやきもきしました。その匂いが消えるのに一週間かかりました。それから、ハンクは前週とちょうど同じようにだらしのない格好で匂いを放って、次のセッションに再び現れたのです。これが数週間続き、私の診察室は公衆便所のような匂いになってしまいました。

それだけでは十分ではないかのように、ハンクは、胸が悪くなるような話をするのです。たとえば、彼は、げらげらと笑って、彼と私がいっしょにぶらつき、酒を飲んで、女性を誘惑したら、さぞかし面白いだろうと私に話したものでした。彼は、セッションとセッションの間の心理療法のホームワークを一切、やってきませんでしたし、彼の症状にはまったく進歩が見られませんでした。

患者さんに対しては、可能な限り誠実で、心を開くことが重要であると、私は感じます。場に緊張が漂っていて、それを無視すると、事態は必ずよりいっそう悪くなります。しかし、彼がおしっこのような臭いを発しており、彼の近くにいることが耐えられないということを、私はいったいどのようにしてハンクに伝えたらいいのでしょうか？　いくら控えめに言っても、よい結果になるとは思えませんでした。そのため私はぐずぐずと先延ばしにし、事態がおのずと改善してくれるのを願ったのです。しかし、そうはなりませんでした。ハンクは、トイレのような匂いをぷんぷんさせ、その匂いにぴったりの汚い言葉を吐きながら、律儀に毎回セッションに姿を現したのです。

私は、この問題についてハンクと話し合う勇気を奮い起こそうと悪戦苦闘しました。しかし、彼を傷つけることなく、また彼をセラピーから脱落させることもないように、いったい私に何が言えるのでしょうか？　不安な気持ちのまま数週間が経ち、その後私は敢然と立ち上がりました。ハンクに向かって、力を振り絞って次のようなことを言ったのです。

＊訳注：「エンパワーメント」　本来自分のもっている能力や力が回復し、十分に発揮できるようになること。

ハンク、あなたに言わなくてはならないことがあります。このようなことを言うのは、私もつらいのです。なぜなら私は決してあなたを傷つけたくはないからです。でも、状況を変えたいので、試してみようと思います。私がこれから言うことは完全には正しくないかもしれません。間違っていたら申し訳ありません。私は、あなたがどれほどの頻度でお風呂に入っているのか、またご自身が時どき強い異臭を放っていることに気づいていらっしゃるのかさえも、私にはわかりません。あなたがお帰りになったあとでも家具に臭いが残っています。そのため私の患者さん方の中には、そのことについて文句をおっしゃる方もいるのです。私も困っています。

加えて、私たちがいっしょに出掛けて女性を誘惑したらさぞかし愉快だろうとあなたがおっしゃるとき、私がそれについてどのような気持ちでいるのかを、あなたは考慮なさったことがあるのだろうか、と思います。実際、私はその話題にひどく頭にきているのです。また、私は、あなたが心理療法のホームワークを一切していないことにも気づいています。あなたがここに来ている目的であるような進歩を私たちはしていないのではないか、と私は心配しています。

しかしその後、私は次のように考えるようになりました。実に興味深いことがふっと私の心に浮かんできたのです。いいですか、あなたは孤独感に苦しんでいる、そして私はあなたのことが好きです。しかし私は押しのけられたように感じ、セッションをひどく恐れています。おわかりでしょうか？　私は、このように考えたとき、興奮しました。なぜならそれは重要なことだと感じられたからです。あなたが私を押しのけてきたことをあなたは自覚しているのか、あなたがそうしたくてしているのか、私にはわかりません。

ぜひご理解いただきたいのですが、私は、あなたをに敬意をもっており、あなたといっしょに取り組める機会に感謝しています。それに私は、私たちが、あなたの人生を変えられるようなすばらしい取り組みをいっしょにできると確信しています。しかし、それと同時に、私は、自分がどのように感じているかをあなたに伝える必要があるようにも思うのです。そうすることで私たちは今の状況を変え、チームとしていっしょに取り組み始めることができるでしょう。

ハンクは、このメッセージを潔く受け入れました。取り乱した様子はまったく見られませんでした。とても驚いたことに、彼は、すっかり清潔になり、見かけもよくなって、次のセッションにやって来たのです。彼は初めて、心理療法のホームワークに一生懸命に取り組んできて、自分が助けを求めている問題をいくつか提示しました。自分が性的に欲求不満を抱えており、今まで一度もデートをしたことがないこと、女性にどのように話しかけたらいいかさえわからないことを告白しました。私は、セッションを心待ちにするようになりました。私たちがいっしょに取り組むワークは、はるかに実りの多いものとなりました。私は実際、ハンクのことが好きになり、私たちのワークをいっしょに非常に楽しんだのです。

いったい何が状況を一転させたのでしょうか？　私が自分の否定的な気持ちを、敵意のない、直接的で敬意を込めた方法で伝えたとき、ハンクは、自分が気づかわれていると感じました。私は相手を尊重する技法も用い、自分が彼に対して肯定的な敬意を抱いていることをとても明確にしました。私のコメントは、嘘偽りのない、心からのものでした。ハンクには、私が偽りのほめことばを言っているだけではないことがわかったのです。ほとんどの人が彼を、嫌気がさすような社会ののけ者であり、負け犬であるとみなしました。そのため彼は、皆が自分に期待した役割を演じていただけでした。私が丁重に自分の気持ちを表現したとき、彼には、私が彼を批評するつもりも、拒絶するつもりもないことがわかったのです。私たちは皆、受け容れられたいと望む、深い欲求をもっています。ハンクも例外ではなかったのです。

第18章 5つの秘訣を統合する：よくある対人関係問題の解決策

さて、「効果的なコミュニケーションのための5つの秘訣」について多少なりとも理解していただけたでしょうから、ここからは、私たちがほぼ毎日遭遇している、さまざまな対人関係の問題を解決するために、これらのテクニックを活用していくことにしましょう。おそらくあなたにも、いつも文句を言うくせに、あなたの役立つアドバイスにどうしても耳を傾けようとしない友人がいるのではないでしょうか？　あるいは、我の強い同僚、それとも頑固で不精で、家事をしようとしないご主人、いつも自分の思い通りにしないと気が済まない家族、それとも、あなたのことを容赦なく批判する、嫉妬深い姉妹かもしれません。こうした状況のすべてで、効果的なコミュニケーションのための5つの秘訣は、非常に有効に機能するでしょう。しかし、特定の種類の問題に対処する際に、問題の種類によっては、ある特定のテクニックが特に役立つ場合もあります。

しかし、あなたの対人関係問題のすべてを解決してくれる、簡単な魔法や秘密の仕掛けなどはありません。何が特効薬となるかは、状況によってさまざまに違います。対人関係記録表を用いれば、あなたは、相手が誰であれ、どのような対立であれ、その対立を実際的に分析し、解決するための、強力で、柔軟で、そして体系的な方法を手に入れられるのです。必ず、うまくいかなかった、あるひとつの具体的なやり取りから始めてください。相手があなたに言ったことをひとつと、その次にあなたが言ったことをそのまま正確に書き出してください。その例を皮切りに、他のやり取りについても解決できるようになるでしょう。

本章では、多くの問題について、対人関係記録表を用いた具体例を示しています。本章を読み進めながら、いっしょに対人関係記録表を完成させていきましょう。ステップ5に取り組む際には、「効果的なコミュニケーションのための5つの秘訣」を用いて、より効果的な対応を書き出すようにしてください。各文の後の（　）に、どのテクニックを用いたのかを、書いてください。ひとつに限らず、複数のテクニックを自由に使ってくださって結構です。皆さんが各エクササイズを終えたら、私の考えをお話しし、もし私がその状況にいたら何と言ったと考えられるかをお伝えすることにします。

筆記エクササイズは必ず行ってください。あなたが自分自身の対人関係問題に取り組む際に、この練習は、非常に貴重なものとなるでしょう。

不満ばかり言う人への対処法

不満が多い人に対処するときに、人が必ずといっていいほど犯す誤りがいくつかあります。不満ばかり言っている人に、アドバイスを与えたり、助けたり励ましたりしようとしてしまうのです。こういったやり方は、失敗する運命にあります。不満を言う人は、ただ不満を訴え続けるだけでしょう。なぜだかわかりますか？　不満を訴える人たちというのは、通常、アドバイスも手助けも求めていません。快く肯定してもらいたいというわけでもありません。自分が不満を訴えている問題を解決してほしいとあなたに頼んでいるのではありません。たいていの場合、ただ、あなたに話を聞いてほしいだけなのです。自分が言っていることを理解してほしい、自分がどのように感じているかを受け容れてほしい、そして自分の不満には真実があると同意してほしい、彼らはそうあなたに求めているのです。また、自分が誰かから大事にされていると感じたいとも思っています。だからこそ、不満ばかり言っている人に対処するときには、武装解除法、思考の共感技法と感情の共感技法、相手を尊重する技法が非常に重要となります。これらのテクニックは、魔法のようにうまく機能します。これらを巧みに用いれば、不満ばかり言っていた人も、ほとんど即座に不満を口にしなくなるでしょう。なぜならその人は、誰かがやっと自分の話を聞いてくれている、というように感じるだろうからです。とはいえ、そのような対応をできるようになるためには、修行が必要です！

トレーシーという女性が私にこんな話をしてくれました。彼女は、高齢の父親と疎遠で、他のきょうだいたちも同じ状態にあるということでした。彼女の父親は、もう何年も人とかかわることなくひとりでいるのです。トレーシーは、父の日に義務感から彼に電話をしました。調子はどう、と彼女が尋ねると、彼は「歳をとってしまったもんだ」と言いました。トレーシーは、罪悪感に駆られ、自分が自己防衛的になるのを感じましたが、「みんなそうなんじゃない？」と陽気に答えました。父親は「だが、同年代が死んでしまう歳になってしまったんだ」と答えました。

トレーシーは、腹が立つのを感じました。なぜなら彼女は、父親が実際にはすこぶる健康であることを知っていたからです。彼女の説明によると、ふたりの会話はいつもこのような具合であり、この例を見れば、なぜ彼女が彼を避けるのか完璧にわかる、ということでした。彼女は、父親と話をするたびに、不安や罪悪感に駆られ、彼のひきりなしの不平不満に引き込まれていくのが嫌で嫌でたまらなかったのです。

ふたりのやり取りを詳しく検討してみましょう。トレーシーが父親に、調子はどう、と尋ねたとき、彼は「歳をとってしまったもんだ」と言いました。それに対し、彼女は「みんなそうなんじゃない？」と答えています。トレーシーの対応がよいコミュニケーションの例だと思いますか？　それとも悪いコミュニケーションの例だと思うでしょうか？

トレーシーの対応が悪いコミュニケーションの例であることは、容易に理解できます。なぜなら、彼女は、父親がどのように感じているかを認めていませんし、自分自身の感情も表現していないからです。しかも父親に対する尊敬の念も伝えていません。彼女の対応が引き起こす結果も明らかです。彼女のコメントがさらに別の不平不満の引き金となります。なぜなら彼女が父親の話に耳を傾けていないからです。彼女が父親を突き放してしまったからこそ、彼は「同年代が死んでしまう歳になってしまったんだ」と言って、トレーシーに対して、自分の言い分を聞いてほしいという要求をさらに強く示したのです。

「効果的なコミュニケーションのための5つの秘訣」（169ページ）を用い、もっと効果的な対応を考えられますか？　トレーシーは、父親が「歳をとってしまったもんだ」と言ったとき、どのように言うことができたでしょうか？　先を読み進める前に、紙にあなたの対応を書き出してください。文の最後にあなたが使用したテクニックの名称を忘れずに書いてください。

▼ステップ5　望ましい対応

次に示すのは、トレーシーが対人関係記録表のステップ5に取り組んだ際に打ち出した案です。

お父さん、お父さんの言う通りね。〈武装解除法〉　お父さんは、だんだん歳をとってきているわ、確かにそうよね、そのように感じるのでは、ちっとも楽しくないわよね。〈思考の共感技法・武装解除法・感情の共感技法〉　体調が思わしくないとお父さんが感じていることを聞いて、私もびっくりしているの。〈「私は～と感じる」という言い方・相手を尊重する技法〉　お父さんは、最近何か健康に問題があるの？〈質問技法〉　最近、身体がつらかったことがあったのかしら？〈質問技法〉

このあと、父親が次に何を言おうとも、武装解除法を必ず含めるようにして、同様の方向性で対応するとよいでしょう。たとえば、父親が「ああ、関節炎がまた痛み出すんだよ、でも医者はちっとも話を聞いてくれないいんだ。年老いた貧しい患者のことなど、医者は、一刻も早く診察室から追い出そうということしか頭にないみたいなんだよ」と言ったとします。トレーシーは次に何と言ったらいいでしょうか？

ひとつ、アプローチを挙げてみましょう。

お父さん、お父さんがどうして不幸に感じているのか、私にもわかるわ。〈感情の共感技法・武装解除法〉　関節炎は、ひどく痛むものね、それに医者っていうのは、本当にまったく無神経なことがあるのよ、患者が歳をとっていて貧しかったりすると特にそうだわ。〈思考の共感技法・武装解除法・感情の共感技法〉　医者がちゃんと時間をかけて患者を助けようとせず、さっさと診察室から追い出そうとするときというのは、欲求不満に駆られるものよね。〔感情の共感技法・武装解除法〕　お父さんが頭にくるのもまったく当然よ。〔武装解除法・感情の共感技法〕

私たちは、もし不満を訴える人の言い分に真実を見つけてしまったら、それこそ堰《せき》を切ったようにますます多くの不平不満があふれ出すのではないかと恐れています。実はこれは反対です。武装解除法をうまく使えば、それまで不満を訴えていた人も、ほとんど必ずといっていいほど不満を訴えるのをやめます。それは、あなたが話を聞いてくれていると、その人が感じるからでしょう。

私はしばしば、ワークショップで、この現象をロールプレイング（役割演習）を使って実証します。希望者に、不満を言う役になってもらい、ありとあらゆる種類の不平不満を声に出して訴えてもらいます。「誰も私のことなんか愛してくれない」「人生なんて、嫌気がさす」といったようにです。不満をひとつ言うたびに、私は、その人が今しがた言ったことに実際に何らかの真実を見つけます。あなたもお友達に対してこのエクササイズを試してみてください。すると、相手は出鼻をくじかれ、不満を訴え続けたいという気持ちが一切、消えてしまうことがわかるでしょう。魔法のようです。

例をひとつご紹介します。

不満ばかり言う人：誰も私のことなんか愛してくれない！
あなた：あなたがそう思うのも無理ないわ、あなたはもっと愛されていいはずだもの。〔武装解除法・相手を尊重する技法〕
不満ばかり言う人：私の夫は、私と出掛けるよりもインターネットサーフィンをしている時間のほうが長いのよ。たぶんポルノサイトを見ているんだと思うの。
あなた：その点も、あなたの言う通りかもしれないわね。〔武装解除法〕　多くの男性が、ポルノサイトの中毒になって、奥さんのことを無視しているもの。〔武装解除法〕　さぞかし腹が立つに違いないわ。〔感情の共感技法〕
不満ばかり言う人：私、痔が痛むの。
あなた：それは大変！〔感情の共感技法〕　痔というのは、お尻の穴が痛いんでしょう。〔武装解除法〕
不満ばかり言う人：プレパレーションH（痔の痛みや炎症を和らげる薬）を試してみたんだけど、効かないのよ。
あなた：評判とは大違いね。〔武装解除法〕
これこそまさに、目から鱗です。あなたが不満を訴える役を演じたとき、相手が武装解除法を巧みに利用し、あなたに心から同調すると、不満を訴え続けることは実質的に不可能であることがわかるでしょう。

このアプローチを行うことで、あなたのコミュニケーションの図り方と、不満ばかり言う人に対するの考え方は根本的に変わるかもしれません。不満を言う人は、まるであなたに対して何かを要求しているように感じられ、それであなたは憤りや欲求不満、罪悪感に駆られ、パニック状態になるのではないでしょうか？　だからあなたは、その人が口を閉じ、不満を訴えるのをやめてくれることを願って、助けたり、元気づけたり、アドバイスをしたりしようとするのでしょう。しかしこれはまったくうまくいきません。このとき実は、あなたも同様に、彼らに対して要求をしているのです。あなたのよきアドバイスに耳を傾け、そんなにどうしようもなく否定的にならないでほしい、と彼らに求めているのです。これでは、闘いを存続させてしまいます。あなた方は勢力争いに陥ります。そしてどちらも自分が求めるものを得られていないため、ふたりともが欲求不満に感じることになるのです。

不平不満ばかり言っている人というのは、通常、アドバイスを求めているわけでも、助けを求めているわけでもないということを理解したとたん、解決は簡単になります。たいていの場合、彼らはただ話を聞いてもらいたいだけです。彼らを気づかい、彼らの不満になにがしかの真実を見つけてほしいだけなのです。あなたがこれを実行すれば、九九パーセントの確率で、彼らは不満を口にしなくなるでしょう。これは意外なことに思われるでしょう。あなたは、不満を訴えている人に自分が何も与えていないように感じているかもしれませんが、実際にはまさしく相手がずっと求めていたことを与えることになるのです――正当と認められ、気づかわれているという気持ちです。

自己愛的な人への対処法

我の強い人というのは、極めて付き合いづらいものです。要求がましく、傷つきやすく、自己中心的で、敵対的なこともあります。自分のことを自慢し、他の人をけなします。メンタルヘルスの専門家は、このような人格特性をもつ人を「自己愛的」といったりします。自己愛的な人にはいくつかの特徴があります。

- お世辞をしきりに求める。
- 自分が他人よりも優れていると感じている。
- 簡単に傷つき、批判や不義理、無礼に耐えられない。
- 信じられないほどに欲求がましく、自分自身の目的のために他人を利用する。
- たいてい魅力的で、カリスマ的であり、自分のたくらみに人を誘い入れるすべを心得ている。

やりとりの秘訣を心得てさえいれば、実際には、自己愛的な人ほど付き合いやすい相手はいないでしょう。事実、彼らはほとんどすぐにこちらのいいなりになります。ただし、あなたがその秘訣を心得ていれば、です。それにはどうしたらいいのでしょうか？　自己愛的な人に対処するにあたっては、効果的なコミュニケーションのための5つの秘訣のすべてが有効となりうるでしょうが、なかでも相手を尊重する技法が重要な鍵となります。相手を尊重する技法に対して、自己愛的な人は絶対的に弱いのです。なぜなら彼らは、お世辞を渇望していますから、たちまちあなたの呪文にかかってしまうでしょう。

ほとんどの場合、心からの賛辞を思いつくことは可能です。私たちは誰でも、優れた性質を――悪い性質と併せて――もっているものですし、自己愛的な人というのは多くの場合、とても才能があったり、成功していたり、ということが多いのです。そのため彼らについて言うべき何かポジディブなことを見つけるのはたいてい簡単なのです。

私は、最近、ダラスのメンタルヘルスの専門家グループ向け、親密な関係を築くためのワークショップを実施しました。ところが、参加者のひとりの、ある精神科医とぶつかってしまったのです。その精神科医は、名前をレジーといい、かなり強烈な自己愛的傾向の持ち主のようでした。彼は、人びとの関心と、場の支配権をめぐって、私にライバル心を抱いているようでした。各部が終わり質疑応答の時間になるたびに、レジーがいやに熱心に手を上げたため、私は、まるで彼を当てなくてはならない義務があるかのような気持ちに襲われたほどでした。そして彼は、質問をする代わりに、先の部の最中に私が犯した何らかの過ちについてコメントをするのでした。たとえば次のようなことを言いました。「あなたは何よりも重要な問題を完全に見逃しています。その問題とは、恥です。恥の問題に対処しなければ、困難な対人関係を抱える人たちと取り組むことなど、まったく不可能です。にもかかわらず、あなたは恥辱について触れさえしませんでした！」。

私は、レジーと言い争うことに何の意味もないことに気づきました。そこで自分が説いていることを実行してみることにしたのです。私は、彼が私を批判するたびに、相手を尊重する技法と武装解除法をふんだんに使って彼に対応しました。たとえば、私はこう言ったのです。「レジーさん、あなたのおっしゃることはまったくその通りです。恥辱というのは、おそらく親密な対人関係の最大の障害のひとつでしょう。あなたがその問題を提起してくださったことに感謝します。先の部で私は確かに、それに触れるべきでした。恥辱の有害な役割を強調しない対人対立理論は、何であれ、重要な要点を見逃しています」。

するとレジーは、渋々静かになったものの、それも次の質疑応答までで、質疑応答の時間になるとまたまったく同じことをしたのでした。彼がその場の全員から称賛されたがっており、自分が真のエキスパートであると思われたがっていることは明らかでした。そのため私は、彼が私を攻撃するたびに、ひたすら相手を尊重する技法と武装解除法、相手を尊重する技法と武装解除法を行い続けたのです。私は、彼の敵対者ではなく、味方の役を演じようと努めました。しかし彼は消してガードをゆるめようとしませんでした。

最後に、私は出席者に、このワークショップで学んだことと、このワークショップが職業上、また個人的にも各々にとってどのような意味があったかについてコメントを求めました。出席者は、ひとりずつ立ち上がり、ワークショップの最中に経験し、学んだことについて発表しました。参加者の多くは、目に涙を浮かべ、感動的な感謝を述べてくれました。

またしてもレジーが熱心に手を挙げていました。私は「ああ、彼は、最初から最後まで水を差すんだ」と思い、彼を当てながら心が沈みました。

レジーは立ち上がると、ちょっとの間、何も言いませんでした。必死に自分の気持ちを落ちつけようとしているように見えました。部屋は、静まり返っていました。そしてついに、柔らかな声で次のように言いました。

皆さんの中には、私がワークショップの最中に、スタンドプレーをしているように思われた方もいらっしゃったかもしれません。このようなことを申し上げるのは、私もつらいのですが、私は自分の全生涯を通じて自己愛的なところに苦しんできました。自分が正しくなければならない、といつも感じてしまうのです。だから他の人よりも自分が優れているかのように振舞ってしまうのです。結局、事実上すべての人と争うことになってしまいます。私は、対人関係の専門家として自分を売り込んでいますが、三回も離婚しています。実をいいますと、私はとてもさみしがり屋なのです。でもいつも、とても恥ずかしくて、それを認めることができませんでした。だからバーンズ先生にも、そして他の皆さん全員にも知っていただきたいのですが、これは私が今まで出席した中で最高のワークショップでした。私は、あなたにいくら感謝してもし足りません。この経験は私の人生を変えたのです。

話をしながら、彼の頬には涙がこぼれ落ちていました。ワークショップのあと、レジーは私のほうへと近づいてくると、二、三分、話をする時間はないだろうか、と尋ねました。私は別に急いでいませんでしたから、私たちは一時間近く、話をしました。その会話は、極めて有益でした。ときに、最大の敵が、姿を変え、最大の味方だったことが明らかになることがあるのです。

練習してみましょう。私のご近所のある方は、ときおり、メリンダという女性と出くわします。メリンダは、私のご近所の方をイライラさせるのです。メリンダのご主人と娘さんは、一九九〇年代のインターネットブームの時代に巨額の富を築きました。私のご近所の方は、彼女に会うのをひどく恐れています。というのも、メリンダは自分自身や自分の家族を自慢してばかりで、他の人のことは誰にもまったく興味を示さないからです。そのご近所の方は次のように説明します。「メリンダは、手に負えません。彼女は自慢をどうしてもやめようとしないんです。いつも『私、私、私』なんです。もし私の夫が百万ドルを儲けたら、彼女は自分の夫が二千万ドル儲けたばかりだということを私に思い出させずにはいられないんです。あんな人にいったいどう対処したらいいのか、私にはわかりません。私は彼女を避けたいのですが、私たちは同じボランティアグループのメンバーなんです。私たちは、メンバーの誕生日にいつも集まるのです。だから、私は、彼女とつきあわざるをえないのです」。

メリンダと出くわし、調子はどうかと尋ねなくてはいけない義務感に駆られると想像してください。メリンダは次のように言います。

あら、すべて絶好調よ、いつも通りよ！　幸運が長続きしますように！　チャドは、ハーバードをクラス首席で卒業したのよ、そうはいってもわが家の子どもたちは全員、クラスで一番だったの、だからそれほど驚きではなかったわ、つまりね、そういうことなの。それにね、もちろん私は、娘のベッツィーのことでもとても満足しているのよ、だって彼女は新興会社を設立し、その会社が二十億ドルで売れたばかりの。ああ、どうしましょう！　彼女は、そんな大金をいったいどうしたらいいのか、まったくわかっていないのよ。あなた、この話、お聞きになったかしら、ベッツィーは来週『タイム』の表紙に載ることになっているんですよ。それにもちろん、わが家の末っ子のウェインは、ついこの間、オリンピックの出場が決まったところなの。ああ、ところで、あなたの息子さんはどう、調子は?――ええっと、どこだったかしら、息子さんが出願していた大学は?　地元の短大でしたっけ?　ボーイスカウトで本当によく頑張っていたお子さんじゃないの?

あなたならメリンダにどのように対応するか、少し考えてみてください。5つの秘訣はどれも役立ちますが、自己愛的な人に対処するときには相手を尊重する技法が最も有効なテクニックとなるだろうことを覚えておいてください。先を読み進める前に、紙にあなたの答えを書いてください。あなたが利用したテクニックの名前も、各文の後の〔　〕に書き入れてください。

▼ステップ5　望ましい対応

有効に機能しそうなアプローチは二種類あります。どちらを選択するかは、あなたがメリンダとの関係で何を求めているかによるでしょう。メリンダと友好的で、親しい関係を築きたいという願望がさらさらないのならば、次のような方向性の対応でおそらく十分でしょう。

ねえ、メリンダ、あなたのお子さんたちがそんなに信じられないほど才能があって成功していると聞いても、私はちっとも驚かないわ。〔相手を尊重する技法〕　だって、結局のところ皆とても素晴らしい遺伝子を受け継いでいらっしゃるんですもの、ねえ、そうでしょう？〔相手を尊重する技法・質問技法〕　あなたがお子さんたちを誇りに思うのも当然ね。〔相手を尊重する技法〕

このようなことを言ったら、メリンダは喜び、あなたをすばらしい人だと思うでしょう。なぜならあなたは、彼女が渇望している称賛を与えることになるからです。

このアプローチは、不正直な、あるいはうわべだけのものに感じられるかもしれません。それについては、その通りですから、私は喜んですぐにでも根本的に異なるアプローチをご紹介します。しかし、私たちはなにも、誰に対しても生真面目に心を開く必要はないと私は思います。それに、誰とでも親しくなろうと努めることに意味があるとも思いません。誰かが信じ難いほどに自己愛的で、自己にとらわれ過ぎているように感じられるときには、私はたいていの場合、ただ相手を尊重する技法を使うだけで、その人と親密な関係を追求しようとはしません。これはたいていうまくいきますし、私は、それほど大きなストレスと憤りを感じなくてすみます。

その一方で、もしメリンダと、もっと有意義な関係を育みたいと望むのならば、その場合は、どちらかというと次のような方向性の対応をするとよいでしょう。

メリンダ、私はあなたやとご家族の皆さんがどれほどすばらしい達成をなさったかを聞いて、いつも驚いているのよ。〈相手を尊重する技法〉　あなたは本当にすばらしい人ね、絶対私には及びもつかないわ。〈相手を尊重する技法・「私は〜と感じる」という言い方〉　でもね、ひとつ、私が煩わしく思ってきたことがあるの、友達としてそれについてあなたと話をしたかったの。〈相手を尊重する技法・「私は〜と感じる」という言い方〉

ときどき、私、あなたのことを知ろうとあまりよくやってこなかったように感じることがあるの。〈「私は〜と感じる」という言い方〉　実際、ときどき、私たちはある種の競争に夢中になってしまっているように感じられることがあるわ、誰の夫が最もお金を稼いでいるかとか、誰の子どもがいちばん優秀か、といったようなことについてね。〈「私は〜と感じる」という言い方〉　それが私を煩わせるのよ、ひょっとしてあなたもそのことに気づいているんじゃないかしら？〈「私は〜と感じる」という言い方・質問技法〉　これについてはたぶん私がいけなかったのよね。〈武装解除法〉　おそらく私は、あなたを何か感心させようとしてきたのかもしれない、だってあなたの達成ったら、素晴らしいんだもの。〈相手を尊重する技法・「私は〜と感じる」という言い方〉　もしそうなら、私、あなたに謝らなければならないわ。〈相手を尊重する技法〉　どれほど気まずく感じられるか、あなたは感じたことあるかしら？〈質問技法〉

この対応では、競って勝利しようとするのではなく、自分の気持ちを共有し、自己防衛的になららない姿勢で接しています。また、相手を尊重する技法をふんだんに利用してもいます。メリンダに、自分は特別である、と感じさせてあげれば、彼女はずっと容易に、自分の防衛を低め、心を開いて打ち明けられるようになるでしょう。この方略がうまくいくという保証はありません。しかし、試してみる価値は絶対にあります。メリンダが、その見かけとは裏腹に、実際には孤独で、虚しく感じていることが明らかになったら、あるいは、私たちとまったく同様に、ときどき不安に駆られていることが明らかになったらどうでしょうか、あなたは驚くかもしれません。

それでもなおメリンダが人を不快にさせるようなら、あなたは自分が優位に立ったことがわかるでしょう。あなたは、尊敬の念を伝え、より友好的で、より有意義な関係を発達させようと彼女に誘いかけたのです。その誘いを受け入れるかどうかは、彼女が決めるべきことでしょう。

これでもう、自己愛的な人に対処する秘訣がおわかりになったでしょう。これだけです。相手を尊重する技法は容易ですし、非常に有効です。しかしこのアプローチにはよくない面もあります。自己愛的な人との関係について、期待を徹底的に低めなくてはならないことがあるのです。なぜならその人はあなたを愛したり、あなたに対する心からの関心を表現するだけの能力をどうしても育めないかもしれないからです。あなたがさらに多くを望み続けたとしても、結局、絶望感を感じ続けるはめになりかねません。

このように考えるのは悲しいと思われる方は、何事にも二つの面があることを思い出してください。自己愛的な人に対する期待を低め、木石の心を動かそうとするのをやめれば、自分の時間とエネルギーを、あなたが求め、必要とするものをあなたに与えてくれるだろう人に費やすことができるのです。

怠惰で頑固な人への対処

次にご紹介するのは、私がよく耳にする不満です。「私の夫は、家のことをちっとも手伝ってくれないんです。どうして彼はあんなに怠慢で、頑固なのでしょう?」。この問題はあまりにもありふれているため、決まり文句のように聞こえるほどです。しかし、これは多くのご夫婦にとって非常に大きな問題です。奥様は私にこうおっしゃいます。「夫は、キャブレター（エンジンの装置のひとつ）を組み立て直すことだってできるくせに、掃除機の使い方がわからないんですよ!」。こういった例は挙げていったらきりがありません。

二年前に、私は、ジュエルという名前の魅力的なビジネスウーマンの治療をしました。彼女は、ボーイフレンドのラシードと婚約すべきかどうかについて困惑していました。彼女は自分の選択肢をきちんと整理したあと、ラシードとの関係を清算する決意をし、途方もなく大きな安心を感じました。しかし六カ月後、ふたりは再び付き合い始めました。ジュエルは、彼が自分にとっての本当に「ただひとりの人」であると心に決めました。そして彼らは結婚したのです。二年経って、ジュエルは再び私に連絡をしてきました。彼女は最初の子どもを妊娠中で、妊娠七カ月だったのですが、自分の結婚生活について心配していました。彼女は、自分たちに何か深刻な問題があるとは思っていませんでしたが、ラシードに対してますます苛立つようになっていると感じていたのです。不満のひとつは、家のことを手伝ってくれるよう頼むといつでも、ラシードが頑固で非協力的に感じられるということでした。彼女がどのように問題を説明したのかを見てみることにしましょう。

私はラシードを愛しています。でも、最近、彼に腹が立つんです。実をいうと、私は自分がとてもラッキーで、彼はすばらしい男性だということはわかっているんですけど、でも、私は、必ずしもいつも、自分が彼に求めているものを得られるわけではないのです。すごく頭にきて、口を閉ざしてしまい、コミュニケーションを取るのをやめてしまうこともあります。目が覚めると、自分が夫を虐待しているように感じる日もあります。彼がイースター（復活祭）のポテト料理を私のやり方で作りたがらなかったのに腹が立ったという、ただそれだけの理由で、私は昨日丸一日を台なしにしてしまいました。すごい挫折感に駆られて、シャワーを浴びずにはいられませんでした。どうして私は、ひとつ、くだらないちっぽけなことがあったぐらいで、丸一日私たちの関係を台なしにしてしまうんでしょう？

ラシードがポテト料理を作っているとき、彼女は、フードプロセッサーを使うといいかもしれないわ、と優しく提案しました。それから十分後に彼女がキッチンに戻ってきたとき、ラシードは、キャビネットからフードプロセッサーを取り出してさえいませんでした。彼女は再度それに触れたのですが、彼は無視しました。十分後に再び、どうしているか確認しようと戻って来て、フードプロセッサーがテーブルにのっているのが見えたとき、彼女は「あなた、やっと、フードプロセッサーを出したのね！」と言いました。ラシードは「でしゃばるのはよしてくれ！　放っておいてくれ！」と答えました。そのときジュエルは、「私は、こうしたらもうちょっとやりやすくなるんじゃないかな、ってことを提案しているのよ、なのにあなたにはそれが煩わしいっていうの？」と尋ねました。ラシードは「君は、自分のしていることに集中していればいいんだよ、ポテトは僕が作るからさ」と答えました。ジュエルは、怒って勢いよく出て行ってしまいました。

ジュエルはまた、ラシードが自分の望むほどは愛情表情をしないことも、心配していました。たとえば、彼女がラシードに、赤ちゃんがお腹を蹴るのがわかるからお腹に手をあててみて、と言っても、いつも彼は気が乗らないようでした。彼女は次のように言いました。

私はずっと苛立たしく感じてきたんです。だってラシードったら、超音波写真もざっと見ただけでそれ以上は関心がないんです。昨晩、赤ちゃんがお腹のなかで大暴れしていたんです。私はソファに横になっていて、どうしても彼に赤ちゃんを感じてもらいたくてたまりませんでした。だから「ほら、あなたもこれを感じなきゃだめよ」って言ったんです。彼は、私のお腹に本当にさっと手を置いただけで「ああ、ほんとだ！」と言って、すぐにその手を引っ込めてしまったんです。そのあと、彼はさっさとテレビを観に戻ってしまいました。

彼の手が置かれていた二秒の間に赤ちゃんが動いていなかったことを、私は知っ、、、ています。それが私をイライラさせるんです。だって彼は、私を抱き締め、両腕を回したり、私のお腹を触ったりなんて一度もないんですから。他の男性だって通りで私のほうに近寄ってきて、そうするんですよ、なのに私のラシードはしないんです。彼は、親しく身体を触れ合わせるときにはいつも、腕を伸ばしたくらいの距離を置いて少し離れているんです。私は母が、人は変わらないものよ、と警告したときに、私は母の言うことに耳を傾けておくべきだったんです！

私たちの多くは、自分の夫や妻はどのような人だろうか、とわくわくし、ロマンチックな考えを抱きながら、結婚生活に入ります。相手が、自分が期待していたような人ではないことを発見したとき、あなたには選択肢があります。相手を変えようと試みることもできるでしょうし、相手をあるがままに受け容れることも可能です。誰かを変えようと試みることが決してうまくいかないことは、すでにお話ししてきました。かといって、相手を受け容れてしまうというのでは、二番手で手を打つことのように感じられます。相手が変わらない限り、自分は決して幸せになることも、満足することもできないと、あなたは感じるかもしれません。しかしあなたが相手を変えようと懸命になればなるほど、ますます相手は頑として譲らず、抵抗します。そのため結局あなた方はふたりとも欲求不満と失望に駆られることになるのです。

私はジュエルに、少々支配的な傾向があるのではないか、そしてその傾向が火に油を注いでいるのではないか、と尋ねました。「先生のおっしゃる通りです、私は完全に支配的です。でも気づいたんですけど、私がラシードの手綱を放してしまうと、物事がいつまでたっても終わらないんです。それで終わりなんです！　これには本当にイライラさせられます。だって、結局、ほとんど何もかも私が自分ですることになるからです。まるで私が何でも世話してくれると考えるように彼を訓練しているような気がします。」

ジュエルの恐怖がいかに自己達成予言として機能するかに着目してください。彼女は、ラシードが頑固だと考え、彼が自分の分担をしないのではないか、と恐れています。だから彼女は、彼のあとをしつこく付け回し、絶えず彼をチェックするのです。これが彼を苛立たせ、手伝おうとする彼の動機をそいでしまいます。だから彼は何もしないのです。彼は腹を立てますが、自分がどのような気持ちでいるのかを表現しません。その代わりに、彼女を無視し、彼女が彼にするよう言い続けることをし「忘れる」ことによって、彼女を罰するのです。結果として、ジュエルは結局、何もかもすべて自分でしなければならなくなってしまいます。これが、彼の受動‐攻撃性の成果です。実際、彼女は、強力な行動強化プログラムを作り出してしまっています。そのプログラムが、ラシードが手伝ったり、彼女の欲求を考慮したりしなくなることを事実上確約してしまうのです。これは認知対人関係療法の第一原則です――私たちは、自分が不満を訴えている、まさしくその対人関係問題を自ら作り出していながら、そのことに気づいておらず、そのため相手を責め、自分は犠牲者のように感じるのです。

ラシードはあんなに頑固で、怠惰で、薄情であるべきではないと、ジュエルは思っています。だから彼女は、何とか彼を変えようと死に物狂いになるのですが、抵抗の壁にぶつかり続けます。彼女には別の選択肢があります。もし彼女がこの問題における自分の役割に進んで焦点を当て、自分自身を変えていけば、彼女が自分の求めるものを得る可能性はずっと大きくなるでしょう。

私は、ジュエルとラシードが互いにうまくいかなかったときのある具体的な瞬間に焦点を当てることから始めましょう、と提案しました。ラシードは何と言い、そして次に彼女は何と言ったのでしょうか？　ジュエルは、フードプロセッサーの例を使うことに決めました。ラシードが「でしゃばるのはよしてくれ！　放っておいてくれ！」と言ったとき、ジュエルは「私は、こうしたらもうちょっとやりやすくなるんじゃないかな、ってことを提案しているのよ、なのにあなたにはそれが煩わしいっていうの？」と答えました。ジュエルは、これを対人関係記録表のステップ1とステップ2に記録しました。

では次に、ステップ3に入りましょう。「EARチェックリスト」（127ページ）を見てください。そして、ジュエルの対応がよいコミュニケーションの例だったか、それとも悪いコミュニケーションの例だったか、考えてみてください。この判別は、難しくはないはずです。第一に、ジュエルは、ラシードに共感もしなければ、話に耳を傾けもしませんでした。彼はおそらく、しつこく付け回され、悩まされていると感じていたことでしょう。しかしジュエルは、彼の気持ちを何ひとつとして認めようとせず、彼が言っていることに何らかの真実を見つけようともしませんでした。ジュエル自身の気持ちを表明しなかったことは明らかです。彼女は欲求不満に駆られ、傷ついていました。しかし、自分の気持ちをラシードに話す代わりに、自分の役立つ提案を無視するなんて彼はいささか愚か者だと言わんばかりでした。結局、彼女は、温かみも尊敬の念も一切伝えませんでした。その代わり、皮肉な質問をして彼をけなしたのです。ジュエルにとって、自分がEARチェックリストのよいコミュニケーションにひとつもあてはまらないことが明らかになったことはいささかショックでした。

次に私は、ジュエルに自分のことばの引き起こす結果について考えるよう求めました。彼女の対応は、ラシードにどのように影響するでしょうか？　それによって状況は改善するでしょうか、それともますます悪くなってしまうでしょうか？　先を読み進める前に、少し、考えてみてください。

またしても、分析はかなり簡単でした。ジュエルは、ラシードが自分を無視し、手伝いをせず、親密になろうと努めるたび追いやられてしまうために、ずっと欲求不満に感じていました。彼女はラシードに、感情的に心を開き、自分についても、赤ん坊についても、もっとわくわくした気持ちになってほしいと望んでいました。しかしラシードが自分の気持ちを彼女に伝えようとしたとき、彼女はラシードをけなし、彼が頑固であると匂わせてしまったのです。その結果、ラシードは苛々した気持ちになります。彼女を助けたり、彼女と寄り添ったり、自分の気持ちを彼女に打ち明けようとする動機が低下するのさえ感じるのです。彼は、腹を立て、多大な憤りを抑えていますから、彼女が頼むことなど一切したくないと思うようにもなります。

ジュエルは、なぜ自分の夫がそれほど怠惰で、頑固で、愛情が薄いのか、そのわけを知りたいと思っていました。今や彼女も、その答えがわかっています。それは、自分が彼にそうなるよう強制するからです。ふたりの間のどのやりとりにも、まさしく同じパターンがあるのがはっきりとわかります。彼女ががみがみと小言を言うと、彼は内に引きこもってしまうか、さもなければ家のことを手伝うという自分の役割をするのを「忘れてしまう」のです。私たちが分析したやりとりは、一日一日のふたりのやりとりの仕方を典型的に示したものでした。

自分が不満を訴えていた問題が、実は自分が引き起こしていたものだったと発見するのは、とてもつらいことでしょう。仲がうまくいっていない相手に、自分自身の行動がいったいどのような影響を与えているのかを詳しく検討する勇気があなたにあるとしたら、それはとても大きな力となります。ジュエルは、自分がラシードを押しやってしまっていたことや、彼女が彼のために筋書きした、まさにその通りの役割を彼が忠実に演じていたことに気づいたとき、泣き出しました。

ジュエルのこの傷つきやすさは、貴重な資産となるでしょう。彼女が進んで自分の涙をラシードと分かち合い、いささかの非難も批判もうかがわせることなく、優しく、相手への敬意を込めてその対立について話をしたならば、ラシードは彼女により親しみを感じ始めるでしょう。彼女は、ラシードに自分の怒った気持ちを表現するよう促す必要があります。また、進んで彼の話に耳を傾け、彼を支えなくてはならないでしょう。もし彼女が愛を手に入れたいと望むなら、威張り散らしたり、辛辣にあたったりするのではなく、愛を与える必要があるのです。これは、彼女がラシードに対応するときに、武装解除法、思考の共感技法と感情の共感技法、質問技法、そして相手を尊重する技法を惜しみなく与えることを意味します。彼女はまた、傷ついたと感じたときには、相手に不快な思いをさせ、威張り散らしたり批判的になったりするのではなく、「私は～と感じる」という言い方を使って、思いやりのある、批判的ではない形で自分の気持ちを共有することも必要でしょう。

ラシードが「でしゃばるのはよしてくれ！　放っておいてくれ！」と言ったとき、ジュエルは、何と言えばよかったのでしょうか？　「効果的なコミュニケーションのための5つの秘訣」を見直し、望ましい対応を紙に書き出してください。あなたが利用したテクニックの名前を各文のあとの〔　〕に書き入れてください。

▼ステップ5　望ましい対応

ジュエルは次のようなことを言うことができたでしょう。

ラシード、あなたが私のことをでしゃばりだと言うのを聞くのは私にとってつらいわ、だってあなたの言う通りだってわかるからなの、それに確かにそれはイライラさせるわよね。〔「私は〜と感じる」という言い方・武装解除法・感情の共感技法〕　私はあなたを本当に愛しているし、あなたがどんな気持ちなのかもっと聞きたいと思うわ。〔相手を尊重する技法・質問技法〕　あなたはたぶん、つくづく私にうんざりしているんでしょうね。〔感情の共感技法〕　同時に、あなたはつい先ほど私に、放っておいてほしい、と言ったばかりだものね、あなたが今は、私と話をしたい気分じゃないと感じているとしても、私、その気持ちを絶対に理解できると思うわ。〔思考の共感技法・感情の共感技法・相手を尊重する技法〕

逆説的に、ジュエルが自分はでしゃばりだったと認めた瞬間、彼女は、もうでしゃばりとは感じられなくなります。彼女の行動がラシードを苛立たせることと、彼がそのように感じるのはもっともであることを彼女が認めたとき、彼はおそらくそれほど苛立たしいとは感じなくなるでしょう。とはいえ、態度と声の調子は決定的に重要です。ほんのかすかにでも自己防衛的だったり、敵対的な様子がうかがわれたりしたら、彼女の努力は水の泡です。彼女がラシードに心を開いてほしいと求めるのなら、優しさと相手に対する敬意は極めて重要でしょう。彼女が彼をけなしたり、彼が問題を引き起こしたかのようにほのめかしたりしたら、彼はまた心を閉ざしてしまいます。

では、あなたなら、頑固で怠惰な人をどのようにして動機づけますか？　あなたは自分自身の行動を詳しく検証し、無意識に火に油を注いではいないか確認する必要があります。ジュエルはずっと、これはラシードの責任だと心の中で思ってきました。そのため彼女は躍起になって彼を変えようとしていたのです。ジュエルはたえず、ラシードに何をすべきかを言い、彼がまだやっていないことを逐一指摘してきました。しかし何ひとつうまくいかないようでした。実際には、彼女が懸命に試みれば試みるほど、ますます問題は悪化していくのです。

この問題を「解決」しようとする代わりに、ジュエルはラシードがどのように感じているかに焦点を当て、自分の気持ちを彼と分かち合うことができます。一皮むけばそのすぐ下に、彼らふたりともが見て見ぬふりをしている強い感情があります。これらの感情は、彼らふたりを徐々に蝕んでいるのです。しかし、ふたりは自分の気持ちを表すことを避けています。問題を解決できないのは、ふたりが情緒的に結びついていないからです。親密さがまったく欠けています。互いを支配しようと絶えず戦ってばかりいるのです。ジュエルとラシードがいったん自分の気持ちを吐き出し、再び親しみを感じ始めたら、「本当の」問題のほとんどは自然と消えてしまうでしょう。問題に対処する必要がなくなります。まだ解決すべき問題は残っているかもしれませんが、ふたりが愛情あるチームとして共に取り組めば、はるかに容易くなるでしょう。

支配的な人への対処法

あなたは、どなたか支配的な人をご存じですか？　上司でしょうか、ご主人や奥様、それともきょうだいでしょうか？　このような人は、何につけても采配を振るいたがります。人のアイデアや気持ちを考慮しようとしません。何事も自分のやり方でしなければ、かなり不機嫌になってしまいます。

テリーという女性は、姉のマーゴットが極めて支配的であると私に話しました。テリーは、年老いた母親の世話をするのに、マーゴットのやり方に欲求不満で、悩んでいました。母親は、身体が不自由で、徐々にボケてきていました。テリーが腹を立てたのは、マーゴットが何の相談もなく決断してしまうからでした。

　テリーは次のように説明しました。「マーゴットは、自分が先頭に立って母のためのホームケアプログラムを始める段取りをしてくれています。でも、私は、彼女の考えは間違っていると思うんです。マーゴットは、自宅で母を世話してくれる人を雇うのに月に一万ドル以上も支払っているんです。でも、そんな高い料金を支払い続けたら、母の財産はやがて底をついてしまいます。母は老人ホームに入るべきだと私は思うんです」。

　テリーは、どうしたらいいのかを知りたがっていました。私はテリーに、具体的な対立の例を尋ねました。彼女は、マーゴットが言ったことをひとつと、次に自分がずばり何と言ったのかを説明できたでしょうか？

　テリーは、その週末、姉と母親の健康の衰えについて話をしたのだと言いました。マーゴットが「私、あなたにはすごくがっかりしちゃったわ、だって私の決断をあなたは支持してくれなかったんだもの」と言い、それに対してテリーは「姉さんは、何でも一方的に決めてしまって、私に相談してくれないじゃないの」と答えたのでした。私はテリーに、これをステップ1とステップ2として対人関係記録表に記録するよう求めました。

　ではステップ3に取り組みましょう。あなたは、テリーの対応がよいコミュニケーションの例だと思いますか、それとも悪いコミュニケーションの例だと思いますか？　彼女は相手の話に耳を傾け、自分自身の気持ちを率直に表現するとともに、相手に対する気づかいや尊敬の念を伝えたでしょうか？

テリーは、EARチェックリストのよいコミュニケーションにまったくあてはまりませんでした。第一に、彼女はマーゴットの気持ちを無視しています。マーゴットの口ぶりからは、がっかりしているように聞こえます。また、もっと支援を必要としていることもそれとなくほのめかしていました。マーゴットは、欲求不満で、孤独で、圧倒されたような気持ちだったのかもしれません。テリー自身の気持ちも表現しませんでした。彼女もまた、欲求不満に駆られ、自分がのけ者にされた気持ちだったのです。しかし彼女は、自分の気持ちを打ち明ける代わりに、マーゴットを批判してしまいました。また、テリーが愛情も尊敬も一切伝えなかったことも明らかです。テリーの対応は、批評的で、批判しているように聞こえました。

では、ステップ4に移りましょう。テリーの対応の結果はどうでしょう？　この対応で、問題は改善するでしょうか？　それともますます悪化してしまうでしょうか？

マーゴットがテリーに、支援が足りないと感じていることや、自分たちがチームとしていっしょに取り組んでいないと思っていることを伝えようとしたとき、テリーは耳を傾けることも、マーゴットが今しがた言ったことに明らかな真実があると認めることもしませんでした。その代わり、チームワークが欠けている責任はマーゴットにあると言って彼女を責めました。マーゴットとテリーは、ふたりとも同じことを求めているように感じられます――もっとチームワークを求めているのです。しかし、それを認める代わりに、テリーはマーゴットを批判しました。これは、さらなる争いと不信感の引き金となってしまうでしょう。マーゴットがテリーと物事を話し合おうと試みるたびにテリーが彼女をけなしていたら、マーゴットはテリーに、いっしょに決断をしてくれるよう求めなくなってしまうでしょう。

チームワークが欠けているのは、マーゴットの支配的な傾向の結果であるとテリーは確信していました。そのためテリーは、自分がマーゴットを突き放し、チームワークや親密になるチャンスをことごとく台なしにしていたことにふと気づいたとき、自分が恥ずかしいと言いました。それは、衝撃的な新事実でした。なぜならテリーは、問題は自分の姉のせいだと確信してきたからです。

これでもう、ステップ5に取りかかる準備が整いました。マーゴットが「私、あなたにはすごくがっかりしちゃったわ、だって私の決断をあなたは支持してくれなかったんだもの」と言ったとき、テリーはどのように答えることができたでしょうか？　効果的なコミュニケーションのための5つの秘訣はどれも有効ですが、武装解除法と相手を尊重する技法が特に重要となります。感情の共感技法と「私は～と感じる」という言い方もうまく利用してください。別紙にあなたの「望ましい対応」を書いてください。あなたが利用したテクニックの名前を各文の後の（　）に書き入れてください。

▼ステップ5　望ましい対応

次にご紹介するのは、テリーが対人関係記録表のステップ5に取り組んだときに打ち出した対応です。

あらまあ、マーゴット、それじゃあ私たちはふたりとも同じように感じてきたのね。〈「私は～と感じる」という言い方・武装解除法〉　姉さんは、私が姉さんの決断を支持しなかったから、私にがっかりしたと言うのね。〈思考の共感技法・感情の共感技法〉　そのことについては私も悪かったと思っているし、それに私、姉さんがこれまで厄介なことをすべて背負ってきてくれたことに気づいたの。〈「私は～と感じる」という言い方・武装解除法・感情の共感〉　姉さんはたぶん圧倒され、私がもっと姉さんの力にならないことに対して欲求不満を感じているでしょう。〈感情の共感技法〉　私は姉さんのことを愛しているし、姉さんといっしょにがんばっていきたいと思っているのよ。〈「私は～と感じる」という言い方・相手を尊重する技法〉　姉さんがどんな気持ちできたのか、母さんのことについて姉さんはどう考えているのか、私に教えてほしいの。〈質問技法〉

この対応の中でテリーは、自分がマーゴットに彼女が必要としている支援をしてこなかったことを認めようとしています。自分が大切な人の役に立ってこなかったことを認めるのはつらいことです。しかしあなたが感じ、そして表現する悲しみがきっかけとなって、よりいっそう親密に信頼し合えるようになることもあり得るのです。

ときとして、誰かとどうもうまくいっていないと感じていても、その対立が錯覚だったということがあります。あなたは動揺するあまり、あなた方がふたりとも同じように感じており、同じことを求めていることに気づかないのです。自分自身をあまりにも強く表現してしまい、対話どころか、闘いを引き起こしてしまうことさえあります。私たちは、相手に対して自分が貼ったレッテルにとらわれてしまいがちです。誰かのことを支配的な人と考えたとたん、たちまちその相手との勢力争いに夢中になってしまいます。ふたりとも、支配権を求めてケンカを始めます。そして結局、誰も勝ち目のない戦いをすることになるのです。

私が提案する解決策は、少々違います。相手を責め、闘い、要求し、自分を弁護する代わりに、相手の話にうまく耳を傾け、相手を気づかいながら自分の気分を分かち合い、そして心からの気づかいと尊敬の念を伝えるのです。このようにすれば必ずといっていいほど、信頼とチームワーク、そして協力が生まれます。

嫉妬深い人への対処法

リズという内装業者は、妹のカトリーナが自分のことをずっと妬ましく思っていると話しました。ふたりが子どもの頃、カトリーナは深刻な体重の問題を抱えており、それを克服したことがありませんでした。そのため彼女は、リズがほっそりとやせていて、人気があることを妬んでいました。リズは、カトリーナに話しかけようとたびたび試み、なんとか彼女ともっとよい関係になろうと必死に求めていたのですが、カトリーナはいつもリズをはねつけてしまった、ということでした。

私はリズに、カトリーナがリズに言ったことの例をひとつと、その次にリズは何と言ったかを尋ねました。その前日、リズは、カトリーナと自分たちの関係について話していました。するとカトリーナは「私たちに共通点なんて何もないわ」と言いました。リズは「私はあなたと親密になりたい、と思い焦がれているのよ」と答え、カトリーナを抱きしめようとしました。ところがカトリーナは、リズを押しのけてしまったのです。リズは傷ついた気持ちで、突っかかるようにこう言いました。「あなたはすごく嫉妬深いのよ！　正直に言ったらどうなの！」。

リズの最初の対応をよいコミュニケーションの例だと思いますか？　それとも悪いコミュニケーションの例でしょうか？　表面的には、リズの対応は愛情のこもったものに聞こえます。しかし、「EARチェックリスト」を用いてリズの言い方をもっと詳しく検討してみると、別の結論に到達するかもしれません。

リズは、カトリーナに共感していたでしょうか？　カトリーナは、ふたりが子どもの頃からずっとリズを妬み、憤りを感じてきました。おそらく、今でも孤独で、自分はダメだと感じているのでしょう。カトリーナは、おそらく傷ついた気持ちで、リズに腹を立ててもいます。しかしリズは、カトリーナの気持をまったく認めませんでした。だからカトリーナは、リズを押しやってしまったのです。

リズはまた、自分自身の気持ちを直接的に、相手への敬意を込めて表現することもしませんでした。カトリーナが「私たちに共通点なんて何もない」と言ったとき、リズは傷つき、拒絶された気持ちで、つらく、悲しく感じました。しかし彼女は自分の気持ちを隠したままでした。その代わり、彼女は「私はあなたと親密になりたい」と言ったのです。このとき、リズは実際、嘘をついていました。なぜならその瞬間に、本当は「思い焦がれる」気持ちなどさらさらなかったからです。彼女は腹立たしく感じていました。自分の気持ちを共有する代わりに、リズは自分の怒りを行動化し、カトリーナをけなしました。それがカトリーナに彼女を押しやらせる原因となったのです。リズは、カトリーナを嫉妬深いと非難し、「正直に言ったらどうなの！」と言いました。これでは、心からの愛も尊敬も伝えていないことは明らかです。リズの最初の対応は、嘘っぽく聞こえました。そしてふたつ目の対応は、敵対的でした。

リズは、EARチェックリストのよいコミュニケーションにひとつもあてはまりませんでした。では次にステップ4に取りかかりましょう。妹に対するリズの対応が引き起こす結果は、どうでしょうか？　彼女のことばは、カトリーナにどのような影響を与えるでしょうか？　考えるまでもなく明らかです。リズが自分の対応をどのように評価したかというと、次の通りです。「カトリーナは、私を敵とみなし、私たちには依然として共通点が何もないと結論するでしょう」。

リズの立場になり、「効果的なコミュニケーションのための5つの秘訣」を使って、もっと有効な対応を考えてみてください。「私たちに共通点なんて何もない」という、カトリーナのことばに対し、あなたならどのように答えることができたでしょうか？　紙にあなたの修正案を書いてください。

▼ステップ5　望ましい対応

次にご紹介するのが、リズと私が打ち出した対応です。

カトリーナ、私たちには共通点が何もないとあなたが言うのを聞くのは、本当につらいわ、でも、私もあなたと同じ意見よ。〈「私は〜と感じる」という言い方・思考の共感技法・武装解除法〉　私たちの関係は、長い間ずっとあまりよいものではなかったものね、そのことでは私、本当に悩んでいるの。〈武装解除法・「私は～と感じる」という言い方〉　あなたは今、私にかなり腹を立てているように感じるわ。〈感情の共感技法〉　私、問題の多くが私のせいだったことがわかったの、でも、長い間、私はそれに気づかなかったの、だからあなたを責め続けてしまったの。〈武装解除法〉　私はあなたのことを愛していて、これまでずっと親密になれなかったことを悲しく感じていることを、あなたにわかってほしいと思っているのよ。〈相手を尊重する技法・「私は～と感じる」という言い方〉　もしよかったら私たちの関係にもう一度チャンスを与えて、あなたがこれまでどのような気持ちだったのか、話してくれないかしら？〈質問技法〉

カトリーナが、「わたしたちには共通点が何もない」と言ったとき、彼女は姉に対して永遠に門戸を閉ざそうとしているかのようです。しかし、このコメントにはもうひとつ別のとらえ方があります。ときとして、人は、傷つけられ、がっかりさせられることから自分を守るために、相手を怒らせ、棘《とげ》のある行動をとることがあります。カトリーナがすげなく突っぱねたことについて、リズは妹に近づく絶好のチャンスと考えることもできたのです。それには、カトリーナの気持ちが妥当であると認め、彼女が心を開くよう促し、リズがカトリーナを愛しているということをカトリーナに知らせることが必要でしょう。同様に、リズは、自分自身の気持ちを率直で、相手への敬意を込めたやり方で分かち合うことも必要となります。

人とのやりとりをあなたがどのようなものと考え、信じるかは、その次に起こることにほとんど即時に影響します。この相手は自分の敵である、と心の中で言えば、たちまちあなた方は刃を交えることになります。しかし、その対立を、より素晴らしい理解と愛情を発達させるチャンスと考えれば、あなたの「敵」は、あなたを味方ととらえ始めるでしょう。これは、認知対人関係療法の基本原則の一つです。私たちは毎日の一瞬一瞬に、自分自身の対人関係の現実をつくり出しています。しかし自分がそれほど大きな力をもっているとは気づいていないのです。

カトリーナとの和解は、リズが何かひとつ巧みな対応をすればそれで事足りるというものでは到底ありません。カトリーナが心を開き始めたとき、リズが自己防衛的にならずに対応することが決定的に重要になるでしょう。カトリーナには、吐き出してしまいたい批判、傷ついた気持ち、不当な仕打ちが鬱積《うっせき》しているに違いありません。リズが、敬意を込め、愛情のあるやり方でカトリーナの不満に耳を傾け、それを認め続ければ、カトリーナはガードをゆるめ、姉をもっとずっと肯定的な目でとらえ始めるでしょう。

批判への対処法

批判は、おそらく最もよく見られる対人関係問題です。批判にうまく対処できるようになりたいと思う場合、武装解除法が最も重要なテクニックとなるでしょう。武装解除法を巧みに活用すれば、事実上、どのような批判も、ほとんど即座に、それが偽りであることを証明できます。しかし、難しいこともあります。なぜなら、誰かにけなされるのは、とてもつらいからです。加えて、批判は、しばしば間違いで不公平だと感じられたり、意地悪な気持ちによるものであるように思われたりします。そのため私たちは、憤慨し、自己防衛的になりがちです。当然のことながら、これはますます事態を悪化させます。

あるとき、親密な関係を築くためのワークショップの最中に、シルビアという大学の英語教授が、姉との長く続く対立について述べました。シルビアの説明は、次の通りでした。「わが家で大学と大学院を修了したのは、私だけです。そして私と姉のジョウンとの関係は、これまでいつも不安定でした。子どもの頃からずっと、ジョウンは、私が自分のほうが優れているように振舞い、彼女を見下している、と言って私を責めました。でも、それは正当ではありません。どうしたら姉に、彼女が私を誤解していることを、わからせることができるのでしょうか？」。

自分について誰かが「誤解している」ことを証明しようとするのは、大変な戦いとなりかねません。特に、相手が気分を害しており、長い間、あなたについて否定的な気持ちを抱いている場合にはなおさらです。さらに、相手は、自分の言っていることが正しいとあなたが同意するまで、自分が間違っていることを理解できないでしょう。ことばによる操作やごまかしではありません。あなたは、あなたに対する相手の批判が本当に正当なものであると認める必要があります。これは必ずしも容易ではありません。なぜなら私たちは、自分の行動が周囲の人にどのように影響しているかに気づいていないことが多いからです。

私はシルビアに、ジョウンの批判にはほんのわずかにしろ何か真実があるかもしれないと思うかどうか尋ねました。シルビアは、ジョウンに対して自分のほうが優れているように振る舞ったり、いかにも聖人ぶった態度を取ったりしたことは一度もないと、強く主張しました。そこでシルビアに、ふたりが話をしようとするとどのようなことが起こるのか、ひとつ例を挙げてくれるよう求めました。ジョウンがシルビアに言ったこととは何だったのでしょうか？　その次にシルビアは何と言ったのでしょうか？　シルビアは、その前の週に、ジョウンが「あなたは、家族全員の中で自分が誰より優れていると思っているのよ！」と言ったこと、そしてシルビアは「あなたは、私がどんな経験をしてきたのか全然わかっていないじゃない！」と答えたことを私に話してくれました。

では、ステップ3に取りかかりましょう。シルビアの対応はよいコミュニケーションの例だったと思いますか？　それとも、悪いコミュニケーションの例だったと思いますか？　シルビアは、共感し、姉がどのような気持ちでいるかを認めましたか？　「私は〜と感じる」という言い方を用いて、自分自身の気持ちを率直に表現しましたか？　相手への気づかいや敬意を伝えましたか？　先を読み進める前に、EARチェックリストを参照して、考えてみてください。

▼ステップ3　よいコミュニケーションVS悪いコミュニケーション

次にご紹介するのは、シルビアの自分の対応に対する評価です。

私の対応は、悪いコミュニケーションでした。なぜなら私はジョウンの気持ちを認めていませんでしたし、彼女の批判に何らの真実を見つけようともしていなかったからです。その代わり、私は自己弁護をしました。私は、自分自身の気持ちを伝えることもしませんでした。私は、傷つき、悲しく、腹が立っていました。しかし自分がどのように感じているかをジョウンに伝えませんでした。その代わり、ジョウンは愚かで、自分が何について話しているのかわかっていない、とそれとなくほのめかしたのです。これでは、何らの気づかいも尊敬の念も伝えてはいないことは明らかです。

続いて、ステップ4に取り組みましょう。シルビアの対応が引き起こす結果を考えてください。シルビアが「あなたは、私がどんな経験をしてきたのか全然わかっていないじゃない！」と言ったとき、ジョウンはどのように考え、感じるでしょうか？

シルビアは、ジョウンが間違っていると伝えているようです。しかし、これこそまさに、ジョウンが不満を訴えていることでした。シルビアのコメントは、相手をけなす言葉に聞こえます。彼女は「あなたはまぬけよ！　あなたは自分が何について話しているのかわかっていないわ！」と言ったも同然だったのです。ジョウンは、妹は家族全員の中で自分が誰より優れていると考えている、とよりいっそう確信を深めるでしょう。

シルビアは、ジョウンは決して正しくない、と確信していました。私は、これこそまさにジョウンが主張していること――シルビアは実際に自分がより優れていると感じているということ――であると指摘しました。シルビアは、このような相手を見下すようなメッセージを姉への対応のなかで伝えていたのです。

シルビアが当初に抱いていた疑問とは、「いったいどうしたら姉に、彼女が私を誤解していることを、わからせることができるのでしょうか？」というものでした。シルビアにとって、姉が自分について誤解していないと発見することはつらいことでした。シルビアは実際、ジョウンに対して無礼な扱いをし、彼女を見下してきたのです。

それでは、シルビアの立場になり、より有効な対応を考えてみてください。ジョウンは今「あなたは、家族全員の中で自分が誰より優れていると思っているのよ！」と言ったところです。「効果的なコミュニケーションのための5つの秘訣」のうちどれを使っていただいても結構ですが、武装解除法が鍵となるでしょう。ジョウンが言っていることが絶対的に正しいということにシルビアが同意するまで、ジョウンは、自分がシルビアについて誤解している、ことを認めないでしょう。このためには、勇気、愛情、そして謙虚さが必要です。先を読み進める前に、あなたの考える「望ましい対応」を紙に書いてください。

▼ステップ5　望ましい対応

次にご紹介するのは、シルビアと私が打ち出した望ましい対応です。

あなたの言う通りよ、ジョウン、私は、ときどき偉そうな行動をとってしまったと思っているわ。〈武装解除法・思考の共感技法〉　あなたがそう言うのを聞くと、私、ものすごくつらいの。だって、私、自分があなたを失望させてしまっていたことに気づいたから、そしてどれほどあなたのことを愛しているかをあなたに伝えたことが一度もなかったように思うから。〈「私は～と感じる」という言い方・武装解除法・相手を尊重する技法〉　あなたはさぞかし私にがっかりしているでしょうね。〈感情の共感技法〉　あなたも傷ついたように感じていて、私に腹を立てているとしても、私は驚かないわ。〈感情の共感技法〉　そのことについて話しましょう。〈質問技法〉　私がしたり言ったりしたことで、あなたをうんざりさせてしまったことについて教えてくれないかしら？〈質問技法〉

この対応は、第13章でご紹介した「受け入れの逆説」を実証しています。ジョウンの批判が正しいことをシルビアが認めたとき、その批判はもはや正当ではないようです。なぜならシルビアが謙虚で、後悔しており、愛情豊かな様子だからです。これは、「優越感」を抱いている人のコミュニケーションの図り方ではありません！　シルビアが心から話せば、シルビアに対するジョウンのとらえ方も変わるでしょう。そしてふたりは自分たちの関係を修復するチャンスを得られるでしょう。

第4部

5つの秘訣をあなたにとって有効に作用させる

第19章 5つの秘訣の習得

「効果的なコミュニケーションのための5つの秘訣」を自分自身の日常生活で活用したいと望むなら、次の四つのことが必要となります。

1. この方法について学習し、知的レベルで納得する必要があります。
2. 謙虚になる必要があります。自分が不満を訴えてきた問題の一因が、自分にあったと発見するのは容易ではありません。また、誰かの批判に真実があると認めるのは、あまり愉快なことではありません。自我が入り込まないよう戸口で阻止できれば、事態はずっと容易になるでしょう。
3. 相手ともっと愛情深い、心を満たしてくれる関係を育みたい、と強く願うことが必要です。あなたが、折り合いが悪い相手ともっとよい関係を求めるのでなければ、これらのテクニックはどれも有効ではないでしょう。

4. 忍耐や粘り強さ、それに練習が必要です。

私自身が5つの秘訣を学び始めた当初は、患者さんや同僚、家族との自分のやりとりを分析し、修正するために、毎晩、対人関係記録表に取り組みました。最初の四つのステップは、つらいことも多かったです。特に、自分の行動が他人に与える影響について検討しているときがそうでした。ステップ5に取り組んだとき、私の「望ましい対応」は最初、かなり不完全なものでした。しかし、まもなく私のスキルは上達しました。

「効果的なコミュニケーションのための5つの秘訣」の習得は、テニスを習うことによく似ています。最初は、ぎこちなく、自分の思うところにショットが決まりません。それでも練習すれば、徐々にうまくなっていきます。

今では、5つの秘訣はすっかり身についています。私はそれを臨床活動や指導でも、私生活においても、毎日用いています。百パーセントいつもとはいえませんし、このテクニックを使うことをすっかり忘れてしまうこともあります。しかし、実際、ほとんどのときに活用していますし、驚くほど有効に機能します。私にとって、これは本当に人生を変えるものでした。きっとあなたの人生も変えることができる、と私は確信しています。

さあ、それでは前に取り組みかけていた対人関係記録表（116ページ）のステップ5を完成させましょう。効果的なコミュニケーションのための5つの秘訣を用いたら、どのようなもっと有効なことを言うことができたでしょうか、考えてみてください。あなたの「望ましい対応」を、116ページに書いてください。各文の後に、自分が用いたテクニックを〔　　〕に書くことを忘れないでください。自分がどのテクニックを用いているのかを書くことで、学習速度はかなりアップするでしょう。

どのテクニックをどのように、いつ用いるべきかについて、単純な公式はありません。そのときどきにより、武装解除法を最初に用いて相手の言い分が絶対的に妥当であることを認める場合もあるでしょう。あるいは、思考の共感を用いて、相手がつい今しがた言ったことを要約することで、あなたが相手の話を本当に聞いていたことを相手に伝えることもあります。さらに、感情の共感を用い、相手の気持ちを認めることもあるでしょう。あるいは、「ああ、私は今、打ちのめされたように感じている」というように、「私は〜と感じる」という言い方を用いて短く対応するだけのこともあるでしょう。創造性と個性を発揮する余地はたっぷりあります。

あなたの「望ましい対応」は、それが嘘偽りのない、自然なものに聞こえるものでない限り、効果は期待できないでしょう。書いた当初は中身のあるしっかりとしたものに感じられたのに、二、三時間後に自分が書いたものを見たところ、大げさだったり、不十分だったり、インチキ臭かったり、敵対的であったり、あるいは自己防衛的だったりすることに気づくことがあります。よりよいものにするために修正したほうがいいでしょう。よい対応を打ち出すためには、何度も練習することが必要なのです。初めて対人関係記録表に取り組み始めた頃、私は、自分が本当に納得のいくものを打ち出すまでに自分の対応を五回も十回も修正しなければならないことがよくありました。それでは今から、あなたの対人関係記録表のステップ5を完成させてください。それが終わったら、先を読み進めてください。

この本を読むことは役立つでしょうが、実際にこれらのテクニックを使えるようになりたいと思うならば、筆記エクササイズが必要です。毎日一〇分か一五分、対人関係記録表に取り組むことを私はお勧めします。(付録「親密な関係を築くためのツールキット」に書き込みしていないものがありますので、それを何枚でもコピーできます)。とはいえ、なにも一度に五つのステップをすべて完成させる必要はありません。今日は最初の三つか四つのステップに取り組み、明日、ステップ5まで完了するようにしてもいいでしょう。ひと晩寝て考えるのも役に立つものです。最初はわからなかったことが突然、わかるようになることがあります。ステップ5に取り組む際には、本当によい「望ましい対応」を打ち出すまでに何度も挑戦することが必要なことがあります。しかし努力は報われます。あきらめずに取り組めば、あなたの理解は劇的に深まるでしょう。

第20章 実生活で5つの秘訣を用いるために：親密な関係を築くためのエクササイズ

いったんステップ5を完了し、自分の「望ましい対応」に満足したとしても、はたして実生活の場で「効果的なコミュニケーションのための5つの秘訣」を活用できるのだろうかと疑問に思うかもしれません。たいていの人は、自分の気持ちやお決まりの反射的対応にとらわれ、最初はこのテクニックを用いるのを忘れてしまうでしょう。また、このテクニックを使おうと実際に試してみたとしても、おそらく自分でも気づいていないコミュニケーションの誤りを犯してしまい、そのせいでそのテクニックが失敗に終わってしまうこともあります。多くの人にとって、最も困難な部分は、批判から自分を弁護しようとする強い衝動を断ち切ることです。

望みを失ってはいけません！　私は、強力で、楽しいロールプレイング（役割演習）を開発しました。このロールプレイングは、どのような対立や問題にも、その場でうまく対応できるようになるのに役立つでしょう。「親密な関係を築くためのエクササイズ」と呼んでいます。私のスタンフォード大学でのセミナーや全国各地でのワークショップで、親密な関係を築くためのエクササイズは大好評で、役立ってきました。

このエクササイズを行うためには練習パートナーが必要です。できれば、あなたがうまく付き合っていけずに苦労している人ではなく、あなたがコミュニケーションスキルを改善し、発達させるのを助けてくれる人に練習パートナーになってもらうほうがいいでしょう。友人、ご家族、同僚の方などが考えられます。なお、このエクササイズはあなたのためになるのと同じくらい、パートナーのためにもなるでしょう。

では次に、このエクササイズの取り組み方をご紹介しましょう。練習パートナーに、あなたと仲がうまくいっていない人（あなたの敵対者）の役をしてくれるよう頼みます。練習パートナーには、あなたとの仲がうまくいっていない人が普段あなたを攻撃するのと同じやり方であなたを攻撃してもらうよう伝えます。練習パートナーに、あなたの対人関係記録表をどれかひとつ手渡し、ステップ１を声に出して気持ちを込めて読んでもらいます。たとえば「あなたが気にしているのは、自分のことだけね」、「君は、あまりにもあれこれと欲求がましいよ」、「私が正しいのよ、あなたは間違っているわ」などです。あなたのすべきことは、「効果的なコミュニケーションのための５つの秘訣」を用いて、できる限り効果的に対応することです。あなたと練習パートナーの双方が「５つの秘訣」のリストをそれぞれ持ち、ロールプレイングの最中に参照できるようにしてください。

練習パートナーの攻撃に対してあなたが対応したら、そこで中断してください。それ以上どちらからも言い争いを続けてはいけません。練習パートナーからのあるひとつの攻撃に対してあなたがひとつの対応をするだけにします。これは、非常に重要です。次に、325ページの「敵対者のやり方」を参照して、練習パートナーに、あなたの対応の仕方について次の三点について具体的なフィードバックをしてもらってください。

最初に、練習パートナーは、AからFまでの間であなたを評価し、あなたが全体的にどれほどうまく対応できたか、あなたにわかるようにします。初めてこのエクササイズをしたとき、練習パートナーはほぼ間違いなくB以下の評価をするでしょう。メンタルヘルスの専門家でさえ、最初は悪い評価を受けるのです。B、C、Dといった評価が一般的です。この評価が非常に重要なのは、それによって、今まさにあなたがどの段階に位置しているかが正確に把握できるからです。たとえば、評価がBだった場合、ほどほどによくやったものの、まだ改善の余地があることを意味しています。

A～Fで評価を受けたあと、練習パートナーに、うまくできたところと間違っていたところを教えてもらってください。何がうまくいったのでしょうか、そして何はうまくいかなかったのでしょうか？　ことばだけでなく、態度についても、練習パートナーにコメントを求めてください。先入観なく、相手をよく受け容れ、興味をもっているように見えたでしょうか？　それとも肩をすくめたり、顔を背けたり、眉をしかめたりつり上げたりしたでしょうか？

最後に、あなたがどれほどうまく効果的なコミュニケーションのための5つの秘訣を活用できたかを教えてもらいます。5つの秘訣を使用することをすっかり忘れてしまっているかもしれません。あるいは、役に立ちそうなテクニックを取りこぼしてしまっているということもあります。たとえば、練習パートナーが言ったことを別のことばで言い換えなかった、あるいは練習パートナーの怒りを正しく認めていなかったと、練習パートナーは指摘するかもしれません。練習パートナーが言っていることに真実を見出せなかったということもあるでしょう。

B以下の評価を受けた場合――そういうことはきっとあると私は保証できます――役割を交代してください。今度は、あなたが敵対者の役を演じ、練習パートナーがあなたの役を演じることになります。あなたは、相手があなたを攻撃するのに用いたのと同じことばで練習パートナーを攻撃します。そして練習パートナーは、より効果的な対応の模範を示すよう努めます。そのあと、あなたは練習パートナーに先程と同じ三点のフィードバックを与えます。

- 練習パートナーをAからFの間で評価する。
- 練習パートナーの対応はどれほど効果的であったかを伝える。何がうまくいったか、そして何はうまくいかなかったか？
- 練習パートナーが「効果的なコミュニケーションのための5つの秘訣」をどれほどうまく活用し

敵対者のやり方
1．**練習パートナーを攻撃してください**　パートナーの対人関係記録表のステップ1のことばからひとつを、気持ちを込めて読んでください。パートナーは、効果的なコミュニケーションのための5つの秘訣を用いて、できるだけ効果的に対応します。その後、ロールプレイングをやめて、ステップ2へ進みます。批判ややりとりを続けたくなる気持ちを抑えてください。
2．**練習パートナーを評価してください**　パートナーの対応を総合的に評価してください。パートナーの対応は、A～Fで評価すると、どこにあたるでしょうか？　最初は、おそらくBかC、あるいはそれよりもさらに低いでしょう。評価は非常に重要です。なぜならそれによってパートナーは、自分がどれほどうまく対応したかを正確に知ることができるからです。
3．**全体的なフィードバック**　あなたにとって有効に作用したことと、そうではなかったことをパートナーに伝えてください。パートナーの言い方は嘘っぽく聞こえましたか？　それとも心からのものに聞こえたでしょうか？　パーナーの対応によって、思いやりや信頼が増し、より心を開けるようになったでしょうか？　それともますます敵対的になってしまったでしょうか？　パートナーは、コミュニケーションと信頼の扉を開いたでしょうか？　それとも、あなたに不快な思いをさせ、押しやってしまったでしょうか？　パートナーのことばと態度についてコメントしてください。
4．**個別のフィードバック**　パートナーは、効果的なコミュニケーションのための5つの秘訣をどれほど効果的に用いたでしょうか？　以下の各テクニックの用い方について具体的にフィードバックしてください。 ●**武装解除法**　パートナーは、あなたが言ったことに嘘偽りのない真実を見出したでしょうか？　それとも、自己防衛的になってしまったでしょうか？ ●**思考の共感技法と感情の共感技法**　パートナーは、あなたが言ったことを正確に要約し、怒りや欲求不満、あるいは悲しみといった、あなたのネガティブな気持ちを認めましたか？ ●**質問技法**　パートナーは、あなたに、心を開いて気持ちを打ち明けるよう促しましたか？ ●**「私は～と感じる」という言い方**　パートナーは、「私は～と感じる」という言い方を用いて自分の気持ちを直接的に、率直に表現しましたか？ ●**相手を尊重する技法**　パートナーは、あなたに対する心からの気づかいと尊敬の念を伝えましたか？

たか（あるいは、活用しなかったか）を伝える。

敵対者役をするなかであなたは非常に多くのことを学ぶでしょう。たとえば、相手が自己防衛的に対応したり、あなたの気持ちを正しく認めるのを忘れたりしたとき、それがどれほど腹立たしいことか、直接理解することでしょう。また、落胆や罪悪感、あるいは無価値感といった、悲しい気持ちを表現したときに、相手が、共感し、心を開かせようとする代わりに、あなたを元気づけようとしたとき、それがどれほど煩わしいものであるかもわかるでしょう。人と対立した状況で効果的に対応することが、自分だけでなく他の人にとっても等しく大変であることを知ると、ほっと安心できます。これらのテクニックは、私たち誰もが学び、習得する必要があるものなのです。

敵対者があなたに向かってどのような攻撃をしかけてこようとも、そのほとんどに効果的に対応できるようになるまで、エクササイズを繰り返してください。初めて実戦練習をしたときにこのレベルまで到達することは、まず無理でしょう。しかし「親密な関係を築くためのエクササイズ」に取り組むたびに、あなたの理解とスキルは飛躍的に向上します。私の同僚や患者さんの多くが、このエクササイズが自分の人生を変えた、とおっしゃっています。

ではここで、多くの人が見逃す重要なコツをご紹介します。必ずひとつの批判とひとつの対応に取り組む、ということです。ロールプレイングをする際に、際限なく話し続けてはいけません。敵対者があなたを攻撃し、あなたが対応したら、そこでストップです。次に、練習パートナーがあなたの対応を評価します。この指示を無視し、そのやりとりを続行したら、事態は悪循環におちいり収拾がつかなくなってしまいます。そしてあなた方はふたりとも混乱し、やる気をくじかれてしまうでしょう。ひとつの攻撃にひとつの対応、必要なのはそれだけです。

このエクササイズに取り組むときには、対人関係記録表のステップ5で行うのと同じことをそっくりそのまま行うことになりますが、今回は、書き記すのではなく話すのです。ロールプレイングは、非常に現実的で、極めて手ごわく感じられるでしょう。だからこそ、非常に有効なのです。

あなたの弱点を見つける

ロールプレイングをすると、いつも困難を抱えてしまうテクニックが見つかるかもしれません。そのテクニックの使い方がぎこちないのかもしれません。あるいは、それを使用することを完全に忘れてしまっているということもあります。たとえば、多くの人は、最初、武装解除法に苦労します。自己防衛的になり、敵対者の批判に真実を見つけることができないのです。その他、思考の共感技法や感情の共感技法に問題を抱える人もいます。自分自身の感情にとらわれてしまうあまり、相手がたった今言ったことを思い出せなかったり、相手がいったいどのような気持ちでいるのかを認めるのを忘れてしまうのです。また、質問技法をうまく活用できない人もたくさんいます。その代わりに、謝ったり、問題点を解決する方法を探したりしてしまうのです。その他、「私は〜と感じる」という言い方に問題を抱える人もいます。自分の気持ちを隠してしまい、結局、偽りの見せかけをするのです。また、傷ついたり怒りを感じたりしていると、相手を尊重する技法を使うのを忘れてしまい、対応に、温かさも、優しさのかけらもまったくなくなってしまうことがあります。

自分が問題を抱えているテクニックは何であるかを同定したら、次のような方法でそれを克服できます。練習パートナーに「あなたは負け犬よ」といった、ドキッとするような鋭いことばで繰り返し攻撃してもらうのです。あなたのすべきことは、最も困難を抱えているテクニックを使って対応することです。たとえば、「私は〜と感じる」という言い方に困難を抱えているとしたら、とにかく「私はX、Yと感じている」といったようなことを言うだけでいいのです。X、Yには、「気持ちを表すことば表」（137ページ）の表現を使います。練習をする間、この表を手に持っておいて参照するといいでしょう。たとえば、「私は今、傷つき、けなされた気持ちがしている」と言って対応します。

その後、練習パートナーが再びあなたを同じことばで攻撃してきたら、また別の「私は〜と感じる」という言い方で答えてください。これを何度も何度も繰り返し行います。数分後、自分にとってあれほど習得が難しく感じられたテクニックのノウハウを、自分が発達させたことに気づくでしよう。また、折り合いがよくない人と現実に言い争いをしている最中でも、練習によってある程度免疫がついているため、さほど不安になったり混乱したりしなくなるでしょう。戦いの真っ只中にあっても落ち着いていられるようになるのです。

いったん「親密な関係を築くためのエクササイズ」で安定して高得点を獲得するようになってしまえば、実生活の場面で「効果的なコミュニケーションのための5つの秘訣」を使う準備ができたことになります。初めてのときに、幸運にも相手からすばらしい反応が返ってくるかもしれません。そうしたら、これらのテクニックがいかに効果的であるかわかるでしょう。

しかし、現実の場面でこれらのテクニックの効果が得られなかったとしても、あきらめてはいけません。あなたがうまく使うことができていない可能性は、圧倒的に大きいでしょう。これは非常によくあることです。そのときには基本に戻るだけです。対人関係記録表を記入し、そのテクニックがうまくいかなかったのはいつか、その正確な瞬間に焦点を当てます。相手が言ったこと（ステップ1）とあなたが次に言ったこと（ステップ2）を書き留めます。ステップ3とステップ4に取り組む頃には、なぜあなたの言い方がうまくいかなかったのか、また対立がなぜエスカレートしてしまったのかが、かなり明らかになっています。そしてステップ5では、より効果的な対応を生み出すことができるでしょう。これらのテクニックを身につけることは、最初は、誰にとっても難しいです。相手の話に耳を傾け、自分の気持ちを率直に共有し、尊敬の念を伝えることがもし簡単ならば、世界はかなり違ったものになっているでしょう。

第21章 カップル・夫婦のための親密な関係を築くためのトレーニング「1分間ドリル」

あなたと折り合いが悪い人というのが、ご主人・奥様やパートナーといった身近な人であり、あなた方がふたりとも、自分たちの関係を改善したいと望んでいる場合、「1分間ドリル」がすばらしい後押しとなってくれるはずです。この楽しく簡単なエクササイズは、威圧的でなく、協力的な雰囲気の中で、ほとんど即座に、あなたのコミュニケーション技法を向上させてくれるでしょう。どうしたら自分の気持ちを効果的に表現できるのか、どうしたらもっとずっと巧みに相手の話に耳を傾けられるようになるのか、学ぶことになります。

「親密な関係を築くためのエクササイズ」と「1分間ドリル」の間の最も重要な相違は、次の点でしょう。「親密な関係を築くためのエクササイズ」をする際、練習パートナーになってもらうのは同僚、友人、ご家族などです。この人たちは、あなたの練習を助けてくれるけれども、あなたが問題を抱えている当の相手ではない人です。一方、「1分間ドリル」を行う際には、練習パートナーは、あなたと仲がうまくいっていない当の本人となるのです。

ではここで、1分間ドリルの取り組み方をご説明します。おふたりのどちらか一方が話し手となり、もう一方は聞き手となります。話し手は、約三十秒間、何でも自分の好きなことを話すことができます。話し手が話を終えたら、聞き手は、ちょうど今話し手が話したばかりのことをできるだけ正確に要約します。話し手が心の中でどのように感じているかについても同様です。次に話し手は、その要約がどれほど正確だったか、○パーセントから一〇〇パーセントの間で聞き手を評価します。その評価が九五パーセントを下回っている場合、話し手は聞き手に、どこを聞き逃していたか、あるいはどこが間違っていたかを指摘します。

その後聞き手が、先ほど間違っていた部分をもう一度要約したら、話し手は聞き手に、新たに評価を与えます。通常、新しい評価のほうが先ほどのものよりもよくなります。聞き手の評価が、九五パーセント以上になるまでこれを繰り返してください。その後、役割を交代します。話し手は聞き手になり、聞き手は話し手になって同様に練習します。話し手は、同じ話題で続けてもいいですし、まったく新しい話題へ進んでもいいでしょう。

1分間ドリルは、どのような関係のふたりでも利用できます。夫婦、いっしょに住んでいるカップル、またはいっしょに働いている同僚でもかまいません。息子さん、娘さんといっしょに練習することも可能です。このエクササイズに必要なのは、自らの関係の改善をする気のある、ふたりの協力的な人間だけです。もし一方の人物が敵対的、あるいは復讐心に燃えているとき、それともその関係がなくなることを秘かに願っているときには、このエクササイズは、おそらく役に立たないでしょう。

1分間ドリルに取り組むときには、十五分間確保してください。静かな部屋を選びます。中断したり、気持ちをそらせるようなものが一切ないようにしてください。テレビ、ラジオ、ステレオも消します。プライバシーを確保するためにドアは閉めてください。このエクササイズ中は、酔っぱらったり、物を食べたり、何か他のことをするのはやめましょう。

あなたとパートナーは、互いに向かい合って椅子に腰かけます。どちらが先に話し手となり、どちらが聞き手となるかを決めてください。どちらの役を先にしても何の違いもありません。いずれにしても二、三分後には、役割を交代することになるからです。

話し手への指示

話し手となったときにすべきことは、自分の思考と気持ちを表現することです。これまで話題にしにくかった問題を話し合うとよいでしょう。あなたが自分の言いたいことを何でも話せるチャンスなのです。とはいえ、長々とおしゃべりをすることなく、三十秒ほどにすることを忘れないでください。感情的な情報は、三十秒間でも、パートナーにとって十分たいへんなものとなるでしょう。パートナーは注意深くあなたの話に耳を傾けてくれるでしょうから、過剰に力を込めて、あるいは耳障りなほどに厳しく、自分自身を表現する必要はないでしょう。力強く、明確に、直接的な言葉で自分の気持ちを表現すればいいのです。怒鳴ったり、大げさに誇張したり、パートナーをけなしたりする必要はありません。たとえば、次のように言うことができます。

僕は、仕事から帰宅すると疲れていて、静かな時間が必要なんだよ。でも君は、僕にがみがみと小言を言うか、あるいは僕は子どもたちといっしょに時間を過ごすのが当然だと言うよね。そのせいで僕は欲求不満に駆られ、憤りを感じるんだよ。僕は一生懸命に働いてきて、一日の終わりにはくたくたに疲れているんだ。これ以上、あれをしてくれ、これをしてくれと言われるのに耳を傾けるのではなくて、くつろいで、リラックスする時間をちょっとぐらい与えてもらっても当然いいんじゃないかと思うんだ。もうひとつ、僕を悩ましていることがある。僕は、君がいつも僕を支配して、あれをしろ、これをしろって命令をしようとしているかのように感じるんだ。でも、君がどれほど支配的かということを僕が君に言おうとすると、君は悪気がないように振る舞い、すべて僕のせいだと断固主張するんだ。僕は、これに無性に腹が立つんだ。君だってそれほど完璧じゃない、僕と同じようにたくさん欠点があるってことを、一回でいい、君が認めてくれたらいいのに、って思うことがときどきあるよ。

あなたが言い終えたら、パートナーは、あなたが言ったことと、あなたが心の中でおそらくどのように感じているかを正確に要約しようと努めます。先ほどの例では、たとえば次のようになります。

あなたが今、私に言ったことというのは、あなたは一日中一生懸命働いてきたから、夜帰ってくるとへとへとに疲れてしまっているということよね。私があなたに子どもたちといっしょに時間を過ごしてほしいと言うと、あなたは欲求不満に駆られ、腹が立つのよね、なぜならあなたは疲れていて、くつろぐ時間を必要としているから。あなたは私をとても欲求がましいと感じていて、たぶん、私があなたを認めていないと感じているんじゃないかしら。

あなたが言ったことをパートナーが要約し終えたら、それがどれほど正確であったか、〇パーセントから一〇〇パーセントの間で評価してください。あなたが下した評価が九五パーセントを下回っている場合には、いったいどこを聞き逃していたのかをパートナーに教えてあげてください。この例では、聞き手の要約はかなりいい線まで行っていますが、二、三、取り逃されてしまったことがあります。したがって、話し手は次のように言うとよいでしょう。

これについて君は七五パーセントだと思う。君は、僕が言ったことの大部分を理解してくれていたけれど、ひとつ、取り逃していた部分があったよ、君がどれほど支配的かということを僕が君に言おうとすると、君は自己防衛的になってしまう、ということに関する部分だよ。僕が君を批判するといつでも、君は自己防衛的になって、問題の責任は僕にあると言って僕を責めているように感じられるんだ。君は、自分が完璧であるかのように振舞って、自分の非を一度も認めたことがない。それが僕を悩ませるんだよ。一回でいい、自分が間違っていることを君が認めてくれたらいいのに、と僕は思うんだ。

今度は、聞き手がこの部分を要約します。評価が一気に九五パーセント以上に向上した場合には、もういつでも役割を交代することができます。

聞き手への指示

パートナーが三十秒間話をしている間、あなたは座ったまま、邪魔をすることなく、相手への敬意を込めて、パートナーの話に耳を傾けてください。相手を受け容れる姿勢であることを伝えるために、相手の目を見つめてください。顔をしかめたり、否定的な態度をとることは避けます。批評的に、あるいは自己防衛的に見えないよう努めてください。だらけた姿勢で椅子に座ったり、挑戦的に胸の前で腕を組んだりすることはやめてください。なぜならこれは敵意を伝えてしまうからです。また、「君の頭の中にはそんなことしかないのか」と言わんばかりに、上を向いて目を白黒させたり、頭を前後に振るのもいけません。

あなたの仕事は、パートナーに賛成することでも、反対することでもありません。そうではなく、相手が言おうとしていることを正確に理解しようと努めてください。そして、相手の言っていることから考えて、どのような気持ちでいるのだろうかと自分自身に尋ねてみてください。二言三言、メモを取ってもかまいません。これは大いに役立ちます。なぜなら要点を簡単に書き留めることができ、相手が今しがた何と言ったのかを思い出そうと四苦八苦しなくてもすむからです。ただし、メモに没頭することのないようにしてください。ときどき、相手を見るようにするとよいでしょう。パートナーの話がすんだら、パートナーが言ったことをできるだけ正確に要約します。すべての主要なポイントに触れるようにし、その後、相手がどのように感じていたと思うか、コメントをしてください。

聞き手の役をするときには、パートナーの目を通して世界を見るよう努めてください。誰が正しくて、誰が間違っているかと批評をしてはいけません。パートナーの感じ方のことでパートナーを攻撃してはいけません。そうではなく、パートナーがどのように感じているのかを理解しようと努めてください。あなたが話に耳を傾け、そのメッセージを受け取ったことがわかるよう、パートナーが言ったことを正確に要約してください。パートナーが言ったことから考えて、パートナーがどのように感じているかを認めることを忘れないでください。

パートナーがあなたに九五パーセント以上の評価を下したならば、役割交代です。評価が九五パーセントを下回っている場合には、あなたが聞き逃したところ、あるいは間違っていたところを教えてくれるようパートナーに頼んでください。相手が話をしている間、注意深く耳を傾けてください。そのあと、パートナーの言葉をもう一度別の言葉で言い換えます。このプロセスを、得点が九五パーセントを上回るまで続けてください。

あなた方ふたりとも少なくとも話し手として一回、聞き手として一回行ったら、このエクササイズは完了です。ここで終了してもいいですし、もう一通り続けても構いません。続行することにした場合、同じ話題について話してもいいですし、別の問題を話題にすることもできます。どちらでも何ら違いはありません。

初めてパートナーの言ったことを要約したときには、得点は低いでしょう。低いのが普通です。すぐに高得点を取れるようになっていきますから、心配しないでください。このエクササイズを二度、三度試みていくうちに、ほぼ必ずといっていいほど、最初か、さもければ二回目の挑戦で、九五パーセントを上回る評価を得られるようになります。

このエクササイズが必ず役に立つという保証はあるのでしょうか？　必ずしもそうとはいえません。話し手のときに、あまりにも感情を害する痛烈な言葉を述べてしまい、パートナーの成功のチャンスを妨げてしまうこともあります。そのとき、あなたの目的は、相手に対する尊敬を込めた方法で自分の気持ちを分かち合うことではなくなってしまっています。それどころか、相手を攻撃し、自尊心を傷つけようとしてしまっていることは明らかでしょう。

聞き手のときにも、嫌味な、愚痴っぽい、または恩着せがましい言い方でパートナーのことばを別のことばに置き換えて、エクササイズを台なしにしてしまう可能性があります。そのような言い方をすれば「あなたがどう感じていようと知ったことじゃないわよ！　私たちの問題は、すべてあなたが悪いのよ！」といったメッセージを伝えてしまいかねません。

テクニックは道具にすぎません。うまく使用して成功するためには、謙虚さと善意が必要です。外科医は、人の命を救うために解剖用のメスを使用するでしょう。しかし、同じ解剖用のメスを、殺人者が人の喉を切り裂くために使用することもありうるのです。成功は、あなたがこれらの道具をいかに使用するかにかかっています。そして成功には、あなたの動機が大きな影響を及ぼします。あなたが誰かと親しくなりたいと望まないとしたら、そのときには、この世のどのような道具やテクニックを用いようとも、よりいっそうの親密さや信頼を導くことなどできないのです。

パートナーと1分間ドリルに挑戦するときには、469ページの「一分間ドリルのやり方」を二部コピーしてください。最初の二、三回は、この指示を参照しながら行うとよいでしょう。数回練習すれば、それ以降は、これを参照しなくてもできるようになるでしょう。

第5部

よくある落とし穴——そして、その回避法

第22章 「助けて！ 5つの秘訣が効かない！」

「効果的なコミュニケーションのための5つの秘訣」は、うまく用いれば、失敗することはめったにありません。しかし、初めて試みたときには、二、三度、つまずいたり、失敗したりすることもあるかもしれません。相手はますます腹を立ててしまう可能性もあります。するとあなたは、このテクニックが役に立たないと結論づけてしまいたい誘惑に駆られます。5つの秘訣は有効でないと考えることは、テニスでネットにボールを当ててしまったときに、ラケットのせいにすることによく似ています。本当の問題は、ほとんどの場合、あなたがそれらをうまく使っていないということなのです。

私はこれまで、問題のある対人関係を抱える男女について何千回ものセラピーをもってきました。そして何千人ものメンタルヘルスの専門家が、アメリカ・カナダの各地での私の精神療法ワークショップに参加してくださいました。これらの経験から私は、人が5つの秘訣の使用法を学習中に必ずといっていいほど犯す予測可能な誤りがたくさんあることがわかりました。実際、私がこれまでに訓練したすべての人がほぼ必ず最初は同じ種類の誤りを犯したといっていいのではないかと思います。これらの落とし穴に気づけば、つまずきをいくらか避けることができます。

武装解除法のよくある誤り

なかには、5つの秘訣が実際にどのように機能するのかについて、完全に誤解している人もいます。たとえば、ミルドレッドという女性は私に次のようにおっしゃいました。武装解除法をご主人のブラッドに対して用いようと試みたのですが、まったく効果がなかったというのです。このテクニックがうまくいかないのは、彼が自分と仲よくやっていくことなどあり得ない人だからで、自分はそのことをわかっている、と彼女は言いました。ミルドレッドは、ある日のセッションのあと、自宅に帰り、ブラッドの大好きな食事を用意したのだそうです。彼が仕事から帰宅したときのサプライズのつもりでした。彼女は台所で何時間も準備にいそしみ、テーブルの上にはキャンドルを置きさえしました。そして、セクシーなドレスを着ると、ライトの光をほの暗くし、彼が玄関のドアを入ってくる前にキャンドルに火をともしました。

ブラッドは、凝った夕食の支度を見ると、「何か特別な日だったっけ？」と、困惑した様子でミルドレッドに尋ねました。彼女は、次のように言いました。「あなたは今日ずっと一生懸命働いてきてくれたんですもの、何かよい報いがあって当然かなって、ちょっとそう思っただけよ」。食べ始めると、ミルドレッドは彼に、食事を気に入ったかどうか尋ねました。ブラッドは、食事はすばらしいと思う、と言いました。そこで彼女は、「じゃあ何か、あまりよくないところはある？」と尋ねました。彼は、何もかも大好きだけど、でも豚肉がどちらかというとちょっとジューシーさが足りない感じがするかなって思う、と言いました。ミルドレッドは、傷ついた気持ちがし、ピシャリと言いました。「いいわよ、その豚肉が気に入らないっていうのなら、食べなければいいじゃない、忌々《いまいま》しい人ね！」。

私はミルドレッドに、どうして武装解除法は彼女が望んでいたほどには効果的でなかったのかが自分にはわかると話しました。ミルドレッドの意図はよかったのです。しかし彼女は、武装解除法を本当には理解していませんでした。彼女は、武装解除法というのは、仲がうまくいっていない相手に親切にすることである、と考えたのです。もちろん、思いやり深くあったり、自分が大切に思う人のために優しいことをすることに何ら間違ったところはありません。しかしそれは、武装解除法ではありません。その人の武装を解除するというときには、相手がいつも人の批評ばかりしている人で、たとえその批評が理不尽であったり不公平であったとしても、その人が言ったことに真実が見つかるのです。

武装解除法の使用方法を学ぶときには、他にもいくつか注意すべき誤りがあります。

1. 相手が言っていることに何らの真実も見出せない

これは非常によくあることです。しばしば、あなた自身の考えがあまりにも異なっていたり、あるいはその状況に対するあなたの見方があなたの心を曇らせていたりして、相手の目を通して状況をとらえることができないことがあるでしょう。ときには、相手の批判があまりにも脅迫的であったり屈辱的であるため、自分を弁護したいという圧倒せんばかりの衝動に駆られることがあります。この衝動に負けてしまうと、ほぼ必ずといっていいほど、相手の批判が絶対的に妥当であると相手に確信させることになります。そして言い争いはいっそう激しさを増すでしょう。

2. 恩着せがましく同意する

これもよくあることですが、これは極めて人を苛立たせます。たとえば、批判されたとき、次のように言ってしまうかもしれません。「そうね、あなたがどんなふうに感じているか、わかるわ」、「あなたの目から見たらそれがどのように感じられるのか、わかるわ」。これらは、「あなたは間違っている」と、遠回しに言っているだけです。

3. 相手がどのように感じているかを本当に理解することなく上っ面だけで相手の意見に同意する

これでは、顧客をうまく操って物を売りつけようとしているセールスマンのように、相手のことをあしらってしまっています。

4．「はい、でも…」と相手に言う

ひとつ例を挙げると、「あなたの言っていることはわかるけど、でも…」となるでしょう。でも、ということばは、常に、自分自身を弁護していることを示しています。原則として、「でも」ということばを使わないようにします。

思考の共感技法と感情の共感技法のよくある誤り

思考の共感技法では、相手が言ったことを別の言葉で言い換えることが必要であり、一方、感情の共感技法では相手が言ったことから、相手がおそらくどのように感じているかを認めることが必要となります。これはかなり簡単そうに聞こえるかもしれませんが、ぶつかるかもしれない障害がいくつかあります。

1．画一的に、あるいは相手に興味がなさそうな言い方で、思考の共感技法と感情の共感技法を用いる

たとえば「あなたが言っているのは～ということのようです」といった、同じ言い回しを、何

度も何度も繰り返し用いているかもしれません。誰かが「私は怒っている」と言ったときに、あなたが「あなたが言っていることは、自分は怒っているということのようです」と言ったとしましょう。すると相手は、「それは私が言ったことじゃないですか、あなたはまぬけじゃないですか」と言うかもしれません。さらにそれに対してあなたが、「あなたは、私がまぬけである、と言ったように私には聞こえます」と答えたとします。これでは相手を不快な思いにさせ、ひどく怒らせてしまうでしょう！

2．相手が言ったことを自分の感情を交えずに繰り返す

あなたのことばは、結果的に、オウムのように聞こえてしまうことになります。相手は、誠実でない、心がこもっていないと言って、腹を立てるでしょう。ある患者さんのご主人が「あのバーンズのくそったれの言うやり方を俺に使うのはよせ」と言って激怒したようにです。

3．要点を見失ってしまう

多くの人は、自分が次に何を言ったらいいかに気を取られるあまり、相手が今言ったことを別の言葉に置き換えることができなくなってしまいます。これは相手が動揺していたり、批判的であったりするときには、特にそうです。人は、あまりにも不安で自己防衛的であると、相手が今言ったばかりのことを本当に理解することができなくなってしまうのです。そんなときに相手のコメントを別の言葉で言い換えようとすると、完全に要点を逸したことを言ってしまい、結局、

互いの話が食い違うという結果に終わることになります。

4．対立への恐怖とエモトフォビア

感情の共感技法で最もよく見られる誤りとは、相手がどのように感じているかを認めるために「気持ちを表すことば表」を活用していない、というものです。怒りは最も見逃されがちな感情です。特にそれが自分に向けられている場合にはそうです。私はこのような心的傾向を「対立への恐怖」と呼びます。これについては第24章でより詳しくお話しすることにしましょう。否定的な気持ちは、どのようなものであれ、一切、認めるのを恐れ、そのため物事を過剰に知的なレベルに押し留めていると思われる人もたくさんいます。私は、このような心的傾向を「エモトフォビア」すなわち、否定的な感情に対する恐怖、と呼びます。「感情面における完全主義」といってもいいでしょう。これは、私たちは常に幸せであるべきだという、誤った考え方です。

5．相手がどのような気持ちでいるかを認める代わりに批判する

たとえば、次のように言ってしまうことがあるかもしれません。「あなたったら、本当に気難しいんだから！」、「君には、そんなふうに感じる権利はない！」などです。あるいは、「あなたの言い方は怒っているように聞こえる」と言って、相手の気持ちを批評的に、あるいは敵対的に認めることがあるかもしれません。これは事実上、相手に自分の怒りを否定するよう強制してしまいます。なぜならあなたのコメントは相手を非難しているかのように聞こえるからです。

6．相手はどのように感じているか、可能性を示唆するのではなく、決めつける

たとえば、あなたは次のように言うかもしれません。「明らかに、あなたは、X、Y、それにZと感じているわね」。ここのX、Y、Zには、「気持ちを表すことば表」の表現が入ります。これはたいてい逆効果となります。なぜなら、相手はそのように感じていないかもしれませんし、自分がどのように感じているかを人から決めつけられると憤りを覚えることがあるからです。親しみを込めて質問をし、次のように、いくつかの可能性を示唆するほうがうまくいくでしょう。「あなたはたぶん、X、Y、それにZと感じているんじゃないかと思うんだけど、でも確信があるわけじゃないの。あなたがどのように感じているかについてもっと話をしてくれないかしら？」

質問技法のよくある誤り

質問技法の背後にある考えとは、真意を追求するための丁重な質問をすることで、相手に気持ちを打ち明けてもらうということです。自分が関心をもっていることを示し、相手がどのように考え、感じているかについてもっと話をしてくれるよう相手をいざないます。これも簡単そうに聞こえます。しかし、質問技法にもいくつか、よく見られる誤りがあります。

1．手助けと問題解決

人は批判されると、どうしたら自分はその問題を解決できるのか、改善できるのかを尋ねたい誘惑に駆られます。たとえば、次のように言うかもしれません。「君はどうしてほしいんだい？」、「どうしたらこの問題を解決できるの？」。これは、善意から出た言葉に聞こえますが、大きな間違いである可能性があります。概して人は、自分が腹を立てているときに、他人に口出しをして事態の収拾に努めてほしい、と望んだりしません。ほとんどの場合、人は相手に、自分の話に耳を傾け、自分がどのように感じているか、理解しようとしてほしいと望むものです。この落とし穴については第23章でより詳しくお話しすることにします。

2．画一的、形式的な言い方で質問をする

これは、いつも「ふむふむ。もっと話してください」とばかり言うセラピストのようなものです。

3．皮肉な、あるいは敵対的な言い方で質問をする

たとえば、次のように言うかもしれません。「あなたは私に何をしてほしいと期待しているのですか？」。これは、心からの問いではありません。形を変えた自己弁護です。

4．謝罪

「ごめんなさい」と言うことは、しばしば、遠回しに相手を黙らせてしまっているにすぎないことがあります。なぜならこのように言えば、相手がどのように傷つき、怒りを感じているか、聞く必要がなくなるからです。これについては第25章でより詳しくお話しすることにしましょう。

「私は〜と感じる」という言い方のよくある誤り

アサーション、自分の気持ちを率直に直接的に共有することの重要性については、異論がある人はほとんどいないでしょう。しかしいくつかの誤りと誤解が、あなたの努力を妨げてしまうことがあります。

1．自分の気持ちを共有する代わりに批判する

多くの人は、「私は〜と感じる」という言い方で自分の気持ちを表現するのをためらいます。その代わりに、相手を批判するのです。たとえば「あなたは私と言い争いをしたいみたいね」、「どうして君は、自分が間違っていることを認めないんだ？」、「あなたは人の話を聞いていないようね」などと言うかもしれません。これらは、「私は〜と感じる」という言い方ではなく、相手の行動の説明です。また、非難でもあります。

2．相手に自分を印象づけようとして自分自身について長々と話し続ける

恥ずかしがり屋の人はほぼ必ずと言っていいほど、この誤りを犯します。就職面接や大学入学の面接でもよく見られる誤りです。ほとんどの人は、あなたのほうに、自分の話に耳を傾け、興味を示してもらいたいと望んでいるのです。

3．積極的な攻撃と消極的な攻撃

なかには、自分の気持ちを共有する代わりに、どなったり、暴言を吐いたり、悪口を言ったり、相手をけなしたりする人がいます。これは、腹を立て、欲求不満に駆られているときについついしてしまいたくなることです。このようなとき、あなたは自分が強力で、自分こそが正しいように感じられているかもしれません。しかし、あなたが非難している相手は、あなたの考え方の評価を引き下げ、あなたをまぬけか、負け犬とみなすでしょうから、あまり有効なやり方とはいえません。

この正反対の問題を抱える人もいます。自分が動揺しているときに、相手に冷淡に接し、話すのを拒否するのです。そうして沈黙によって相手を罰します。このような人は、自分の敵対的な気分を隠そうと懸命に努力しているのですが、話すことを拒否するのも攻撃のひとつの形です。積極的な攻撃と受動的な攻撃については第24章でより詳しくお話しします。

4．自己開示恐怖

これはおそらく、「私は〜と感じる」という言い方の使用法を皆さんに教えるときに遭遇する、最もよくある問題です。自分はこんなふうに感じるべきではないと考えるために、あるいは無防備でいたくないからという理由で、自分の気持ちを分かち合うことを恐れる人がいるのです。

ある女性は私に、母親に決して自分の感情を出さないように言われたのだと話してくれました。なぜなら人はそれを彼女に不利なように利用するかもしれないから、というのです。彼女は魅力的で、陽気な人柄の持ち主でしたし、異性とのデートでも何の問題も抱えていませんでした。彼女はまた、大きな建築会社を経営する非常に成功した実業家でもありました。しかし、男性とデートをしていても、親密になることができず、極めて寂しい思いをしていたのです。

私は、このような態度を自己開示恐怖と呼びます。この心的傾向をもつ人たちは、自分が本当はどのように感じているかを他の人に知らせてしまったら、何かひどいことが起こるだろうと確信しています。そのため自分の気持ちを隠しているのです。心を開き、無防備になることを拒みます。なぜなら、そのようなことをしたら、自分はおろかに見えてしまい、人は自分を見下すだろうと考えるからです。自分はこんなふうに感じるべきではない、と考えます。核心にある問題は、信頼の欠如です。自己開示恐怖をもつ人は、自分自身の気持ちを信頼していません。他人は自分を愛してくれない、あるがままの自分を受け入れてくれない、と信じてしまっているのです。たいていのセラピストがこの問題を抱えていると知ったら、あなたは驚くかもしれません。セッションの最中に場に緊張が高まると、セラピストは、ほとんど必ずといっていいほど、自分の気持ちを隠し、しばしば形式的な表現に頼ります。たとえば、「もっと話してください」、「お話を聞かせてくださってありがとうございます」といった、いかにも取ってつけたように聞こえる言い方をすることがあります。あるいは何も言わずに、ただ、患者さんが言ったことをそのまま、鏡のように、反射して繰り返すだけのこともあります。私は精神医学の研修期間中に、このように対応するよう訓練されました。しかし私の患者さんたちは、それに対して非常に腹を立てたのです。患者さんは、私が自分の役立つことを何ひとつ言わない、といって辛辣に文句を言いました。しかし、精神分析医であった私の指導教官は、私がすばらしくよくやっている、と言ったのです。キツネにつままれたような気持ちでした。自分がこんなインチキのような行動をしているときに、どうして患者さん方に成長し、もっと誠実に心を開くことを期待できるのだろうか、と私は思ったのです。

ヴェイス博士という神経学者が私に、息子さんのラルフとの関係について心配している、と話してくれました。彼の説明によると、ラルフは生物学の大学院生で、博士号を取るために勉強しているそうなのですが、お金の節約のためにひとり暮らしをせず自宅で生活しているということでした。ヴェイス博士はラルフを愛していましたが、今まで一度も本当に親密になったことはない、と言いました。いっしょにいるときにはいつも、スポーツのことなど、とりとめもないことについて話しました。ラルフは今まで一度も心を開くことがなく、自分の気持ちや、付き合っている女性たちとの関係や将来の夢について話したこともない、とヴェイス博士は説明しました。

ヴェイス博士は、自分は孤独を感じており、息子ともっと有意義な関係をもちたいのだと言いました。同僚のひとりは最近卒中を起こし、親友は心臓発作で突然亡くなってしまった、と彼は説明しました。自分はちょうど五十八歳になったところで、一度も自分の息子を理解しないまま死んでしまうのではないかと心配だというのでした。

親密な関係というのは感情の面で心を開くことにかかっていると、私は説明しました。これは、心を開き、自分がどのように感じているかを話すとともに、相手はどのように感じているかについて尋ねることを意味します。ヴェイス博士は、これは大変理にかなっている、と言い、自分はラルフに何と言ったらいいのか、と尋ねました。これは実際にはとても簡単なことなのです、と私は答えました。次回、ラルフに話しかけるときに、もう少し心を開こうと努力すればいいのです。たとえば、ラルフを愛していること、しかし自分たちにとって本当に重要なことについて何ひとつ話せていないことがよくあり、そのため、ときどき、寂しく感じることがあることを話すとよいでしょう。また、ラルフのことをもっとよく理解し、ラルフが自分の人生についてどのように感じているかを知りたい、と言ってもよいでしょう。

ヴェイス博士は、ショックを受けた様子でした。自分が寂しく感じていることをラルフに言うことはどうしてもできない、と言いました。そんなことをしたら、異様に聞こえる、さもなければ女々しく聞こえるだろうし、父親は気が狂っているとラルフは思うだろう、というのです。もちろん、彼の懸念にはいくらかの真実があるかもしれません。特に、彼が自分自身をうまく表現できなかったら、そうなってしまうでしょう。しかし、率直に胸の内を打ち明けることに対する彼の恐怖は、それ以上に深かったのです。ヴェイス博士は、たとえどれほど巧みに自分の気持ちを開示したとしても、そうすることが適当ではないだろう、と信じていました。

最も恐れているのは、自分自身に向き合う過程かもしれません。しかし、その恐怖に自分から進んで対峙しようという気持ちがなければ、悟りを経験することはできません。ヴェイス博士にとって、心を開いて自分の気持ちを分かち合うことは大変かもしれません。なぜなら彼はこれまでの全生涯を通してずっと同じ型の中にいたからです。加えて、新しいコミュニケーションテクニックを試みるとき、最初はうまくいかないことがあります。たとえば、出しゃばりすぎることのないようにと、あまりにも控えめに自分の気持ちを表現すると、相手は結局、あなたに対して申し訳なく感じるようになってしまうかもしれません。一方、熱中してあまりにも積極的に自分自身を表現すると、それが引き金となって言い争いとなることもあります。

第20章と第21章のロールプレイング（役割演習）は、これらの傾向を克服するのに役立つでしょう。練習パートナーは、あなたが人にどのような印象を与えるかについてすぐにフィードバックをしてくれて、自分の気持ちを表現するより効果的な方法の模範を示してくれるでしょう。これは、無防備でいることに対する恐怖を克服する助けになります。しばらくすると、自分の気持ちを率直に分かち合うことは、さほど恥ずかしいこと、あるいは不安を煽ることとは感じられなくなるでしょう。また、練習パートナーも完全ではないことがわかるでしょうから、それは非常に大きな安心を与えてくれるはずです。そしてもちろん同時に、自分の気持ちをうまく表現できるようにもなっていくでしょう。

ヴェイス博士は、診察室で私といっしょに練習をしました。また、息子にアプローチするための勇気を奮い起こせるようになるまで、自宅で奥様とも練習をしました。実際彼は、自分の気持ちを共有することに慣れていませんでしたから、ロールプレイングの最中は、ぎこちない様子でした。しかしそのぎこちなさは、強みでした。なぜならそのおかげでかえって彼は誠実に見えましたし、優しく、思いやりのあるように見えたからです。

ヴェイス博士は、ラルフに話しかけたとき、ラルフもずっと孤独に感じ、自分の職業に不安を抱いていたことを知り、驚きました。ラルフはずっと学校で優秀な成績を取ってきました。しかし、研究職を生涯にわたる仕事にしていけるほどはたして自分に才能があるのかどうかわからず、自信を失くして苦しんでいたのです。彼はまた、自分の教授能力にも疑問を抱いていました。なぜなら彼は、人前で話すことに不安を抱えており、授業で自分の研究結果を発表しなければならないときにはいつも立ちすくんでしまいがちだったからです。ラルフは、自分が不安や自信のなさを感じてはいけないと感じていたため、これらの気持ちをそれまで一度も父親に打ち明けたことがなかったことや、父親が自分に失望し、自分をまぬけのように思うのではないかと恐れていたことを告白しました。ヴェイス博士は、自分の恐怖に向き合い、心を開く勇気を奮い起こしたとたん、息子との関係が瞬く間に深まったことに驚いたのでした。

相手を尊重する技法のよくある誤り

誰かとの仲がうまくいっていないとき、ちょっとした相手を尊重する技法がおおいに役に立つ可能性があります。なぜなら人は皆、好かれたい、称賛されたいという深い欲求を抱いているからです。しかし、相手を尊重する技法を習得しようとするときに人がしばしば犯す誤りがいくつかあります。

1．相手を過剰にほめる

やたらほめたたえすぎると、欲求がましい、死に物狂いである、劣っているといった印象を与えてしまうことがあります。ほめことばが大げさであったり、突飛であるように聞こえると、相手はあなたのコメントを割り引いて考え、あなたは相手をうまく操ろうとしている嘘つきだと結論づけてしまうかもしれません。

2．自分の気持ちを隠す

相手をほめるときに心から言っておらず、心を開いていないとき、相手を尊重する技法を用いようとする試みはまったくの失敗に終わるでしょう。たとえば、あなたが不快だったり腹立たしい気持ちだったりするのに、自分でそれを認めない場合、あなたのほめことばは、わけのわからない心理学用語のように、不誠実に聞こえてしまうかもしれません。

3．上っ面で、あるいは偽善的に相手をほめる

人との対立と怒りへの対処を避けようとして、相手を尊重する技法を使う人がいます。私は、最近のシアトルでのセラピスト向けワークショップのなかで、ロールプレイングの実演をしてこの問題を説明しました。ひとりのセラピストに、腹を立てた扱いにくい患者さんの役をお願いしました。そして別のセラピストに、「効果的なコミュニケーションのための5つの秘訣」を用いて、対応してみてもらったのです。「患者」役は、そのセラピストを嘘つきと言って非難しました。セラピストは「あなたがそう言ってくださってとてもうれしいです。それほど心を開き、正直であるとは、勇気があります。私にそんなことを言うのは大変だったことでしょう」と答えました。「患者」役を演じていた男性は、これを聞いてイライラしました。自分が批判されるのを

聞いたときにそのセラピストが「うれしく」思っていないことは明らかでした。「患者」にとって、セラピストを批判するのは大変ではありませんでした。それどころか、実際、彼はそれを楽しんでいたのです！

第23章 手助けと問題解決

「手助け中毒」と「問題解決中毒」と呼ばれる、ふたつのよくある心的傾向が、聞く技法の妨げとなることがしばしばあります。こういうと奇妙に思われるかもしれません。なぜなら私たちはたいてい、手助けや問題解決というのはよいことだと考えるからです。私たちは、自分が気にかけている人を助けたいと思います。自分の対人関係の問題を解決したいと思うものです。しかしときに、手助けが、最も手助けにならないこととなるのです。

手助けが害となるとき

フィラデルフィアにいたとき、私は、ジェイクという臨床心理学の学生のスーパーバイザーをしました。彼は、患者さんになかなか共感できずにいました。ジェイクは、サニーという名前の若い女性を治療していました。サニーは、抑うつと孤独を感じていました。彼女は、セッションの最後に毎回、ジェイクの共感は低いと評価しました。これにジェイクは動揺しました。なぜなら、彼は一生懸命に取り組んできて、自分が彼女とよくやっていると確信していたからです。私は、ジェイクのセラピーのビデオを観ることで、問題の診断を試みました。

ビデオでは、サニーは気が動転し、自分自身にひどく腹を立てていました。

彼女は、孤独に感じると言いました。それは、もし自分が人に対して心から誠実になったら、人は自分のことを拒絶するのではないかと恐れるあまり、人とのやりとりで常に偽って振る舞ってしまうことが理由でした。彼女は、自分自身について嘘をついてしまうことがしばしばあると言いました。自分の達成を大げさに言い、本当の自分とは違う自分を描こうとしてしまうのです。人はときどき彼女が小さな罪のない嘘をついていることを見破り、そのために、彼女を拒否してしまうことがあると、彼女は言いました。まさにその結果こそ、彼女が何としても避けようと躍起になっていることだったのです。

私は、ビデオの中で、ひとつのパターンに気づきました。サニーが自分の気持ちの説明を始めるたびに、ジェイクが彼女を励まそうとするのです。たとえば、彼は次のようなことを言いました。「ええ、私たちは誰でも、社会的状況でときどき偽って振る舞ってしまうことがあります」、「あなたはそのように感じるべきではありません、あなたはよい人間ですし、あなたにはよいところが非常にたくさんあるからです」。

ジェイクは何とか力になろうと努力していましたが、彼の「励まし」のコメントは、実際にはサニーを黙らせてしまい、彼女が自分の気持ちを表現するのを妨げてしまったのです。彼は、誠実でもありませんでした。なぜなら彼は、サニーに対しても、またセラピーがなかなか進展しないことにも欲求不満を感じていたにもかかわらず、自分の気持ちを隠し、明るく陽気に振る舞っていたからです。これこそまさに、彼がサニーを手助けしようとしているのと同じ問題でした――人に対して誠実でなく、心を開いていないということです。

動揺している人を落ち着かせようとしたり、助けようとしたりしても、たいていうまくいきません。なぜならそれは恩着せがましく、わざとらしく、苛々させることのように聞こえかねないからです。サニーは、元気づけようとすることなく、自分の話に耳を傾け、心を開いて気持ちを打ち明けるよう促し、自分の気持ちを妥当と認めてくれる人を必要としていたのです。苦しんでいる人を「助ける」という、衝動的なパターンを変えるには、単なる訓練・練習以上のものが必要となることがあります。相手を落ち着かせなくては、あるいは助けなくてはという、相手から依存されることによって自分が満たされるというパターンをやめる必要があるかもしれません。

サニーがあなたの友人だと想像してください。サニーはあなたに秘密を打ち明けようとしています。彼女は次のように言います。「あのね、私はいつもと言っていいほど、人とのやりとりのなかで偽って振る舞ってしまうの。悪気はないんだけど、ときどき自分自身について、ちょっとした嘘をついてしまうことさえあるの。私が本当はどのように感じているかを知ったら、人は私のことを拒絶するんじゃないかと感じるからなんだけど、でも、結局、人はいずれにしても私を拒絶してしまうのよね」。これに対してあなたは何と言いますか？

先を読み進める前に紙にあなたの考えを書いてください。98ページを参考に、各文の後の〔　〕にあなたが使用したテクニックを同定することを忘れないでください。

▼答え

次のような対応が効果的でしょう。

サニー、あなたが私に話してくれていることは、とてもつらいことのように聞こえるわ。〔感情の共感〕　あなたはしばしば、偽って振る舞い、人によい印象を与えようとして自分自身について罪のない嘘をついてしまうことがあるのだけど、でも結局あなたは、いずれにしても拒絶されてしまう、ということよね。〔思考の共感〕　そのようなことが起きたらきっとどれほど恥ずかしく、屈辱的であるか、私にも想像できるわ。〔感情の共感〕　あなたが人との関係でどれほど苦しんでいるかを聞くのは、私にとってても悲しいわ、だって、あなたにはよいところがたくさんあると私は思うから。〔感情の共感・相手を

尊重する技法〕　これは、あなたにとってはどのようなことなのかしら、もっと私に話してくれないかしら。〔質問技法〕

ここでは、サニーを落ち着かせたり、助けたりしようとするのではなく、自分の気持ちを共有し、彼女が心を開くよう促していることに着目してください。逆説的ですが、これは有益でしょう。サニーは、非常に孤独に感じています。助けるのではなく、相手の話に耳を傾けることが、最も役立つ場合がしばしばあるのです。

問題解決の落とし穴

問題解決しようとすることも、親密な関係を築く妨げとなりえます。誰かとの仲がうまくいっていない場合、相手の話に耳を傾けて自分の気持ちを共有すべきときに、問題解決を試みてしまっていないでしょうか？　これは、大きな誤りとなる可能性があります。

最近、以前の患者さんのジャネットから、二十五年ぶりに電話をいただきました。一、二週間しかたっていないかのように感じられました。私は、彼女との取り組みからおおいに触発され、最初の著書『いやな気分よ、さようなら』の中で彼女について触れた章を書いたほどだったのです。その頃から、ジャネットの生活は目覚ましく改善していました。彼女は、家族を養い、国際的に著名な著者となるとともに、人びとにやる気を起こさせるような講演をしてきたのです。

私がジャネットに初めて会ったのは、私がフィラデルフィアで診療を始めて少しした頃のことでした。ご主人が秘書と浮気して彼女を捨てたあと、彼女のうつ病の治療をしたのです。ジャネットは、腹を立て、打ちのめされた状態になっていましたが、すぐにうつ病から抜け出しました。そしてほどなくして、ピーターというハンサムな牧師と出会いました。彼は、四十二歳の離婚経験者でした。私はジャネットを、彼をデートに誘うよう励ましました。そうしてふたりは激しい恋に落ちたのです。彼女は、離婚の申し立てをし、それから数カ月後にピーターと結婚しました。

ジャネットとピーターが婚約したとき、ジャネットはピーターに次のように言いました。「私、決して子どもは欲しくないの。私は仕事をもっているし、すばらしい継母になるつもりよ」。これは、ピーターにとって申し分のないことでした。なぜなら彼はすでに自分自身の子どもを五人育てていましたから、もうこれ以上子どもは欲しくなかったのです。僕の父親としての日々は終わったよ、と彼は言いました。

それから数年後、ジャネットはある朝目が覚めると「私、赤ちゃんを産まなければならないわ。今すぐ、ひとり産まなければならないのよ！」と言いました。彼女は次のように話しました。「ピーターは、私が狂っているかのように私を見たんです。私たちは、何とか歩み寄ろうと努力しました。私は、経営者としての仕事で学んだスキルをすべて活用しました。でも私たちは、この問題を解決できませんでした。それは私にとって重大なことでしたし、ピーターにとっても重大でした。彼はもう五十歳でしたし、また子育てをすることには、いずれにしてもまったく興味がありませんでした。でも私は、赤ん坊のことがどうしても頭から離れなかったんです」。

私はジャネットとピーターに、夫婦セラピーを何度か受けてみるよう勧め、私が見ているところでその問題について話してくれるよう彼らに求めました。彼らが行き詰まってしまった原因を診断するためです。そして、ふたりは何とかその問題を解決しようと死に物狂いになっているにもかかわらず、失敗し続けていることがわかったのです。解決策は何ひとつとしてありませんでしたし、歩み寄りの道もどこにもありませんでした。なぜなら彼らはふたりとも、強烈な否定的な気持ちを抱いていたのにもかかわらず、自分の気持ちを表現することも、相手の気持ちを認めることもしていなかったからです。

私は、その日のうちに必ずその問題を解決してしまわなくてもかまわないことを指摘し、ふたりが信じられないほど強く、愛情のある関係をもっていることを思い起こさせました。そして、その問題はとりあえず棚上げし、解決しようとするのはやめ、その代わり、「効果的なコミュニケーションのための5つの秘訣」を活用して、相手の話に耳を傾け、互いに助け合い、互いの目を通して問題をとらえようと努めてはどうか、と勧めました。そして、彼ら双方にその準備ができるまで問題は棚から下ろさないよう、彼らに言ったのです。

問題を棚上げにするなんて、私は今までこれほどつらいことをしたことがありません、とジャネットは言いました。しかし、ピーターは、それを聞いてほっとしました。なぜなら彼は大きなプレッシャーにさらされていたからです。数週間にわたり、ふたりは、第21章で紹介した1分間ドリルを用いて練習をしました。

その後、突然、奇跡が起こったのです。二週間後のある朝、ピーターは、目が覚めると「今すぐあの問題を棚から下ろそう」と言いました。君が僕の夢のことで歩み寄ってくれたことを思い出したんだよ、と彼はジャネットに言いました。その夢とは、農場を買って田舎に住むというものでした。ジャネットにとって、それは大変なことでした。なぜなら彼女の勤め先はフィラデルフィアでしたから、通勤に長い時間がかかるからです。そして彼は言いました。「ジャネット、君はこれまで僕の夢を本当によく支えてきてくれた。なのに君が君の夢を抱くのに、僕が協力しないなんてことがどうしてあるんだい？　あるはずないだろう？」。

娘さんのドーンが生まれたのは、それから十カ月後でした。「結局、この子は僕がこれまでに授かった最もすばらしい贈り物となりました」とピーターは言いました。彼は、子どもが生まれた瞬間から興奮していました。それ以来ずっとピーターとドーンは最高のパートナーとなったのです。

ジャネットはそれを次のように説明しました。

ドーンは、農場をこよなく愛しています。子どもの頃、ドーンはいつも父親といっしょに屋外の仕事をしていました。彼女の誕生は、私の人生で今までになかったほど最も重要なことでした。他のことはまったく比べものになりません。でも、もしあのとき私たちが問題を解決しようとするのをやめなかったら、決して起こらなかったでしょう。

あれ以来私たちは何度も「棚上げ」テクニックを使ってきました。あのテクニックは、私たちの関係にも、また私の仕事上の交際関係においても、非常に重要なものとなってきたのです。私は、私生活、友人との関係においても活用してきました。「棚上げする」という考えは、そのことばがあなたの口から出たときからずっと私には役立ってきたのです。

このテクニックは、ひとりきりでは用いることができません。何かを要求したり、解決策を見つけようとすることなく、人の話に耳を傾け、相手がどのように感じているかを理解し、自分自身の気持ちを共有することが必要です。問題を解決しようとするのはやめます。しかし、相手の話に耳を傾け、自分の気持ちを共有し、相手を支えることはやめません。問題を解決しようとする試みそのものが問題になることがあります。なぜなら、問題を解決しようとすると、誰も人の話に耳を傾け、気持ちを認めることをしなくなってしまうからです。

ジャネットは、次のように言いました。

信じられないことでした。私は結局、自分が求めたまさにそのものを手に入れたのです。私たち家族全員が、いつもこのテクニックを使用しています。今、私たちは家族としてしっかりと結びついています。ピーターがまさしく扉の内側へと入って来てくれたとき、私は泣き出してしまいそうでした。私は、私たちが得たものにとても感謝しています。私たちの関係は、とても深いものです。彼はいつも私に手を差し伸べて、私が大丈夫なように気をつけていてくれているのを感じます。こんなに何年も経つのに、私たちはまだ離れていることに耐えられません。私たちは本当に、いつもいっしょにいたいのです。

私たちはふたりとも離婚経験があり、非常に異なった背景の出身でしたから、ふたりの関係の初めの頃に取りかかったワークは、非常に重要なものとなりました。あなたのテクニックは私たちに、ことばでは表現できないほど多くのものを与えてくれました。ふたりで散歩をしたり、あるいは暖炉の前でワインのグラス片手に座っていた毎日を、私は思い出すことができます。そしてもしこの毎日が今日、終わってしまったとしても、私たちは世界中でいちばん幸運な人間であると、私は言えます。

第24章 現実回避：対立への恐怖と怒りへの恐怖

私たちは、非常に暴力的で、攻撃的な社会に住んでいます。そのため、多くの人が、怒りへの恐怖、あるいは対立への恐怖、と私が呼ぶ心的傾向をもっているというのは意外に思われるかもしれません。これらの用語が意味するのは、怒りや人との対立を恐れ、そのため誰かとの仲がうまくいっていないときに、現実を回避し、否定的な気持ちが消えてくれることをただ願うということです。覚えていらっしゃるでしょうが、思考の共感技法と感情の共感技法を用いるときには、相手が言ったことを別の言葉で言い換え、相手が今しがたあなたに言ったことを考慮して相手がどのように感じているかを認めます。これをうまく行えば、その場の緊張を和らげることは可能です。しかし、人が事実上決して認めることのない気持ちがひとつあります。その気持ちとは、怒りです。私たちの多くは、すぐにでも言い争い、自己弁護をするようです。しかし相手が傷ついているかもしれない、あるいは怒っているかもしれないことを、必ずといっていいほど認めないのです。

なぜなのかその理由は、私には確信があるわけではありません。自分が相手の怒りを認めてしまったら、その対立が一気に発展し、手に負えなくなってしまうのではないか、と恐れているのかもしれません。もちろん、たいていその正反対のことが起こります。あなたが相手の怒りを無視すると、その怒りはどんどんエスカレートしていきます。相手は、自分の気持ちをあなたに認めてもらいたいので、さらに要求をつり上げてしまうでしょう。

メンタルヘルスの専門家でさえ、怒りを認めるのに極めて苦労します。人との対立への対処を支援することを専門としてきた専門家であっても同じです。数年前、私は、ペンシルバニア大学医学部の認知療法センターでセラピストのための講演をしました。挑戦的で疑い深い患者さんとやりとりをするときにセラピストが犯す、最もよくある誤りのいくつかについて説明しました。よくあることであるにもかかわらずほとんど認識されていない問題は、ほぼすべてのセラピストが激しい対立への恐怖をもっており、たとえ患者が明らかに激怒しているときでさえ、セラピストは患者の怒りをほとんどまったくといっていいほど認めていないという事実である、と私は説明しました。怒りを認めないのは、大きな誤りです。なぜなら患者は無視されたと感じ、よりいっそう怒りを強くするからです。

この問題を具体的に説明するために、私は、ふたりの志願者に驚くべきロールプレイング（役割演習）をしていただきました。ひとりが信じ難いほどに怒っている患者さんの役、もうひとりがセラピスト役です。セラピストの仕事は、患者さんの怒りに耳を傾け、認めることです。

スタッフのひとりでウィリアムという心理学者がセラピスト役をかって出ました。そしてその同僚のパムが、怒った患者役をすると申し出ました。パムに、できる限り相手を侮辱するような、冷酷な態度でウィリアムを非難してもらいました。そしてウィリアムには、パムが彼を非難している間、座って耳を傾けているよう言いました。パムが言い終わったら、ウィリアムの仕事は、最善の治療スキルを駆使して、パムに対してできる限り効果的な対応を試みることです。

私は、パムはおそらく極めて怒っているように思われるだろうから、ウィリアムは彼女の怒りを認めることが特に重要となるだろう、という事実を強調しました。たとえば、ウィリアムは次のようなことを言ってもいいでしょう。「パム、あなたは本当に動揺し、おそらく今、私に対して怒っているように感じられます。あなたがおっしゃっていることは重要ですから、私は、あなたがどのように感じているかについてもっと聞きたいと思います」。私はウィリアムに、どれほど懸命に努力しても、彼はおそらくパムの怒りを認められないだろうと警告しました。なぜならほとんどすべてのセラピストが怒りを恐れているからです。それでも最善を試み、私の言っていることが間違っていると証明してみてくれないかと彼に言いました。そして、彼が本当にしなければならないことは、対応するときに「い」のつくことば〔怒り〕を用いることだけだといってもいいくらいだと言ったのです。

私は、ニューヨークからはるばるロサンゼルスまで何百というワークショップで同様の実演をしてきたこと、メンタルヘルスの専門家の誰ひとりとして、今まで一度も、患者さんの怒りを認めることができた方はいなかったことを説明しました。私はウィリアムのほうを向いて言いました。「ですからあなたは今、すばらしいチャンスを手にしているのです。あなたは、『い』のつくことばを使う、アメリカで最初の心理学者となれるのです。あなたは今日、歴史を作るのです！　結局のところ、あなたにはそれは無理だろうと私は確信していますけどね」。ウィリアムは、正々堂々と私の挑戦を受け入れました。そして、必ずパムの怒りを認めることを固く心に誓った、と言ったのです。

ロールプレイングを開始しました。パムは、「難しい患者さん」の役を実に見事に演じました。彼女はウィリアムを激しく非難し、「先生はセラピストの物笑いの種だわ。私、セラピーをやめようとかと思っています、だって先生の、治療と言っていることは、まったくの時間とお金の浪費ですから」と言いました。また彼女は、彼が明らかに極端な男性優越主義者であり、自分の結婚生活は彼のまぬけなアドバイスのせいで崩壊しかけている、と言いました。さらに、彼は自分が結婚さえしていないのだから、彼女の問題で力になることなど決して無理であること、セラピーを始めたときよりも今のほうがいっそう気分が悪くなってしまったこと、実際診察に来るたびに、ますます気分が悪くなったことを指摘したのです。

彼女が話をしている間に、ウィリアムはゆでダコのように真っ赤になっていきました。私は、あの瞬間に彼の立場でなくてよかったと、感謝しました！　パムが話し終えたとき、その場はシーンと静まりかえりました。針が落ちた音も聞こえそうなほどだったのです。ウィリアムは次に何を言うのだろうと思いながら、全員が大きな期待を抱いて彼をじっと見つめていました。はたして彼は、パムがどれほど怒っているかを認めることを覚えているでしょうか？

緊迫した時間が流れましたが、彼は数秒間口を開きませんでした。結局彼は、身体を前に乗り出し、非常に横柄な声でこう言いました。「共有してくださりありがとうございます。あなたは、さい、い、い、ぞかし孤独な女性に違いありません！」。再び気まずい沈黙が流れたあと、全員が声をあげて笑い始めました。

「それでいいですか？　終わりですか？」と私は尋ねました。彼はまだ気まずそうな様子でしたが、はい、とうなずきました。

「アメリカのどのセラピストも今まで認めることができなかった、ある感情がありますか？」。私はさらにこう尋ねました。ウィリアムは、自分で自分の頭をはたきました。私が予告した、まさにその誤りを自分が犯してしまったことに気づいたからです。彼は、パムの怒りを認めることをすっかり忘れてしまっていました。その代わり、「共有してくださりありがとうございます」と、もっともらしい心理学用語で答え、彼女を「孤独な女性」とレッテル貼りしてしまいました。これは、非難のことばです。

　どうしてこのようなことになってしまったのでしょうか？　これは単なるロールプレイングにすぎなかったにもかかわらず、パムの言葉があまりにも脅迫的に感じられたことから、ウィリアムは頭の中が真っ白になってしまい自分が何をすべきかすっかり忘れてしまったのです。これは私たちの誰にでも起こりうることです。幸いにも、ウィリアムは優れたユーモアのセンスをもっていたので、このエクササイズから多くのことを学んだと言ってくれました。このエクササイズを通し、彼は、臨床活動においても、また自分個人の生活においても、自分がどれほど対立を恐れているかに気づいた、と言いました。決意すれば、人は、これらの自己防衛的で、反射的な対応を克服できるようになります。しかし、それには練習が必要です。なぜなら自己防衛と対立の回避は、私たちの脳に組み込まれているようだからです。

　もちろん、相手の怒りを認めるやり方がぎこちないと、問題はますます悪化してしまいます。そしてあなたは、怒りを認めるのは実にばかばかしいと結論してしまうでしょう。たとえば、友人のメロディがうろたえた様子で「まったく！　あなたったら、人の言うことを聞いていないじゃないの！　腹が立つわ」と言ったと仮定してください。あなたは先輩ぶったような、あるいは批評するような声の調子で「あなたはひどく怒っているようね」と言うかもしれません。あなたはメロディの怒りを認めていますが、この言い方はあまり効果的ではないでしょう。なぜなら批判に聞こえるからです。メロディは自己防衛的になり、腹を立てて、自分は怒っていないと強く主張するでしょう。さもなければ、「ええそうよ、私は怒っているわ！」と言うかもしれません。こうなるとあなたは、怒りについて話をするのは実際には得策ではないと結論してしまうでしょう。

メロディの怒りをより穏やかに認めるためには、次のように言うといいかもしれません。

私があまりうまく話に耳を傾けてあげられなかったと聞くのは、私にとってつらいことよ、でもあなたの言う通りだと思うわ、だからあなたが今、私に腹を立て、欲求不満に感じているとしても、私は驚かないわ。〔「私は～と感じる」という言い方・武装解除法・感情の共感技法〕　だから、もしよければ、私が聞き逃してしまったことをもっと私に話してくれないかしら？〔質問技法〕　あなたがどんな気持ちでいたのか、私、本当に知りたいと思っているのよ。〔質問技法〕

この対応は、メロディの怒りを認めるとともに、相手に対する敬意を伝えています。あなたが彼女の怒りを正当と認めれば、彼女も自分が批評されたようには感じないでしょうから、自分の気持ちを否定する必要を感じなくなります。これによって彼女は自分の気持ちを打ち明けやすくなります。あなたが話を聞いてあげたことで、逆説的に、彼女はおそらくさほど怒りを感じなくなるでしょう。

では、練習してみましょう。このエクササイズのために、あなたはこれまでずっとこの本を読んできたけれども、筆記エクササイズはしてこなかった、と想像してください。筆記エクササイズ全部を飛ばしてきてしまったのです。これがあなたにあてはまらないことも、あなたがこの本を読みながら筆記エクササイズにも一所懸命に取り組んできてくださったことも、私は承知していますが、やってこなかった振りをしてみていただきたいのです。私が、デビッドという名前の煩わしい著者の役をします。そして飛びきり批判的な声の調子であなたに次のように言います。

これまで私は、何度も何度もあなたに、この本の中の筆記エクササイズをしてくださいと促してきました。しかしあなたは実際、それらを飛ばして、読み続けているようですね。私はまた、くだらないエクササイズでも、エクササイズをしなければ、実生活の場面でのこれらのテクニックの使い方を学ぶことは決してできないともお話ししました。あなたは聞いていらっしゃらなかったのですか？　それとも私がお話ししていることなど重要ではないと考えたのでしょうか？　え、どうなのです？

あなたはどのように対応しますか？　あなたの対応を紙に書いてください。「効果的なコミュニケーションのための５つの秘訣」のうち、どれを用いていただいても結構ですが、感情の共感技法は必ず含めるようにしてください。用いたテクニックの名前を（　　）に書いてください。

▼答え

次に示すのが、有効に作用すると思われるアプローチです。

まあ、デビッド先生、私は今ちょうど、ちょっと困った立場になったなぁ、と感じていたところです。〈「私は～と感じる」という言い方〉　私は、先生の本が大好きなのですが、筆記エクササイズを自分がずっと飛ばしてきてしまったのは確かですから気まずく感じています。〈相手を尊重する技法・「私は～と感じる」という言い方・武装解除法〉　先生は欲求不満に感じていらっしゃるようですし、おそらく私に対していささか怒ってさえいらっしゃるように聞こえます。〈感情の共感技法〉　確かに、先生はたくさんのエクササイズを示していらっしゃいましたし、エクササイズが重要であることに私はいささかの疑いも抱いていません。〈相手を尊重する技法・武装解除法〉　読者の方は、誰もがエクササイズをなさるのでしょうか？〈質問技法〉　抵抗なさる方は大勢いらっしゃいますか？〈質問技法〉　それはきっと煩わしいことに違いありませんね。〈「私は～と感じる」という言い方〉

この例では、自分がどのように感じているかを認めるとともに、デビッドに対していくらか称賛を示しています。彼の自己愛は傷ついているようですから、相手を尊重する技法と武装解除法をうまく活用することで、緊張を和らげることができるでしょう。さらに、あなたがデビッドの欲求不満と怒りを認めれば、彼にとってあなたをけなし続けることはよりいっそう難しくなります。だからこそ、あなたは否定的な気持ちを穏やかな形で明るみに出すのです。

それでは、ご自身が書き記したことを詳しく見てみてください。デビッドの怒りを認めましたか？　自分自身の気持ちを直接的に、しかし巧みに共有しましたか？　デビッドの批判に何らかの真実を見つけましたか？　言い争いの渦中に称賛や尊敬の念を伝えましたか？

あなたの対応が効果的ではなかった場合には、もう二、三度、筆記エクササイズをする必要があるかもしれません。友だちや家族、あるいは同僚から耳にすることがある意地悪な批判や非難をいくつか書き出します。そして、「効果的なコミュニケーションのための5つの秘訣」を用いて、どのように対応するかを書いてください。必ず、相手の怒りを認めるようにしてください。いったん効果的な対応をうまく書けるようになったら、お友だちにいっしょにロールプレイングをしてくれるよう頼んでください。何かドキッとするような鋭いことばを、一度にひとつ、あなたに向かって読んでくれるよう、お友だちに頼みます。そしてそのお友だちの怒りをあなたが友好的に、機転を利かせて認めるよう努力してみることを説明します。ほとんどの人は、ほんの二、三分練習するだけで感情の共感技法が飛躍的に上達します。

怒りへの恐怖

これまでのところで、他人の怒りを認めることが困難となりうることを見てきました。また、怒りというのは、表現することが難しいこともあります。この理由のひとつは、私たちには怒りと愛を互いに排他的なものととらえる傾向があるということです。患者さんのひとりで、私に次のような話をしてくださった方がいます。彼女が子どもの頃、ご両親は彼女に、人が本当に誰かを愛したのなら決してその人とケンカをしたり言い争ったりしないだろうし、もしケンカをし、言い争いをしたなら、それは本当はその人を愛していないことを意味する、と教えたのだそうです。これは結婚の理想的な形かもしれません。しかし現実の世界ではあまりうまく役に立たないでしょう。

カール・ユングは、私たちは皆、プラスの愛情ある側面だけでなく、影、すなわちマイナスの側面ももっており、精神が健康であるためにはこれらふたつの正反対の衝動が融合することが必要であると考えていました。しかし、利己的で敵対的な動機を自分がもっていることを認めるのは、私たちにとって易しいことではありません。だから私たちは、そのマイナスの側面を意識的に自覚して隠し続けるのです。そうすることで、自分は無実に感じられ、誰かに腹を立てたときでも罪悪感に駆られなくてすみます。

しかしそのマイナスの側面は、いつ何どき、直接的に、または間接的に、姿を現してくるかわかりません。実際、自分の怒りを隠そうと、あるいは抑えようと必死で努めれば努めるほど、それはますます強力になるのです。

次の点について、私はきっぱりと断言したいと思います。ネガティブな気持ちというのは異常でもなんでもありません。どれほど懸命に努力しようとも、それらの気持ちに消えてもらうことはできません。私たちは誰でも、ときどき苛立ち、欲求不満に駆られます。しかしその気持ちを隠したり抑えたりしても、たいていよいことにはならないでしょう。遅かれ早かれ、その怒りは必ず、ふつふつと湧き出てきます。唯一の現実的な選択とは、どのように自分の気持ちを表現するかということだけです。そのとき、次の三つの選択肢があります。

●積極的な攻撃

脅したり、身体的な暴力をふるったり、悪口や卑猥なことば、あるいは批判を言ったり、もしくは「真実」について言い争ったりすることで、相手を攻撃することができます。これは、怒りを表現する最も一般的な方法です。攻撃することは気分よく感じられるものだからです。私たちは攻撃したいのです。この衝動に屈したら、人との対立は不可避となります。

●消極的な攻撃

表面的には無実のまま、皮肉や棘のあることばで自分の怒りを間接的に表現することができます。あるいは、いかにも友好的に振る舞ったうえで、相手のうわさ話をして他の人たちに対して相手のことを口汚く批評したり、嘲笑したりして、陰で仕返しをすることもできます。これは、二番目に一般的な怒りの表現法です。

●自分の怒りを共有する

自分のネガティブな気持ちを、相手の自尊感情や尊厳を傷つけないような、率直で、敬意を込めたやり方で共有することもできます。これは最も一般的でない選択肢ですが、ずば抜けて最も効果的です。

怒りの気持ちを共有するときには、タイミングが重要です。たいていの場合、最初に三つの聞く技法を用いる必要があります。まず自分の話を聞いてもらってからでないと、あなたの話に進んで耳を傾けようとはしないでしょう。つまり、相手が言っていることに真実を見つけ〔武装解除法〕、相手がどのように考え、感じているかを認め〔思考の共感技法と感情の共感技法〕、あなたにもっと話をしてくれるよう相手をいざなう〔質問技法〕ということです。

あなたが傷ついて感じるとき、あるいは怒りや欲求不満に駆られているときには、肯定的な気持ちを伝えることが非常に役立つ可能性があります。相手をけなしているように聞こえるようなことや、相手の顔をつぶすようなことは、一切、言わないようにしてください。相手を自己防衛的にしたり、相手に恥をかかせるようなことを言ったりしてはいけません。

トニーという親友がいて、あなたの気持ちを傷つける、まったく思いもよらない辛辣なコメントをしたため、彼に対して非常に腹を立てている、と想像してください。どのようにして優しく、相手への敬意を込めた形で自分の怒りを表現するでしょうか？　アプローチの仕方をひとつご紹介します。

トニー、君はいつも僕の親友でいてくれたよね、でも僕は今、気が動転し、欲求不満に駆られているんだ。〈相手を尊重する技法・「私は～と感じる」という言い方〉　君のコメントには鋭い刃があった、だから僕は自分がけなされたように感じているんだ。〈感情の共感技法・「私は～と感じる」という言い方〉　君は何か僕のことでうんざりしているのかい？〈質問技法〉

ここでは、トニーを脅したり、けなそうとしたりすることなく、率直に、直接的に気持ちを表現していることに着目してください。

いくらか訓練が必要ではありますが、扇動的、脅迫的なことばを用いることなく、自分の気持ちを巧みに表現することは常に可能です。しかし難しいこともあります。私たちは皆、気が動転すると暴言を吐いたり、反撃したりしたい衝動に駆られます。これはもっともなことです。この衝動には、おそらく何か遺伝的な基盤があるのでしょう。人類の歴史の全過程を通して、最も攻撃的な人が最もよい生殖のチャンスを獲得してきました。なぜならそのような人たちは最も力が強く、生存の可能性が最も高いからです。攻撃的な衝動は、私たちの遺伝子にプログラミングされているのです。大股で闊歩して獲物を殺そうとしたからといって、ライオンを非難することはできないのと同様、反撃したいと思ったからといって、誰も私たちを責めることはできません。

しかし、私たちは、人を苦しめてやろうとする衝動に屈するかどうかを選択することができます。敵意をむき出しにしたら、戦いを背負いこむことになるでしょう。対照的に、もしあなたがこの衝動に抵抗し、自分の怒りの気持ちを相手への敬意を込めた形で共有し、相手ともっとよい関係を築いていきたいというあなたの気持ちを伝えたならば、相手があなたの話に耳を傾け、敬意をもってあなたを扱ってくれる可能性はずっと高くなるでしょう。

たとえあなたが自分の気持ちをうまく表現したとしても、相手は自己防衛的に対応し、あなたに暴言を吐くかもしれません。人は、壊れやすく、傷つきやすいものです。あなたが自分の気持ちを表現したときに相手が動転してしまったら、すぐさま引き下がってください。そして再び、傾聴モードに切り替えて、武装解除法、思考の共感技法と感情の共感技法、質問技法を用いてください。相手がリラックスし、受け容れられたという気持ちになったようだったら、もう一度あなたの気持ちを表現しようと試みるとよいでしょう。

第25章

謝罪　「『ごめんなさい』と言うだけではだめなのでしょうか？」

親密な関係を築くためのワークショップで私が最もよく耳にする質問のひとつは、「ただ『ごめんなさい』と言うだけではだめなのですか？」というものです。謝罪は、それ自体としてはよくも悪くもありません。しかし、たいていの場合、聞く技法の妨げとなる落とし穴になります。これから、その理由を見ていくことにしましょう。誰かが取り乱し、あなたにひどく腹を立てているとき、あなたは、相手が求めているものは謝罪だと思うかもしれません。そうするとあなたは、相手の不満のすべてに耳を傾け、問題が解決されることを期待して「ごめんなさい」と言います。しかし、実際には、謝罪は相手を黙らせる方法となっています。なぜならあなたは、相手がどれほど傷つき、怒りを感じているかを聞きたくないからです。謝罪は、有意義なものとなる可能性がある一方で、親密な関係を築くことをきっぱりと回避する方法にもなりえます。次のケースがこれを実証しています。

ドナルドとビクトリアは、混乱した結婚生活に助けを求めて、私のもとを訪れました。ふたり目のお子さんが生まれて数カ月後、ドナルドは、仕事で六カ月間シアトルへ行かなくてはならなくなりました。しかし、ビクトリアは、ツーソン（アリゾナ州の都市）の自宅に留まりました。長男がぜんそくで、乾燥したアリゾナの気候が彼にとってよかったからでした。ドナルドが出発して少しした頃、ビクトリアは、自分が妊娠していることに気づきました。しかし、彼女はもうこれ以上子どもを欲しくなかったことから、ドナルドに話すことなく、妊娠中絶手術を受ける手配をしました。ドナルドは、あとでその事実を知らされたとき、打ちのめされました。彼は、常々、もっと子どもを欲しいと思っていましたし、妊娠中絶は間違っていると信じていたのです。彼は、忌々しく感じ、裏切られた気持ちでした。なぜならビクトリアが彼をすっかり蚊帳の外に置いていたからです。しかしふたりは、自分の気持ちについて一度も話をしませんでした。ただひた隠しにし、あたかも何事もなかったかのように暮らし続けたのです。

ドナルドは、シアトルから帰って少しすると、ある女性と関係をもつようになりました。相手は、ふたりの家から数ブロック離れたところに住んでいる女性でした。彼は、実際にその女性の家に移り住み、三カ月にわたり彼女と一緒に暮らしたのです。ビクトリアは、屈辱的な思いに駆られ、子どもたちには、お父さんは夜遅くまで働かなくてはならず、夕食に帰ってこられないのもそのためである、と毎晩言い訳をしたのでした。ドナルドの浮気は結局うまくいかなくなり、再びビクトリアのもとへ戻っていっしょに住むようになりました。彼らは、自分の気持ちについて一度も話をすることはありませんでした。そのため常に緊張した空気が漂っていました。数年後、彼らは、セラピーを受けることにました。この壊れた関係を修復し、もっと愛情のある、信頼し合う関係を育むことが可能かどうかを確かめるためでした。

彼らは、気が動転したとき、物事について徹底的に話し合う代わりに、互いに傷つけ合うことで間接的に自分たちの気持ちを行動化しました。ドナルドは、ビクトリアが内緒で妊娠中絶をしたことで傷つき、怒りを感じていました。しかし彼は、自分の気持ちを彼女に話す代わりに、浮気をしたのです。当然のことながら、ビクトリアは打ちひしがれました。そのうえ、彼女が秘密で中絶したことも、その前にドナルドが彼女を傷つけたことに対する腹いせだった可能性もあります。中絶について知ったとき、ドナルドは、とんだ仕打ちを食らった気分だ、と言いました。ふたりは、表面的には問題はないように装い、対立の回避をしながらも敵対的に復讐し合う関係でいるというパターンに、初めて出会ったときからずっと入り込んでいたのです。

私は、「1分間ドリル」が有効かもしれないと考えました。このエクササイズを説明し、ビクトリアには、ドナルドが浮気をしたときにどのような気持ちだったのかを話すよう勧めました。また、ドナルドには、黙って座って彼女の話に耳を傾けるよう求めました。そうして、彼女が話し終えたら、彼女が言ったことを要約し、その後、役割を交代して、彼が自分の気持ちを表明し、その間ビクトリアが話に耳を傾けるのです。そのようにすれば、彼らはふたりとも、相手が話に耳を傾けているなか、自分の気持ちをもっと率直に、直接的に共有する機会を得られるのです。

ふたりは、このエクササイズに大きな意味があることに同意しました。ビクトリアは、ドナルドの浮気の最中、自分がどれほど屈辱的で、傷つき、そして怒りを感じていたかを彼に話しました。これが彼女にとって絶対的に痛烈なものであること、そして、彼が再び同じことをしないか彼女には知りようがないことから、今、彼を信じることは彼女にとって本当に難しいことを話しました。さらに、あの三カ月間は、彼女の人生で最悪の期間だったこと、またあの浮気は今でも彼女を蝕んでいるとも言いました。彼女は、あの浮気を自分の心から拭い去ることはできない、自分は今でも憤りを感じていると説明しました。そして、このことが彼女に、彼に対する愛情も、尊敬も感じることを難しくさせ、自分が汚され、辱められたように感じるため、セックスにもまったく興味がなくなってしまったと言いました。

ビクトリアが話している間、ドナルドは座って話に耳を傾けていました。彼女が話し終えたとき、私はドナルドに、彼女が言ったことを要約し、彼女がどのように感じているかを認めるよう促しました。しかし、彼は、浮気については申し訳なかったが、自分たちふたりの人生を前進させていけるよう、もう過去のことにとらわれるのをやめてもいい頃だと思う、と言いました。さらに、何度も何度も謝らなければならないことにいい加減うんざりしており、彼女がひっきりなしに文句を言い、批判すると、彼は気が滅入ってしまうと言いました。

これは、ビクトリアが最も聞きたくないことでした。ドナルドは、自分が彼女を傷つけてしまったことを認め、彼女がどれほど怒り裏切られた気持ちでいるかを認めるとともに、いくらかの同情と良心の呵責を示す必要がありました。口先だけで謝罪を伝え、人生を前進させるよう言ったとき、彼は、本当は次のようなメッセージを伝えていたのです。「黙れ、文句を言うのをやめろ。君の話を聞くのはうんざりだ。君がどのように感じているかなんて聞きたくもない。実際、君がどんな気持ちでいるかなんて僕の知ったことじゃないさ」。

ドナルドの上っ面だけの謝罪は、ビクトリアを欲求不満にさせ、ますます激しく憤らせました。ときおり、謝罪は、抑圧のひとつの形にすぎないことがあります。怒りや傷ついた気持ちを一切、聞きたくないがために、相手を黙らせる方法として謝罪するのです。もちろん、「ごめんなさい」と言うことが、必ずしもいつも機能しないというわけではありません。謝罪が用をなさないのは、相手の話に耳を傾け、相手がどのような気持ちでいるかを認める必要があるときに謝った場合です。

ビクトリアが「あの三カ月間は、私の人生で最悪の期間だった。あなたの浮気は今でも私を蝕んでいるわ。私は、それについて考えるのをやめられない」と言ったとき、ドナルドは次のように対応するとよかったでしょう。

ビクトリア、僕が君をどれほど傷つけてしまったかに気づいて、本当に申し訳なかったと思っている。〈武装解除法・感情の共感技法〉　僕がしたことは利己的で、とんでもないことだった。君が僕に激怒するのもまったく当然だよね。〈武装解除法・感情の共感技法〉　君がどれほど屈辱的で、孤独で、みじめに感じたか、僕には想像し難いほどだっただろう。〈感情の共感技法〉　君を傷つけてしまったことに対して、僕は心の底から謝罪するよ、でもはたして君がどうしたら僕のことを許してくれるのか、想像できないんだ。〈相手を尊重する技法・武装解除法〉　僕も傷ついていることを君に知ってほしいんだ。僕は自分自身にほとんど耐えきれないんだよ、だって僕は君のことを本当に愛しているから。〈「私は～と感じる」という言い方・感情の共感技法〉　当時は君にとってどんなふうだったのか、そして今、君はどんな気持ちでいるのか、僕に話してくれないかな？〈質問技法〉

このように謝罪したならば、効果的でしょう。なぜならドナルドは、ビクトリアを黙らせようとしていないからです。謙虚さ、愛、そして良心の呵責を伝え、心を開いて気持ちを打ち明ける機会を妻に与えています。もちろん心から話をし、自分のことば通りのことを意味するつもりで言う必要があります。ごまかしとして口先で言っているだけならば、効果はないでしょう。

それでは、私が本章のタイトルとして掲げた質問に戻りましょう。「『ごめんなさい』と言うだけではだめなのでしょうか？」。答えは——すべて時と場合によります。謝罪が、相手の傷つき、苛立った気持ちを避けるための手段であるとしたら、それは、単なる責任回避、親密な関係の回避の手段にすぎません。しかし、相手に自分の傷ついた気持ちを打ち明けてくれるよう促し、さらに自分自身の気持ちも打ち明けたならば、そのときには謝罪は、極めて重要な謙虚さと愛情の表現となるはずです。

第26章
服従　「私は、あなたを満足させなければならない」

ときおり、自虐的な態度と信念のせいで、「効果的なコミュニケーションのための5つの秘訣」を有効に使用することが難しくなることがあります。そうした態度や信念には、ごく一部を挙げただけでも、真実は我にあり、対立への恐怖、服従、承認依存、愛情依存、権利の要求、問題解決、手助けなどがあります。たとえば、真実を追い求める人の場合、言い争っている相手の話に耳を傾け、相手の批判を妥当と認めて相手への尊敬の念を伝えるのではなく、相手の言い分が間違っていると証明しなければ、という圧倒的な欲求を感じることがあります。また、手助け中毒の人の場合は、動揺している友人や家族の話に耳を傾け、その気持ちを認め、いったい何が彼らを悩ませているのかについてもっと話してくれるよう促すのではなく、むしろ彼らを助けなければ、あるいは落ち着かせなければ、という強迫的な欲求に駆られることがあります。

自虐的思い込みについて最も興味深いことのひとつは、その信念が非現実的な傾向があるにもかかわらず、自己達成予言として機能することから、現実ではないときにも、あたかも現実であるかのように見えるということです。たとえば、あなたは疑い深い、誇大妄想的な心的傾向をもっていると仮定しましょう。あなたは、自分が気にかけている人たちが忠実でなく、あなたを食い物にしようとしているのではないか、と疑い、恐れています。このような心的傾向は、自尊感情が大きく欠けていることを示します。なぜなら、あなたは、他の人たちがあなたをあるがままのあなたとして愛し、尊敬してくれるはずがない、彼らのあなたに対する興味とは、あなたを傷つけるか、裏切るか、それとも自分のいいように利用しようというものでしかない、と信じているからです。その結果、あなたは常に、他の人たちの言動に悪意ある動機を読み取ってばかりいるのです。

このような心的傾向は、さまざまな理由から他の人たちを欲求不満にさせ、苛立たせます。第一に、彼らが自分を傷つけたがっているのではないかとあなたがひっきりなしに想像しているため、彼らは傷つき、腹立たしく感じるでしょう。第二に、あなたがいつも人との間に分厚い人間不信の壁を作っているため、彼らがあなたと親密になるのは不可能でしょう。その結果、彼らはあなたに対して否定的な気持ちを抱くでしょうし、あなたがどれほど難しい人間かと陰であなたのことをうわさするでしょう。ある意味、実際にはあなたが人に自分を見下すよう強いているのであり、それこそまさに、あなたがずっと恐れていた結果です。

しかし、あなたは自分がこのようなことをしていると気づいていません。あなたは、人間の性質について自分は重要な発見をしたと考えています。私たちは、自分自身の態度や期待が、自分がやりとりする人たちの表情や行動に映し出されるのを、常に見ています。私たちは、自分自身の対人関係の現実を絶えず自ら創造しているのですが、自分がこのようなことをしていることに気づいていません。そして、まさかこのようなことが起こっていようとは知らず、他者に対する自分の態度と期待の重要性を自覚していなかったとしたら、同じパターンが何度も何度も繰り返し続いていくことでしょう。

自虐的思い込みを特定する方法

対人関係を妨害しかねない自虐的思い込みや期待を正確に指摘するうえで、「下向き矢印技法」という技法が役立つでしょう。ではここで、この技法の取り組み方をご紹介します。仲がうまくいっていない人と対立した特定の場面を思い浮かべてください。その瞬間にどのように考え、感じていたかを自問自答してください。あなたは心の中でどんなことを考えていたでしょうか？　否定的思考を紙に書き出してください。

あなたにとって興味深い思考をどれかひとつ選びます。そしてその下に下向きの矢印を書いてください。下向き矢印は、以下のような質問を自分自身に問いかけることを思い出させる、合図となるものです。

「その思考が真実だとしたら、それは私にとって何を意味するのだろう？　なぜそれは私を動揺させるのだろう？」

すると、あなたの心に新しい否定的思考が飛び込んでくるでしょう。それを書き記し、その下に新しい下向き矢印を書いてください。さらに同じ質問を自分自身に尋ねます。そうして、いくつかの否定的思考の連鎖が生み出されるまでこれを繰り返してください。続いて、その否定的思考のリストを見直し、相手との関係についての次の三つの質問について考えてみてください。

1　これらの思考は、私がどのような人間であるかということについて私に何を伝えているだろうか？　この関係における私の役割とは何だろうか？

2　これらの思考は、相手がどのような人間であるかということについて私に何を伝えているだろうか？　この関係における相手の役割とは何だろうか？

3　これらの思考は、この関係について私に何を伝えているだろうか？　これらふたつの役割を結び付けている台本とは何だろうか？　私たちはどのようなルールにしたがって役割を演じているのだろうか？

これらの質問に対する答えは、まったく新しい発見となるでしょう。

デニスという二十八歳の心理学の大学院生が私に、自分の「共依存（相手から必要とされることに自分の存在意義を見出すような共に依存し合う関係）」について助けを必要としていると言いました。「共依存」などというものは存在しません。これは、もったいぶった専門用語っぽいものにすぎません。その意味するところは、人によってさまざまです。私は、デニスがいったい何を意味しているのか、その例を挙げてくれるよう求めました。彼女は、自分が「共依存」に苦しんでいる、具体的なときを思い浮かべることができたでしょうか？　それはいつだったのでしょう？　何が起こっていたのでしょう？　彼女は誰とやりとりしていたのでしょうか？　彼女はどのように考え、感じていたのでしょう？

デニスは、冬期に抑うつ的な気分になることが多く、そのため決まって新しい恋愛に関心を抱くこと、また、そのおかげで春が到来するまで精神的に切り抜けられることを話しました。春になると、たいてい精神的に改善するものの、自分の関係にとらえられ、追い込まれたように感じ始め、その関係から逃れたくなるのでした。彼女は、ペンシルバニア大学で人類学の博士課程を修了しようとしているところで、ハリスバーグ（ペンシルバニア州の州都）から大学のあるフィラデルフィアに往復しなければならないと説明しました。彼女はパートナーのリサといっしょにハリスバーグに住んでいるのです。結果として彼女は、週に六十時間近くを勉強と授業、および通学に費やすことになり、週末には死んだようにぐったりと疲れきってしまうのです。

その週の前半に、デニスは、リサから電話を受けました。リサは、興奮し、週末に自分たちふたりのための凝った計画を立てたのだと言いました。土曜日の朝、ハリスバーグからピッツバーグへ車で行って、リサの両親を訪ね、その後、ピッツバーグ・サタデー・ナイトのパーティへ行きます。日曜日の朝、友人たちに会うためにランカスターへ車で行き、フォーク・フェスティバルに参加し、日曜日の夕方に、ハリスバーグへ車で戻るというのでした。デニスは、車で出掛け、パーティをすることになると考えると、げっそりと疲れ、圧倒される思いでした。彼女は、週末はひたすらリラックスしてのんびりすごしたかったのです。しかし、彼女は、断るのに一苦労しました。なぜなら不安、罪悪感、欲求不満、憤りを感じ、わなにとらわれたような気分だったからです。

私はデニスに、その瞬間に彼女は何を考えていたのかと尋ねました。どのような否定的思考が彼女の心をよぎっていたのでしょうか？　彼女は、心の中で次のように考えていました。

1　リサは私のことを理解してくれていない。
2　彼女が私のサポートを期待するのは当然だ。

3　私は休息することも、動くこともできない。これはどうしようもない状況だ。
4　私は利己的になっている。

デニスが動揺していたある瞬間に焦点を当てたことで、私たちは、「共依存」という言葉によって彼女が何を言おうとしているのかを正確に理解できました。デニスは、リサがあまりにもあれこれと要求してくるので困りながらも、罪悪感に駆られています。なぜならデニスは、自分はリサをサポートし、リサが自分にしてほしいと望むことをするべきであると考えているからです。

デニスがこの四つの否定的思考を書き記した後、私は彼女に、どれが最も彼女を動揺させるかと尋ねました。彼女は、四番目の「私は利己的になっている」という思考であると答えました。私は彼女に、この思考の下に下向き矢印を書くよう言い、「もしそれが真実ならば、それはあなた自身について何を言っているのでしょう？　それはなぜあなたを動揺させるのでしょうか？」と尋ねました。

デニスは、「それは、私が他者に何も与えていないという意味でしょう」と言いました。私は彼女に、それを書き記すよう求め、同じ質問を繰り返しました。以下に、私たちが書き出した一連の思考を示します。

4
私は利己的になっている。
「もしそれが真実ならば、それはあなた自身について何を言っているのでしょう？　それはなぜあなたを動揺させるのでしょうか？」
←

5
それは、私が他者に何も与えていないという意味だろう。
「もしそれが真実ならば、それはあなた自身について何を言っているのでしょう？　それはなぜあなたを動揺させるのでしょうか？」
←

6
それは、私には何も他者に与えるものがないという意味だろう。
「あなたが本当に何も他者に与えるものがないとすると、それはあなたにとってどんな意味があるのでしょうか？」
←

7
それでは誰も私のことを好きにならないだろう。
「そしてそのときどうなりますか？　あなたには何も他者に与えるものがないため、あなたのことを誰も好きにならないと仮定してみましょう。なぜそれが気持ちを動揺させるのでしょうか？　次にどのようなことが起こるのでしょう？」

8　私はまったくのひとりぼっちになってしまう。

↓

「そのあとは？　あなたがまったくのひとりぼっちになってしまったら、何が起こるでしょうか？」

↓

9　それは、私がダメな、くだらない人間だったことを意味するだろう。

それでは次に、この否定的思考を振り返り、親密な関係をめぐるデニスの考え方について、次の三つの質問について考えてみてください。

●デニスは、リサと自分との関係において自分が果たしている役割について、どのように考えているだろうか？
●デニスは、その関係におけるリサの役割について、どのように考えているだろうか？
●彼女は、愛情ある関係の性質をどのように理解しているだろうか？　すなわち、別の言い方をすると、デニスの役割とリサの役割を結びつけるルール、あるいは筋書きとは何だろうか？

第一の質問から見てみましょう。ふたりの関係におけるデニスの役割とはどんなものでしょうか？　読み進める前に、少しの間、この質問について考えてください。

デニスが果たす役割

デニスは、幸せで自分は価値があると感じるためにはパートナーの愛情が必要であると考えているようです。また、絶えず与えて、与えて、与えることによって、パートナーの愛情を得なければならないと信じているようにも思えます。このような心的傾向を、私は、「服従」と呼んでいます。服従する傾向にある人は、たとえ自分自身の欲求や気持ちを犠牲にしても、またその過程で自分をみじめにすることになろうとも、自分はパートナーを幸せにしなければならないと考えます。

デニスは、この気づきにたいへん驚きました。彼女は、知的で、哲学に関心をもっています。しかし、自分の自尊感情がこんなにも、パートナーの愛情を得るために与えて、与えて、与えなければならないという考えとしっかり結びついていることに、今まで一度も気づかなかった、と言いました。彼女は、自分が自分の自尊感情の基礎を知性と達成に置いていることは自覚していたけれども、絶えず他者に与えることによって自らの自尊感情を得なければならないとも感じていることには気づいていなかったといいます。私はデニスに、このことが彼女の自分自身に対する見方についてどのような意味を暗に含んでいるだろうかと尋ねました。彼女は思案し、こう答えました。「たぶん、私は、自分のことを本当はどちらかというと価値がないと考えていることになるでしょう」。

では次に、ふたりの関係におけるリサの役割について考えましょう。デニスが、常に与えて、与えて、与えることによってパートナーの愛情を得なければならない、価値のない人間の役割を演じているとしたら、彼女はリサの役割についてどのように理解しているのでしょうか？　読み進める前に、少し考えてみてください。

リサが演じる役割

デニスは次のように記しました。「リサはとても支配的だと私は思います。だから私は、もし私が彼女の気まぐれのすべてに応えないと、彼女は私を拒絶するのではないかと考えざるを得ないのです。そのせいであたかも、リサがとても自己中心的で、私は常に彼女を喜ばせなければならず、さもないと私は拒絶されてしまうかのように感じられるのです」。

では、次の質問を考えてください。もしデニスの役割が絶えず与えて、与えて、与えることで、リサの役割は絶えず受けて、受けて、受けることだとしたら、愛情のある関係にあるとはどういう意味であるか、デニスはどのように理解しているのでしょうか？　彼女たちはどうしようというつもりなのでしょうか？　これらのふたつの役割を結び付けているルールとはいったいどのようなものなのでしょうか？　読み進める前に、少しの間、考えてみてください。

愛情ある関係についてのデニスの見方

デニスの答えはこうです。「私はきっと、ある種の奴隷として愛をとらえているに違いありません」。

これでもう、なぜデニスがいつも親密な関係の中で身動きが取れなくなってしまうのか、また、なぜ、遅かれ早かれ、彼女が必ずそこから逃れたいと思うようになるのかおわかりでしょう。彼女は、支援や喜びの源として愛情ある関係を体験していません。なぜなら彼女は、パートナーの気まぐれをすべて満たすことによってパートナーの愛情を常に得なければならない、劣った、価値のない人間として自分自身をとらえているからです。この発見は私にとって意外な新事実でした、とデニスは言いました。

デニスは、この発見につくづくほっとした気がしたので、もうこれ以上のセッションは必要ないと思う、と言いました。そのため私たちが会ったのは、この一回のセッションだけです。それから一年後、彼女と話す機会がありました。彼女から電話があり、私に礼を述べるとともにその後の状況を知らせてくれたのです。下向き矢印技法を用いて私たちが行ったワークは彼女にとてつもなく大きな衝撃を与えた、と彼女は言いました。あのセッションのあと、彼女はリサとの関係を断つ決意をしました。彼女はその後、新しいパートナーとはるかにバランスのとれた実りのある関係を育み、もはやわなにとらえられたように感じることも、関係を断ちたいという強い衝動に駆られることも一切なくなりました。デニスのように理解するだけで事足りるケースはまれです。しかしデニスは、この発見が自分の人生を前進させる勇気を与えてくれた、と言いました。

あなたは人を喜ばせる人ですか？

称賛を求める、傑出した仕事をするために一生懸命に働く、他者との温かく愛情ある関係に高い価値を置く、いずれにしても何ら間違ったことはありません。また、自分が大切に思う人を喜ばせたいと思うことにも間違ったことなど絶対に何もありません。実際、これらの価値観は、おそらく私たちの遺伝子にプログラミングされているのでしょう。これらの心的傾向が機能不全をもたらすのは、あまりも頑なにしがみついたか、あるいは自分の自尊感情の基礎をこういったことに置いたときだけです。

たとえば、私は人に承認されないことをひどく恐れており、批判されるとしゅんとしてしまうとしましょう。もしあなたが本書の中で何か妥当と思われないことを指摘しようものなら、私は、自分の自尊感情がかかっていますから、自己防衛的になり、あなたと論争を始めるでしょう。一方あなたは、私が話に耳を傾けようとしないため、苛立ちます。そして私たちは結局、不快で、敵対的なやりとりをして終わることになるのです。そうして私は、人に承認されないというのは本当にひどい、嫌なことと結論するでしょう。批判に対する私の恐怖は自虐的で、非現実的ですが、それでも私は、自分の恐怖が妥当で現実的であると確信するのです。これらの凝り固まったパターンを変えるのが難しくなりかねないのは、ひとつにはこのような理由があるからです。

もうひとつの理由に、自虐的思い込みは短期的にはうまく機能するということがあります。そのため私たちはそれに依存的になってしまうのです。たとえば、あなたは、デニスのように、服従と依存の信念をもっていると仮定しましょう。あなたは常に他のすべての人の欲求と気分を満足させます。しばらくの間、これは実にうまくいきます。なぜなら他の人たちは、あなたが常に自分のために物事をし、自分を幸せにしようとしている事実を気に入っているからです。あなたは、拒絶を恐れていますから、対人関係に波風を立てません。しかし長期的に見て、あなたは、誰もがあなたを利用していながら、誰ひとりとしてあなたの欲求を満たそうとも、あなたを幸せにしようともしていないことに気づき始めるかもしれません。そうして結局、あなたは使い古され、燃え尽きたような、あるいはわなにとらえられているような気持ちになります。ちょうどデニスのようにです。

ある日、それまで何が起こっていたのかに気づき、変化の時がきたと決意します。もっとアサーティブになり、自分の意見を支持する必要があると考えます。そうしてあなたは、正反対のパターンへと急転換します。以前より支配的で、攻撃的に振る舞い始めます。対人関係における問題を自分自身のせいにすることをやめ、パートナーに責任を求め始めます。しかしこれもまた、あまりうまくはいきません。なぜならそのようなスタイルは人を遠ざけ、言い争いを生むからです。そうするとあなたは断念し、自らの気持ちを抑え、他のすべての人を喜ばせる、元のパターンへと戻るのです。

アサーション・トレーニングが答えなのでしょうか？

これは、私自身、身に覚えがあります。ちょうど私が臨床診療を始めたばかりの頃、患者さんのひとりがアサーション・トレーニングの人気の書籍について話してくれました。それは、彼女にとって役立ってきた本で、マニュエル・J・スミス著『「うまくいく人」の頭のいい話し方』（徳間書店、二〇〇五）というものでした。私は近所の書店でその本を一冊手に入れました。というのも、私は、自分には過剰に「よく」あろうという傾向があることを知っていたので、いくらかアサーションを身につけることは、私にとっても役立つかもしれないと思ったからでした。私は、通勤の行き帰りに列車の中で数日かけてその本をざっと拾い読みしました。

この著者が推奨する方法のひとつは、「壊れたレコード」技法と呼ばれるものでした。その技法の背後にある考えは、単純です。あなたの視点を理解しようとしない人と言い争っているときには、あなたはただ、相手が言っていることに一般的な形で同意し、そのあと壊れたレコードのように自分自身の意見を繰り返しさえすればいいのです。たとえば「あなたが言っていることはわかるわ、でもね…」、あるいは「君はいい点をついているよ。でも…」と言ってみるとよいでしょう。そして相手がついにあなたの意見に賛成するか、あるいはあなたの欲求に屈し、受け入れるまで、何度も何度もこれを繰り返すのです。「へえ、これはすごい。もしこれがうまくいくのなら、これは非常に貴重だ」と私は思いました。

私は「壊れたレコード」技法を試みる絶好の機会を得ました。私はちょうど、わが家の古い車のために近所のガソリンスタンドで新しくフロントガラスのワイパーのセットを購入したところでした。しかし翌日、それを取りつけようとしたとき、私は、間違った型のワイパーをわたされていたことに気づいたのです。私はそのガソリンスタンドにもう一度行き、ポンプでガソリンを入れている係員を見つけました。私は、前の日にフロントガラスのワイパーを購入したのだが、自宅に戻ってから、間違った型のものをわたされてしまったことに気づいたので、交換してほしい、と説明しました。

その係員は、交換は店長にしか許されていないと言いました。そのため、店長がいる翌朝に出直してこなければならないというのです。「壊れたレコード技法」を用いて、私は言いました、「店長さんが明日までご不在だとおっしゃっていることはわかります。しかし、私はあなたに今、このワイパーを交換していただきたいのです。なぜならあなた方が私に間違った型のものを販売なさったのですから。これから午後は雨になりそうだし、私はこの車が必要なんです」。
彼はぎょっとしたようで、自分の言ったことをそのまま、ただしもう少し強調して、繰り返しました。私たちの会話は次のように進みました。
ガソリンスタンドの係員：店長が不在なため今はワイパーをお取り換えできない、と申し上げました。私は今、他のお客様のことで忙しいのです。お客様には、店長がいる明朝に再びいらっしゃっていただく必要があります。
デビッド：客のことで忙しく、店長が明朝まで不在だとあなたがおっしゃっていることはわかります。しかし私は今、あなたにワイパーを交換していただきたいのです。というのも今日の午後には雨になりそうですから。
ガソリンスタンドの係員：私には交換をすることは許可されていない、とすでに申し上げました。お客様には明朝、もう一度お越しいただかなくてはなりません。
デビッド：おっしゃる通りです。あなたは交換を許されていないため、私は朝、出直して来なければならないということはすでに聞きました。しかし、私は、今、ワイパーが必要なのです。朝まで待つつもりはありません。あなた方が間違ったのですから、私はあなたに今、交換していただきたいのです。

ガソリンスタンドの係員：いったい何なんだ？　私は忙しいと、それに店長しかワイパーの交換はできないと、そう申し上げたでしょう！　朝、もう一度お越しください。私にはどうしようもありません！

デビッド：いったい何だとあなたがおっしゃっていること、あなたは忙しく、私には朝、来るよう求めていらっしゃることはお聞きしました。しかしあなたに今、ワイパーを交換していただくよう、私は断固として申し上げなければなりません。私は新しいワイパーの代金をお支払いしたのです、新しいワイパーを受け取っていいはずです。

この時点で彼は、うんざりし、お手上げだと諦め、ちょうど給油ポンプのところへ車を寄せた新しいお客のもとへと歩いていってしまいました。私は彼のすぐ後ろから付いていき、「あなたが私を無視していること、あのお客の用を聞きに行こうとしていることはわかります。しかし私はあなたが正しいフロントガラスのワイパーをくださるまで、立ち去るつもりはありません」と言いました。

彼は、立ち止まり、振り返ると、威嚇するような顔で私をじっと見つめました。彼が私よりもはるかに体格がいいことにはっと気づきました。彼は、唸るような声で言いました。「こんなことを続けるのなら、おれはあのスパナでおまえのくそ忌々しい膝の皿をぶち割ってやるぞ！」。

スパナで脅されたときにはいったいどの技法を使うべきなのか、私は思い出すことができませんでした。そのためこう言いました。「ふむふむ。あなたは今にでもスパナで私をぶんなぐるとおっしゃいます。店長がいらっしゃる明朝に、私は出直してくることにします。なんともよい考えですね！」。こうして私のアサーション・トレーニングへの短い浮気は終わったのです。

どうして「壊れたレコード」技法がうまくいかなかったのかを理解することは難しくはありません。EARチェックリストを用いれば、すぐに明らかになるでしょう。私はガソリンスタンドの係員の話に耳を傾けることも、言っていることに真実を認めることもしませんでした。自分の気持ちをうまく表現することもありませんでした。また、相手に対する尊敬の念を伝えていなかったことも確かです。それどころか、私は、いかにも支配的で、自己中心的で、まぬけな言い方をしてしまったのです！

私は、服従という、自虐的パターンのひとつから、支配という、正反対のパターンへと一気に転換したのです。これは、よくある誤りです。人は、変化を試みようとするとき、ふたつの等しく自虐的なパターンを行き来してしまうことが多いのです。たとえば、自分自身を卑下することから、パートナーを責めることへと転換することがあります。そうして断念し、何ひとつとしてうまくいかない、と結論してしまうのです。たいてい、今のあり方から正反対のあり方へと変わったからといって、対人関係問題を解決することはできません。

認知対人関係療法は、まったく異なる次元を呈します。よいコミュニケーションを構成する三つの要素を思い出してください。共感、アサーション、尊重です。このアプローチの背後にある価値観とは、次の通りです。

- あなたの欲求と気持ちは重要である。
- 私の欲求と気持ちは重要である。
- 私たちは双方とも尊厳と尊敬をもった扱いを受けるに値する。

第27章 抵抗の再来 「いったいどうして私がすべてのワークをしなければならないのですか?」

「効果的なコミュニケーションのための5つの秘訣」をなかなか使いこなせない人もいます。その理由は、このテクニックを本当には理解していないか、あるいは自虐的思い込みが邪魔するからです。しかし、それとは別に、人がこのテクニックを学ぶのに苦労することには、もっと深い理由があります。このテクニックを使用したくないのです。相手の話に耳を傾ける、自分の気持ちを率直に共有する、気づかいと尊敬をもって相手を扱う必要が、自分にあるのはおかしい、と彼らは言います。

私がしばしば耳にするのは次のようなことです。

●「どうして私がすべてのワークをしなければならないのですか?　こんなの不公平です。妻はいつ自分の分のワークをするようになるのでしょう?」

●「どうして私がすべての責任を引き受けなければならないのですか？　この問題は本当に夫のせいなんです！」

●「どうして彼女が言っていることに私が真実を見つけようと努力すべきなのですか？　彼女は完全に間違っています。それが事実です！」

●「私は自分の気持ちを共有するつもりはありません。弱い人みたいじゃないですか！　私は、そんな感情的な人間と思われたくありません」。

●「私が彼に賛同したら、弱く見えてしまいます。私は、ばかにされても文句も言わず彼の思うがままになるつもりはありません！　私は自分を守ります」。

●「彼女は決して変わりませんよ！　私はすでにあらゆることを試みたんです。でも何ひとつとしてうまくいきません。」

●「彼は、まぬけです！　彼について何ひとつとしてよいことは言えません。いったいどうして私が彼を、尊敬をもって扱わなければならないのでしょう？」

●「彼女には、あのように感じる権利はありません！」

これらの気持ちは、強烈でしょう。ただ、自分が腹を立てている相手がいかに負け犬であるかを本人に知らしめたいというだけのこともあります。戦いに掛わり合い、その戦いに勝とうと決意しているとしたら、あなたの考え方がどれほど歪んでいて筋の通らないものであるか、あるいはあなたのコミュニケーションスキルがどれほど効果的でない自虐的なものであるかを私が示したところで何の役にも立たないでしょうし、あなたは実際、そんなことは聞きたいとも思わないでしょう。また、相手を非難すること、相手を貶めることに夢中になっているとしたら、私があなたに親密な関係の喜びを納得させることはできないでしょう。なぜなら、あなたの心の中には別のゴールがあるからです。また、たとえあなたが実際に、より愛情のある関係を求めていたとしても、心の中には「これはすべて彼のせいなのに、どうして私がすべてのワークをしなければならないのだろう？」という小さな声があるかもしれません。

こうした気持ちを私はとてもよく理解できます。私もしばしば、5つの秘訣に対する自分自身の抵抗と戦わなければならないことがあります。もちろんあなたは、このテクニックのどれも使わなくてもいいですし、対人関係を改善するために懸命に取り組む必要も、すべての責任を引き受ける必要もありません。究極的には、本書の冒頭で挙げた質問を自分自身に問いかけなければならないでしょう。「私は何をより求めているのだろうか？　戦いから得られるものを求めているのか、それとも反目し合っている人との愛情のある、親密な関係から得られるものなのだろうか？」。

ライナを覚えていますか？　第13章でご紹介しましたが、ライナは、夫の情け容赦ない批判に真実を見つけることにひどく苦労していました。数年後、私は彼女に、結局事態がどうなったのかを尋ねる機会を得ました。次にご紹介するのは、そのとき彼女が私に語ってくれたことです。

私が先生と最初に取り組みを始めたとき、私の心には次のような小さな声がありました。その声は私に、こう言うのです、結婚生活を改善するために私がすべてのワークをしなければならないなんておかしい、と。私は、いつもある瞬間を思い出します。それは、私にとても大きな印象を与えた瞬間でした。ミルトと私は、それまでずっとうまくいっていました。でもうっかり古いパターンに戻ってしまい、また言い争いを始めてしまいました。「僕は何も悪くない。すべて君のことさ、君の行動、君の問題だよ。デビッド・バーンズ先生のところに戻って診てもらったほうがいいんじゃないか」。

私は予約をするために涙ながらに先生に電話をしました。先生にお会いするときには、少しよくなっていました。先生は、少しロールプレイングをしましょうとおっしゃいました。私はミルトの役をすることにし、先生が私の役をして、私に違う対応の仕方を見せてくださいました。その最中に私は、こう言いました、「私は、自分がどうしてこんなことをしているのかわかりません。これはふたりの問題です。彼のほうにも役割があります。なのに、取り組んでいるのは私ひとりじゃないですか。こんなの公平でも、正当でもないわ！」。

先生は、次のようにおっしゃいました。「そうですね、あなたのおっしゃることは絶対に正しいです、ライナ。あなたがこれをする必要はまったくありません。あなたは、何であろうと、あなたがしていることをただ続けていていいのです。事態はよくなるかもしれないし、より悪くなるかもしれません。あなたはさらにいっそうストレスを受け、不幸せに感じるかもしれませんが、それでもあなたは絶対的に正しいです。あなたは何もする必要はありません。」

私は「続けましょう！」と言いました。ロールプレイングを続け、そして私は、何にもまして最も重要なことを学びました。人は唯一、自分自身を変えることしかできない、自分自身をコントロールすることしかできないということです。他の誰かを変わりたいという思いにさせることも、自分がその人にしてほしいと思うことをさせることもできません。人にできることは、自分自身を変えることだけです。

しかし、自ら率先して自分自身の行動を変えたとき、不思議なことが起こります――自分が、相手の変化を促進する働きをする触媒のようになるのです。そして突如として、事態が改善するのです。それにより力を取り戻し、怒りと傷ついた気持ちのすべてに対処できるようになります。問題を相手の視点から見つめ、相手が言おうとすることが聞こえるようになってきます。そしてあなたがそうすると、突如として、相手もあなたの気持ちと、あなたの視点に関心を抱き始めるのです。

もうひとつ、覚えておくと役に立つことがあります。誰の気持ちが正しいか、間違っているかということは何ら重要ではないということです。しかし、もし物事を自分の有利なように変えたいと望むのならば、そして愛する人と親密に感じるようになりたいと思うのならば、あなたはちょっとの間自分自身の真実に目をつむり、相手の視点から見てみる必要があります。魔法が起こるのは、そのときです。

第6部 上級テクニック

第28章 焦点を変える技法 「部屋の中に象がいますか？」

ここからの三章では、三つの上級テクニックをご紹介していきたいと思います。焦点を変える技法、ポジティブな枠組みの再構成技法、選択肢を提示する共感技法です。焦点を変える技法は、緊張や敵意があたりに漂っており、あなたと相手が敵対的な関係にあるときに有効です。ポジティブな枠組みの再構成技法は、ほとんどどのようなタイプの敵対的な関係の失敗でも、温かく、信頼のおける、親密な関係へと変えるのに役立ちます。選択肢を提示する共感技法は、あなたに話しかけることを拒む友人やご家族、あるいは自分が何を感じているかをどのように表現していいのかよくわからない人に、話しかけようとする際に利用できます。

誰かとうまくいっていないときというのは、ほとんど必ずといっていいほど、その場に緊張した空気が漂います。しかしあなたもその相手も、その緊張を無視したり、そのようなものは存在していないかのような振りをしたりするかもしれません。それこそ、部屋に象がいるのに、誰もがその周りでなにごともないようにダンスを踊るかのようにです。焦点を変える技法を用いるなら、あなたはその象を指さし、こう言います。「私に見えるものがあなたには見えますか?」。あなたは、思いやりのある方法で人との対立が意識されるようにします。そうすることで、誰が正しく、誰が間違っているかをめぐって言い争うのではなく、見えているものそのものについて話し合えるようにするのです。このテクニックをうまく使えば、ほとんどのようなタイプの駆け引き、あるいはぎこちなく気まずいやりとりにも、即座に終止符を打つことができます。

メルという男性が、地元のテニスチームでダブルスの試合をしていたときのことです。フレッドという新しいパートナーに指名されました。しかし、メルは気が気ではありませんでした。というのも、フレッドはメルよりもはるかに高いランキングにあり、第1セットの最中ひとことも口を開かず、むっつりと不機嫌な様子だったからです。メルは、それが自分のせいだとは思っていませんでした。なぜなら、別の機会にフレッドがプレーをしているのを見たことがあり、そのときも彼は同じように黙りこくって不機嫌だったからです。それでも、フレッドのむすっとした態度に、メルはイライラしました。そして第1セットを、6対4ゲームで負けたのです。緊張のせいで試合が極めて不快なものになってしまい、それで僕は、凡ミスをたくさんしてしまった、とメルは言いました。

メルは、焦点を変える技法に挑戦してみることにし、次のセットまでの合間に「フレッド、僕にはうんざりだろう。僕も本当は、君みたいにうまくプレーできたらと思うんだよ」と言いました。するとフレッドは即座に「ああ、君のせいじゃないよ。すまなかったね。ときどき僕は、いささか無口で、不機嫌になってしまうことがあるんだ」と答えました。これがきっかけで緊張がほぐれ、ふたりともリラックスし始めました。第2セットを6対2で勝ち、トーナメントを勝ち進みました。

メルは、新しいパートナーを自己防衛的にすることなく、穏やかなやり方で緊張を意識されるようにしたのです。緊張があたかもそこに存在しないかのような振りをするのではなく、それを認めたとき、その緊張は溶けていきます。

焦点を変える技法は、あなたと相手が自分の気持ちについて話をしていないときや、互いの話に耳を傾けていないときに特に有効となります。また、次のようなときにも、このテクニックは役立ちます。

- 言い争いをし、堂々巡りをしているとき。
- 互いに相手に対して退屈を感じているとき。
- チームとしていっしょに取り組むのではなく互いに競い合っているとき。
- 虐げられたように感じているとき、あるいは利用されているように感じているとき。

焦点を変える技法の練習

マーラという化学を専攻する大学院生が、友人のイレーネとの対立について話してくれました。ある晩、ふたりはとりとめもなくおしゃべりをして過ごしていました。イレーネは買ってきたばかりの特別なワインのボトルを開け、グラスに注ぎました。マーラがそれをひと口飲むと、イレーネが「そのワイン気に入った？」と言いました。マーラは不安に感じました。なぜなら彼女には少し苦く感じられたからです。しかし、彼女は、ワインについてはイレーネのほうがはるかに造詣が深いことを知っていたので、イレーネの気持ちを傷つけてしまうようなことは一切言いたくありませんでした。それで、「いいわね」とどっちつかずの言い方で答えました。

イレーネはイライラした様子で、より支配的な声の調子で同じ質問を繰り返しました。「あなたはそれが気に入ったの？　好き？　それとも嫌い？」

マーラは、極めて不安に感じ、何と言っていいのかわかりませんでした。それでただ「いいわね」と繰り返しました。この時点から、事態は悪化の一途をたどりました。イレーネは怒り狂い、ワインを丸々ひと瓶、流しに捨ててしまいました。こうして彼女たちの夕べは台なしになってしまったのです。私はいったい何と言えばよかったのでしょうか、どのように言えばもっとうまくいったのでしょうか、とマーラは尋ねました。

このやりとりを詳しく見てみることにしましょう。イレーネはイライラした声で「あなたはそれが気に入ったの？　好き？　それとも嫌い？」と、かなり支配的な質問をしています。マーラは「いいわね」と答えました。マーラの反応は、よいコミュニケーションの例だと思いますか？　それとも悪いコミュニケーションの例だと思いますか？

マーラの反応は、三つの理由から、明らかに悪いコミュニケーションの例です。第一に、彼女は共感していませんでした。イレーネは、ワインについてマーラがどのように思っているかを知りたがっていました。おそらく彼女はこの特別なワインにかなりの金額を支払ったのでしょう。そのため、それが期待に満たなかったことにがっかりした気持ちだったのかもしれません。あるいは、マーラの答えがあいまいだったので頭にきて、それでイライラしたのかもしれません。それにもかかわらず、マーラはイレーネがどのような気持ちでいるのかを認めようとしませんでした。

マーラは、自分自身の気持ちも表現しませんでした。彼女は、そのワインを気に入ったかどうか、イレーネが言わせようとし続けたとき、混乱し、あっけにとられ、困った立場に立たされてしまった気持ちでした。また、不安で、追い詰められた気持ちだったのですが、「いいわね」と先と同じことばを繰り返しただけでした。これでは、相手に対する尊敬の念は感じられません。なぜならそのワインについてどのように感じたかとイレーネがマーラに尋ねたとき、マーラは曖昧にごまかしてしまっているからです。

それでは続いてマーラの反応が引き起こした結果について詳しく見てみましょう。マーラが二回目に「いいわね」と言ったとき、どうしてイレーネはそれほど腹を立てたのでしょうか？　マーラが自分の言い方が与えた影響について対人関係記録表でどのように評価したかを見てみましょう。

▼ステップ4　結果

イレーネは、私が率直な答えをしなかったため、私は誠実でない、あるいは注文のうるさい人だと思っているのかもしれません。だから彼女は、私から反応を得るために、さらに要求をつり上げてきたのです。私がその場の緊張について何も言わなかったので、彼女は自分の怒りの気持ちを行動化してもかまわないと感じたのでしょう。私の曖昧さと受け身の姿勢が実際には、彼女の敵意の引き金となってしまったのです。彼女はたぶん、わざわざこの特別なワインを買ってきてくれたのだと思います。なのに私は、彼女が私を喜ばせようとせっかく努力してくれたのに、その努力に対してまったく無頓着であるように感じられたのでしょう。

マーラは、対立を避けようとしていました。なぜならひどく不安で、脅威を感じたからです。逆説的に、マーラがわざと曖昧にしてごまかそうとしてしまったために、イレーネはマーラの反応を得ようとしてますます要求をエスカレートさせてしまったのです。イレーネはおそらく、傷つき、がっかりした気持ちだったでしょう。しかし、彼女たちはふたりとも自分の気持ちを口にしませんでした。代わりに、気持ちを行動化したのです。これこそ、焦点を変える技法を使う絶好の機会です。

マーラの立場になり、もっと効果的な対応を考えてみてください。「効果的なコミュニケーションのための5つの秘訣」のどれを使用してくださっても結構ですが、焦点を変える技法を必ず含めるようにしてください。このテクニックを用いる際には、その場の緊張に焦点を当ててください。そして議論の内容ではなく、ふたりがどのように議論しているのかについて話し合ってください。ダンスを中断し、自分たちがいったいどのようなダンスをくりひろげていたのかについて話すのです。相手がどのように感じているのか、またあなた自身はどのような気持ちでいるのかを、自分自身に問いかけてください。あなたの考えを相手に優しく伝え、相手はそのやり取りをどのように感じているかを尋ねてください。先を読み進める前に、まずは紙にあなたの対応を書いてください。

▼答え

次に示すのは、マーラが考え出した対応です。

イレーネ、私は今、窮地に追い込まれてしまった気持ちよ。あなたは私に対して欲求不満に感じているんじゃないかしら、とりわけあなたは、親切にも特別なワインを私たちのために選んでくれたんですものね。私には、あのワインが少しピリッとするように思われたのだけど、でも、あなたのワインにおける専門的な知識と比べたら、私なんて到底及ばないもの。だからあなたの考えを是非、聞きたいわ。

第一文で、マーラは、その場の緊張について優しい、対立的でない言い方でコメントすることで、イレーネと対立していることが意識されるようにすることができました。彼女は、ワインの品質がどうかではなく、ふたりが対立していることと、ふたりがどのように感じているかに焦点を当てています。これには、「私は～と感じる」という言い方と感情の共感技法の組み合わせが使われています。加えて、相手を尊重する技法も用いられています。マーラは、自分がイレーネの心づかいに感謝し、イレーネのワインにおける専門的知識を称賛していることをイレーネに知らせています。そして、質問技法で締めくくっています。そうすることで、イレーネも自分の気持ちを率直に打ち明けるチャンスを得られるようにするのです。

焦点を変える技法は、強力です。簡単そうに感じられるかもしれません。しかし、その習得は困難です。誰かと仲がうまくいっていないとき、私たちの多くはその敵意を無視しようとします。そうしてその敵意が消えていってくれることを願っているのです。しかし、否定的な気持ちは通常、簡単には消えてくれません。そのため、人との対立は続き、役者たち全員が己の本分を守って自らの古く慣れ親しんだ役割を演じ続けていくのです。マーラはおとなしく、悪意のない役割を演じ、イレーネは支配的で、口やかましい役割にあります。私たちが人の「人格」について述べるときに意味しているのは、これらの役割のことです。しかし、人のアイデンティティに永久に刻みつけられているような、固定の性格などというものはありません。人はなにも、永遠に同じ役割を演じ続ける義務はないのです。

焦点を変える技法を用いるときには、あなた方の双方がぎこちなく、あるいは欲求不満に感じており、その場には緊張した空気が漂っているという事実に注意を向けます。言い争いや競争をやめ、その代わりとして、表面のすぐ下を流れている感情の川に目を向けます。これを友好的で敬意を込めたやり方で行い、そうして相手が、批判されたり貶められたりしたように感じなければ、あなた方は、敵ではなく味方として結びつくことがずっと容易に感じられるようになります。そこで演じられているゲームについてコメントした瞬間、そのゲームはたちまち消えてしまう傾向があるのです。

焦点を変える技法は、私の私生活においても、臨床活動においても同様に、極めて役立ってきました。私はかつて、ルーザンヌという心理士の治療を行ったことがありました。彼女は、テスト不安に関する困難を抱えていました。資格試験のための準備をしようとしていたのですが、神経質になりすぎて集中できなかったのです。彼女は、教材を復習しようとするたびに、理不尽で否定的なメッセージを自分自身に浴びせかけました。「私が試験に落ちることになるのはわかっている」、「私は、私の知らないことばかりを質問される、私の知っていることは何も質問されない」、「こんなの不公平だ！」というようにです。これらの思考は、あまり現実的ではありません。なぜならルーザンヌは、実に優秀な学生でしたし、彼女のそれまで生涯で試験に落ちたことは一度もなかったからです。また、これらの思考は、ルーザンヌを悩ませている激しい不安の引き金となっていました。

しかし、私がルーザンヌに、それらの思考に異議を唱え、否定的思考を、もっと肯定的で現実的な思考で置き換えるよう励ますたびに、彼女は必死で抵抗しました。「ええ、でも」と答え、「先生はわかっていらっしゃらないんです」と抵抗しました。そうして結局私たちは、彼女の否定的思考が現実的かどうかをめぐる、非生産的な議論で終わってしまうのでした。ついに私は、焦点を変える技法を使うことにし、こう言いました。「ルーザンヌ、私は、自分をぶざまに感じています。というのも、私たちは、セッションの最中に互いに論争して終わってしまうことが多いように感じられるからです。あなたもそのことに気づいていらっしゃいますか？　あなたは頭のよい方です。実際、あなたは私の大のお気に入りの論争相手のひとりです。なにしろあなたは非常に頭がよいですからね。しかし私は心配なのです。というのも、私はあなたと同じチームでいっしょに取り組みたいからです。そうすれば、私は、あなたが資格試験をめぐる不安を克服するのを助けることができます。このことがわかりますか？」

私が、行き詰まったことに文句を言ったり、ルーザンヌを責めたりしていないことに着目してください。私はただ、「ほら、これが現状のようです。あなたはそれをどうとらえますか？」と言っているだけです。ルーザンヌは、私たちの論争が彼女にとっても快適なものではなかったことに同意しました。私は、私たちが再び同じ落とし穴におちいりつつあることに気づいたら互いに合図を送ってはどうかと提案しました。手を挙げることにしました。手を挙げることは「ほら、私たちはまた言い争いをしているようだよ。本題に戻り、いっしょに取り組みましょう」を意味することになりました。私たちはこのテクニックを数回用い、それはうまくいったのです。

私たちはまた、なぜルーザンヌが、彼女を助けようとする私の努力に抵抗してきたのかも明らかにしました。彼女は、ひどく不安に駆られていながらも、自分の不安を手放すことを恐れていました。自己満足におちいってまったく勉強しなくなってしまうのではないか、そうして試験に落ちてしまうのではないか、と恐れていたからでした。彼女は、その恐怖のためにかえって何も手につかず、この五週間に一分間も勉強しなかったことを認めました。

このことに気づくやいなや、ルーザンヌは、心機一転し、彼女をこれほどまで不安にさせていた不合理な思考に挑戦するためにいっしょに取り組んだのです。彼女はより自信を感じるようになり、実際、教材を復習するのを楽しんでいると言いました。六週間後、見事に資格試験に合格しました。

私たちの問題に対する解決策は、誰が正しく、誰が間違っているかを明らかにするものというよりも、むしろ私たちのどちらにとっても侮辱的あるいは恥辱的に感じられることのない友好的な方法で、人との対立が意識されるようにするものでした。

第29章 ポジティブな枠組みの再構成技法：親密な関係への扉を開く

誰かに対してイライラしているとき、あなたはおそらく、その人物を悪くとらえ、否定的な動機を相手のせいにするでしょう。あの人は利己的だ、怠慢だ、意地が悪い、と心の中で思います。これらのレッテルは、やりとりを両極端な対立にし、自己達成予言として機能します。たとえば、あなたがご主人に対し、「あなたは頑固だわ」と言ったとしましょう。するとご主人は、頑として自分の意見を譲らず、あなたの提案に抵抗するでしょう。もちろん、これこそあなたが彼を非難している点です。ポジティブな枠組みの再構成技法を用いる際には、相手の動機と行動をよりポジティブな目でとらえようと努めます。状況にポジティブな解釈を施すのです。

たとえば、「妻は『道理がわからない』」と心の中で言う代わりに、「彼女は激しい感情を抱いていて、それを私に理解してほしいと思っている」、あるいは「彼女は私のことを愛しているのだが、攻撃されたように感じ、動揺しているのだ」ととらえることができるでしょう。このように視点を変えることで、もっと相手を喜ばせ、尊敬を込めた仕方でコミュニケーションを図ることができるようになります。そのため奥様も、防衛を引き下げるでしょう。

私は最近、初めてカナダで抑うつと自尊感情に関する新しいワークショップを開きました。少々不安な気持ちで、そのワークショップがうまくいくことを願っていました。ワークショップ初日に、参加者のひとりの心理士が悪魔の代弁者*を演じました。私が何か重要な主張をすると、彼はそのたび、手を挙げ、異議を唱えるのです。「でも、これについてはどうなんでしょう？」とか、「あれについてはどうなのですか？」というようにです。彼の質問には鋭い棘があるように思われました。聴衆の面前で誰かと言い争うのは誤りだとわかっていましたので、私は、彼に対応するたびに武装解除法と相手を尊重する技法のテクニックを用いました。彼が言っていることに真実を見つけ、彼が挙げている質問は極めて重要であると彼に知らせようとしました。これがかなりうまくいったようで、その日一日で、彼の態度は和らいだようでした。

その日の終わり、皆さんが帰っていくとき、彼が私のほうに近づいてきて、ワークショップの最中にひどく敵対的になってしまい申し訳なかった、と詫びました。「いえいえ、あなたが謝る必要はありませんよ。あなたはすばらしく貢献をし、たくさんの重要な質問をしてくださいました。きっと、多くの出席者の方が、あなたが疑問に思われたのと同じことに関心を抱いていらっしゃったのではないかと思います。ただ、他の方は、手を挙げて自由に自分の意見を述べることを恐れていらっしゃったのです。あなたは、私たち皆が抱いていた関心を実際に表明してくださいました。これらの問題への対処を恐れるくらいなら、科学になど見切りをつけて新興宗教でも始めたほうがいいかもしれませんね。私は、あなたがここにいらしてくださったことに感謝しています。明日もこの調子でいっていただけたら、と願っています。あなたの質問のおかげで、ワークショップは、私も含め、出席者皆にとってはるかに活発で興味深いものとなりました」。

彼は、相当控えめにいったとしても、驚き、嬉しそうな様子でした。そして喜びに満ちて、講堂を出て行ったのです。その翌日、彼はまったく批判的なコメントをしませんでした。しかも、そのワークショップが終わって数日後に、彼からメールを受け取りさえしたのです。彼は、こう記していました。「バーンズ先生、あなたはすばらしい先生です！　あなたが示されたテクニックは、すでに私の業務に革命を起こしました」。

なぜ彼は私の味方になったのでしょうか？　私は、ポジティブな枠組みの再構成技法を用いました。彼のことを、私と張り合おうとしている、自己愛が傷ついたことに対する不満を訴える人と考えることもできたでしょう。しかしそうする代わりに、私は、彼の質問が非常に重要であると強調

＊訳注：「悪魔の代弁者」　デビッド・バーンズの著書『もういちど自分らしさに出会うための10日間』（星和書店、二〇〇九）において先延ばしをする際の否定的思考を悪魔の代弁者役の人が本人にかわって読み上げ、先延ばしをするよう誘惑するロールプレイ。一方はその悪魔の代弁者役に対して反論する。

し、私自身もときどき同じ関心を抱くことがある、と言いました。これが私たちを同じチームにし、潜在的に敵対的となりかねなかったやりとりを、協力的でやりがいがあると感じられるものへと変えたのです。

ポジティブな枠組みの再構成技法は武装解除法と相手を尊重する技法の組み合わせだと思うかもしれませんが、それだけではありません。ポジティブな枠組みの再構成技法を用いることで、その人との対立が実際にはよいものであること、双方とも生じている事態に恥辱や恐怖を感じる必要はないということ、その対立によって最終的にふたりはより一層親密に感じるようになるだろうという考えを伝えます。何かよいことが起こっており、この誤解からポジティブなことが生じるだろう、と強調するのです。

ポジティブな枠組みの再構成技法は、テクニックというよりも、人との対立についての考え方です。どのような言い争いや意見の不一致であろうと、戦いへと至る機会となりえます。一方で、反目し合っている人とより深く、より意味深い関係を形成するチャンスとみなすことも可能でしょう。それには創造性と、気づかい、思いやり、そして練習が必要です。

ポジティブな枠組みの再構成技法を用いるときには、相手の動機と行動についてポジティブに考えようと努めてください。たとえば、息子さんが、あなたの気持ちを傷つけるような、好ましくないことを言ったとしましょう。息子さんの言葉を、表面のすぐ下で今にも爆発しようとしている心の傷、孤独、欲求不満の表れと考えることもできます。結局のところ、息子さんがあなたを本当に愛していなかったとしたら、彼はそれほど動揺した気持ちにはならないでしょうからね。

同じように、奥様の批判的なコメントをポジティブに再構成することも可能です。奥様のコメントを、大決戦の前兆か、さもなければ彼女はただあなたを傷つけようとしているにすぎないことを示す証拠とみなすのではなく、むしろ彼女がどのように考え、感じているかをもっと理解するチャンスとしてとらえるのです。また、同僚が独断的に思われるときには、その同僚はあなたに自分のものの見方を是非とも理解してほしいと躍起になっている、ととらえることができるでしょう。

ポジティブな枠組みの再構成技法は、心からのものでなければなりません。さもなければ効果はないでしょう。あなたの言い方がインチキっぽかったり、形式的なものに聞こえると、うまくいきません。また、コメントは、現実的でなくてはいけません。新しいワークショップの初日にひっきりなしに異議を唱えた心理士について考えてみてください。彼の質問攻めは、本当に役に立っていたでしょうか？　それとも私はただそう言ってごまかしていただけだったのでしょうか？　心理学と精神医学においてはもっと多くの質問が必要である、と私は信じています。何百というセラピーの学派がしのぎを削って存在し、どの学派も、自らが答えを心得ていると主張します。しかしすべての学派が正しいということはありえません！　私があの心理学者に、私のプレゼンテーションに対する懐疑的な質問は重要であると言ったときに、私が意味していたのはそのとおりのことでした。

だからこそ、私の反応は効果があったのです。

自分のエゴを捨てることができれば、相手の不快な、あるいは敵対的な態度をよりポジティブに、相手を喜ばせるような形でとらえることはより容易になるでしょう。しかしそれは、困難な挑戦となりかねません。なぜなら人は、生じている事態によっていとも簡単に傷ついたり、脅されたような気持ちになってしまうからです。だからこそ私たちは皆、自己防衛的になる傾向をもっているのです。ポジティブな枠組みの再構成技法を用いるとは、戦いを始めようとする衝動に抵抗し、その人との対立をよりポジティブな視点から考えようと努めることです。この見方を相手と共有し、相手に対する尊敬の念を伝えれば、その効果は劇的なものとなりえます。

ビジネスの場におけるポジティブな枠組みの再構成技法

もちろん、ポジティブな枠組みの再構成技法は、セラピストのためだけにあるのではありません。このテクニックは、夫や妻、子ども、隣人、友人、同僚、あるいは、まったくの赤の他人であっても、反目し合っているときにも役立つでしょう。また、私的な場でもビジネスの場でも同様に効果的です。

私はかつて、バベットという有機化学者の治療に携わりました。彼女はロサンゼルスの研究所で薬の研究をしていました。上司が、人を動揺させるような予想不可能な気分の波があるため、彼女は悲惨な状況でした。一カ月かそこらの間、彼はとても優しいのです、と彼女は説明しました。研究所のすべての人をほめ、その研究を助ける創造的な提案をしてくれます。ところが、突然雲行きが怪しくなり、研究室の誰に対しても批判的で、虐待的になります。彼の暗い気分は、たいてい一カ月ほど続き、その後、突如もとに戻り、再び温かく、親しみやすくなるのです。彼が不機嫌な時期にあるとき、バベットは彼の敵対的なコメントに辱められ、涙に暮れて帰宅することがよくありました。彼女は途方に暮れ、どうしたらいいのだろうかと思っていました。

「あなたは何かペットを飼っていますか?」。私はバベットにこう尋ねました。「私は動物が大好きで、ジャーマン・シェパードを飼っています」と彼女は言いました。「公園で散歩をしているときに、唸っている犬に出くわしてしまったら、あなたはその犬をどのように扱ったらいいか、わかりますか?」と私は尋ねました。

「そんなのは簡単です」と彼女は言いました。「ただ落ち着いて、微動だにせずに立ち、そのあとゆっくりと引き返すだけです」。さらに彼女は、ときには快い、なだめるようなことを言って、優しく、ほれぼれとした声の調子で犬に話しかけるとうまくいくこともある、と付け足しました。実際、彼女は、それを数週間前にジョギングをしていたときに試みたのだそうです。すると、彼女に向かって唸っていた犬はすぐに静かになりました。その犬は、彼女が久しぶりに出会った親友であるかのように、尻尾を振り、彼女の手をぺろぺろとなめ始めました。「それでは、」と私は言いました。「それこそがまさに、唸っている上司のあなたの扱い方ということですね。唸っている犬のように上司を扱う必要があるのです」。

私は、上司が彼女にがみがみと怒鳴っているときには、相手を尊重する技法と武装解除法がおそらく最も有効なテクニックとなるだろう、と説明しました。そこで私たちは、これらのテクニックを練習することにしました。私たちのどちらか一方が上司の役を演じ、もう一方がバベットの役を演じました。私がバベットの役のときには、武装解除法と相手を尊重する技法の模範を示しました。私たちは何度も役割を交代し、彼女はすぐにコツをつかみました。そのセッションが終わる頃には、彼女はこれらのテクニックを見事に使いこなすようになったのです。そして、次回、上司とやりとりするときにその新しいアプローチに是非挑戦してみたい、と熱心な様子でした。

その翌日、バベットは、その上司と共同で立案した論文の草稿についてフィードバックをもらうために上司に会いました。彼女は、論文を読んでもらえたかどうか、それについてどう考えているかを尋ねました。彼は、その論文はゴミ箱に捨ててしまった、と言いました。あれほどくだらないものを自分は今までに見たことがなかったから、というのです。その論文は、彼女が何カ月間も苦労に苦労を重ね、細心の注意を払った研究でしたから、当然のことながら、これは彼女が最も聞きたくなかったことばでした。

バベットは、上司を、唸り声をあげる犬のように扱うのだということを思い出しました。そこで彼女は、次のように答えたのです。

ゴードンさん、私は、あなたがその論文をくずだと思っていらっしゃることに少しも驚いていません。正直申し上げて、私も、自分がそれを執筆しているときにまったく同じ気持ちでした。自分がとりとめもなくただ書き続けているように感じたのです。私は、あなたの論文を読ませていただくといつも驚きます。というのもあなたの論文はそれこそ信じられないほど明快で、わかりやすいからです。実際、私があなたといっしょに研究をさせていただきたかったのも、また昨年の秋にあなたが私に職を提供してくださったときにとても胸を躍らせたのも、ひとつにはそれが理由でした。私たちの調査の結果は、極めて重要なものでしょうから、その論文がうまく書かれていれば、それは非常に大きな影響を与えるだろうことは私もわかっています。

その論文は書き直しようがないかもしれません。でも、どうしたら私はそれを改善することができるのでしょうか、あなたから何かご提案いただけないかと思うのです。私は、できるかぎり多く、あなたから学びたいのです。

突然、彼の顔がパッと輝きました。まるで太陽が雲の後ろから突然姿を現したかのようです。彼は、ごみ箱からその論文をわしづかみに取り出し、それにざっと目を通すと、これは実際かなりすばらしい作品だ、とつぶやきました。彼は、この論文はあと所々をちょっと引き締めさえすればいい、と言いました。そしていくつか提案をし、終始彼女をほめそやしたのです。

バベットがその論文を評価の高い雑誌に投稿したところ、それは最初の投稿でそのまま受理されました。彼女はその後、その論文をニューヨーク科学アカデミーで発表し、その研究に対して名声のある賞を受賞しました。

これは、ポジティブな枠組みの再構成技法のすばらしい例です。バベットは、困難な、敵対的にもなりかねない状況について、ポジティブな視点から考え、その考え方を自分の上司に伝えました。自分は強力で敵対的な相手からの攻撃にさらされている、救いようのない犠牲者であると考える代わりに、その対立を上司とより実りある関係を築くためのチャンスと考えたのです。彼女の友好的で楽天的な姿勢は伝染し、即座に相手にポジティブな影響を与えたのです。

なかには「バベットのコメントは、インチキだ。彼女は、誠実でなかった。彼女は上司の首をねじり取りたかったくせに」と、反発しておっしゃる人もいるかもしれません。彼女とておそらく、ゴードンの首をねじり取ってやりたい、と確かにそう思っていたかもしれません。たいていの人が同じように感じるでしょう。しかし彼女のことばは、必ずしもまったくの不誠実だったというわけではありません。なぜなら彼女は、実際に自分が称賛している性質、つまり、彼の科学的業績と執筆能力について話す方法を見出だしているからです。しかも彼女の論文の最初の草稿は、あまりできがよくなかったのです。

また、「上司にへつらうべきでない」とおっしゃる人もいるでしょう。それもまたその通りです。彼女は、上司にへつらう必要などありませんでした。しかし彼女がゴードンに対する称賛と尊敬を伝えたところ、彼は一転しました。彼はおそらく欲求不満で、自分が認められていないと感じていたのでしょう。私たちの多くは、ときどきそのような気持ちに襲われるものです。彼の敵対的なコメントに対するバベットの思いやりある反応が、彼らのやりとりを変え、彼女をその関係をコントロールする立場に据えたのです。

もしバベットがあくまで自分の立場を守ろうとしていたら、いったいどうなっていたでしょうか？　非常に不愉快な闘争が起こっていたでしょうし、ゴードンはますます攻撃的になっていたでしょう。彼は絶対に彼女の論文に力を貸さなかったでしょうし、彼女は仕事までも失っていたかもしれません。彼らの関係を変えるには、ちょっと相手を尊重する技法を用いるだけでよかったのです。

それでは練習しましょう。あなたの十代の息子さんが怒り狂い、次のように言ったと想像してください。「お父さん［お母さん］は、いつも僕の人生を支配しようとする！　支配魔だよ。何をすべきかをしょっちゅう僕に言うのをどうしてやめてくれないんだ?」。ポジティブな枠組みの再構成技法を用いて、どのように反応しますか？　あなたの対応を紙に書き出してください。「効果的なコミュニケーションのための5つの秘訣」のどれを用いてくださっても結構ですが、用いたテクニックの名称を各文のあとに、忘れずに書き入れてください。

▼答え

もちろん、これが正解という答えはありません。私の対応は、おそらくあなたが書き記したものと大きく異なっているでしょう。

あなたのいう通りね。〔武装解除法〕　私は、支配しすぎていたと思う。〔武装解除法〕　あなたは成長しているのだから、もっと自立を認められていいのよ。〔武装解除法〕　それはよいことだし、あなたがそのように感じているなんて、私はあなたのことを誇りに思うわ。〔武装解除法・相手を尊重する技法・ポジティブな枠組の再構成技法〕　私があなたの人生をあまりにも支配しようとしてきたことを聞くと、ばつが悪い気がするけど、でも私に話をできるとあなたが感じたことを、私は嬉しく思っているの。〔「私は〜と感じる」という言い方・思考の共感技法・ポジティブな枠組の再構成技法〕　あなたは私に対して欲求不満で、ひどく腹を立てているようね。〔感情の共感技法〕　あなたがどのように感じてきたのか、もっと私に話してくれないかしら？〔質問技法〕　これは本当に大切なことよ。〔相手を尊重

する技法・ポジティブな枠組の再構成技法〕

息子さんは、ちょうどあなたを批判したばかりです。彼は、言い争いになるだろうと予想していました。しかしあなたはそのやりとりを、事態について徹底的に話し合い、理解を深めるチャンスとして再構成しています。多くのご両親は、抵抗し、自分は支配しすぎてはいなかったと言い張るものです。しかし、そのように対応してしまうと、息子さんは、あなたが支配しすぎているという確信をより一層強めてしまうでしょう。そうして事態は、ますます手に負えなくなっていきます。息子さんがあなたを戦いへと誘い、あなたはその誘惑にのってしまったことになるのです。

ポジティブな枠組みの再構成技法を用いたときには、まったく正反対の方向へ進みます。対立を、わが子とよりよい関係を育むための絶好のチャンスととらえるのです。どのように実行したらいいのでしょう？　息子さんの気持ちはあなたにとって重要であること、あなたは彼を愛していることを話してあげてください。息子さんをひどく怒らせ、彼が間違っていると強く言い張るのではなく、彼の気持ちを受け入れ、彼の視点にいくらかの真実を見つけてください。そして尊敬の念をもって扱ってあげるとよいでしょう。率直に話をし、より協力的で、円熟した、愛情のある関係に誘ってあげてください。もちろんこれは「支配魔」がするような反応の仕方ではありませんから、息子さんは突如として、非常に異なる形であなたとの関係を経験することになるのです。

第30章 選択肢を提示する共感技法：あなたに話しかけることを拒む人に話しかける方法

選択肢を提示する共感技法は、あなたがコミュニケーションを図ろうとしている相手が自分の気持ちを表現することに困難を抱えているときに、非常に役立つ可能性があります。選択肢を提示する共感技法を用いるときには、いくつかの可能性を示唆し、どれか妥当に思われるものはあるかと尋ねます。たとえば、次のように言うことができます。「あなたは今、傷ついているか、腹を立てているか、あるいはがっかりしているようです。これらのうち、どれか当たっているものはありますか？」。

選択肢を提示する共感技法は、相手があなたに話しかけるのを拒むときには特に役立ちます。動揺している思春期の若者は、睨みつけ、反抗的に腕組みをし、何も悪くない、と怒って主張するかもしれません。大人も、ときおり、同様のことをします。不機嫌に口を尖らせて人を無視し、いったい何を思い悩んでいるのか話そうとしない友人やご家族が、あなたにもいらっしゃるかもしれません。どうしたらよいのでしょうか？　もし相手に話をするよう促したなら、相手はますます強く抵抗するでしょう。何をしてもうまくいかないように感じられることがしばしばあります。

欲求不満に感じたり、勢力争いを始めるのではなく、相手の立場になって考えてください。そして、なぜ相手は話したがらないのか、考えてみてください。考えられる理由はたくさんあります。たとえば、相手は次のように感じているかもしれません。

- 起こったことについて、気まずく感じているか、あるいは恥ずかしく感じている。
- 腹を立て、沈黙によってあなたを罰している。
- あなたを傷つけてしまうのではないかと心配している。
- 対立あるいは意見の不一致を恐れ、自分が無視していれば問題は消えてくれるだろう、と考えている。

相手はまた、自分が気持ちを打ち明けると、あなたが次のようになってしまうのではないかと恐れているのかもしれません。

- 怒る。

●自己防衛的になり、「あなたにはそのように感じる権利などまったくない」または「あなたはそのように感じるべきでない」と言う。
●自分が間違っていると、論じ、主張する。
●自分の話に耳を傾け、気持ちを認めてもらいたいと望んでいるだけなのに、あなたは「助けよう」としたり、問題解決を試みようとする。

もうひとつ、大きな理由がありますが、それを認めるのはつらい体験となるかもしれません。相手があなたに話したがらないのは、話しかけてもむだだろうと相手が確信しているから、ということが往々にしてあるのです。過去にあなたに話しかけたときに、罰せられた、批判された、さもなければ傷つけられたと感じているのかもしれません。

私たちの多くは、相手が率直に気持ちを打ち明けないからといってその人を責めがちです。たとえば、ご主人があなたに話しかけるのに困難があるのは、男というのは自分の気持ちを表現するのがあまり得意でないから、あるいは未熟だからである、とあなたは考えるかもしれません。このような解釈は部分的には正しいこともあります。しかし、あなたが問題をこのように考えてしまったら、問題は決して解決しないでしょう。

代わりに、選択肢を提示する共感技法を用い、あなたがこれまでしてきたことで、いったい何が、ご主人にとって自分の気持ちを打ち明けることを難しくしていたのだろうか、と考えてみましょう。次のような質問を自分自身にしてください。「彼が自分の気持ちを私に話そうとしたときに私は批判的でなかっただろうか？　私には過剰に支配しようとする傾向があるだろうか？　彼が気持ちを打ち明けようとするとき、私は自己防衛的になったり、いかにも聖人ぶっているように感じられることがあっただろうか？」。あなたがこれらの可能性について優しく、心を開いた声の調子でご主人に尋ねたならば、あなたはもはやその問題のことで彼を責めているのではありませんから、彼が自分の気持ちを打ち明けてくれる可能性がはるかに高まるでしょう。

　これもまた、受け入れの逆説の例です。まったく不公平に思われる、あるいはとても真実とは思われない批判に対し、心から賛成したとたん、批判を述べていた当人がその批判が真実ではないことを発見することになる、という事実については、すでにお話ししました。同様に、誰かがあなたに話しかけるのを拒むとき、その人はあなたのことを批判してもいるのです。ただ、その批判を言葉にしていないだけです。その人は、沈黙によってあなたを罰しているのです。もしあなたが、その人にとってあなたを信頼することを難しくしていたのはあなたであることを認めたならば、その人はすぐさま、あなたを信頼し始めるでしょう。その人があなたに話しかけないのはまったく無理もないということにあなたが同意した瞬間、相手は必ずといっていいほど気持ちを打ち明けてくれるのです。

選択肢を提示する共感技法のエクササイズ

　クリスティーンという女性が、次のような話をしてくれました。十四歳の娘さん、オードリーは取り乱していたのですが、クリスティーンが何か悩み事でもあるのかと尋ねると、反抗的に腕組みをし、「言うことは何もない！」とピシャリと言い放ったというのです。どうしてオードリーは話をしたがらなかったのでしょうか、その理由を何か思いつきますか？　自分自身に次のように尋ねてください。「動転している十代の若者はどうして自分の母親に話したがらないのだろうか？」。

　オードリーが話してくれないと確かなことはわかりませんが、たくさんの可能性が考えられます。オードリーは、母親に腹を立てていたが、自分の気持ちを表現してしまったら、面倒なことになると感じているのかもしれません。起こったことについて恥ずかしく思っているか、さもなければ気まずく感じているのかもしれません。たとえば、英語で落第するのではないかと恐れているが、もし彼女がそれを母親に話したら、母親はかっとなって見境がつかなくなると思っているのかもしれません。また、それまで母親に話をしようとしたときによい経験をしたことがなかったため、話をするのに気が乗らないのかもしれません。母親が自分を批評したり、批判したりする、あるいは自分に罪悪感を抱かせると確信しているのかもしれません。

これらの可能性を心に留めると、クリスティーンは、オードリーが「言うことは何も、な、い、い！」と言ったときに、どのように対応したらいいのでしょうか？　あなたの対応を紙に書いてください。まずは考えてみてください、それまでは先を読み進めてはいけません。

▼答え

唯一の正しい対応というものはありませんが、次のようなアプローチは有効でしょう。

オードリー、あなたは私に、言うべきことは何もないと言っているわよね。でも同時に、私にはあなたが腕組みをしているのが見えるし、私をにらみつけているように感じられるわ。たぶん何か、あなたにとって話しにくいことがあったのでしょう。私は、自分が何かあなたの気持ちを傷つけるようなことを言ってしまったのか、あるいはしてしまったのではないか、と気にしているのだけど、でもいったい自分が何をしたのか、確信がないの。

それに私は、どうしてあなたが私に話したがらないのか、理解したいと思ってもいるの。これまでにあなたが私に話しかけようとしたときに、私はあなたに、私のことを信頼できるとあまりうまく感じさせてあげられなかったのではないか、と心配しているの。私があなたの話に耳を傾けないか、あるいは私があなたに腹を立てるのではないか、と恐れているのかもしれないわね。これらの可能性でどれか心当たりのあるものはあるかしら？

この反応の中で、クリスティーンは、行き詰まってしまっていることに触れています。彼女は、その場の緊張した空気を認め、なぜオードリーが話したがらないのか、その理由を理解しようと努めています。彼女の言い方は友好的であり、対立的ではありません。

クリスティーンは、巧みにオードリーの武装を解除し、オードリーが話したがらないのは自分のせいだとしています。しかし、なぜ娘の子どもじみた行動の責任を彼女が引き受けなければならないのでしょうか？　結局のところ、オードリーがすねてしまい、未熟な子どもっぽい行動をしているのです。

私たちには、自分に話しかけてこようとしない相手とは勢力争いに陥りがちな自然な傾向があります。ほとんどの人は欲求不満におちいります。だから私たちは、相手にプレッシャーをかけ、いったい何が間違っているのかを言ってくれるよう求めるのです。相手が拒むと、私たちは遠回しに相手を責め、もっと心を開くべきであるとそれとなくほのめかします。

選択肢を提示する共感技法を用いるときには、まったく正反対の角度から入ります。相手の武装を解き、相手があなたに話しかけないのは完全に理にかなっていると同意します。すると逆説的に、相手は、このメッセージを聞いたとたん、話し始めることがしばしばあります。もちろん、態度や声の調子は、ことばと同じくらい重要です。知りたいという気持ちと相手への尊敬の念をあなたが伝えれば、相手はあなたにずっと気楽に話せるようになるでしょう。

それでもまだ相手が自分の気持ちをあなたに話そうとしないとしても、相手にプレッシャーをかけたり、批判したり、あるいは相手に要求をしたりしたくなる衝動を抑えてください。その代わり、相手に対する気づかい、尊敬、関心を伝えてください。誰でもときにはひとりにさせてもらえる権利があること、しかしあなたは相手のことを心配しており、あとで、ほとぼりが冷め、もっとよいタイミングで、相手に話しかける機会を得られることを望んでいることを相手に知らせてください。また、相手が話そうという気持ちになったかどうかを確かめるために、一、二日経ったら相手の様子を確認するつもりであることも知らせてあげるといいでしょう。このようにすることで、緊張が和らぎ、のちに相手が自分の気持ちをあなたに話してくれる可能性が高まります。

付録

親密な関係を築くためのツールキット

付録

親密な関係を築くためのツールキット

本書でご紹介してきたテストや表と同じものを掲載しています。本書のエクササイズを読み、実行する際、あなた自身の個人的な使用のためならば、自由にコピーできます。* いくつかは、両面コピーをすると、特に便利です。たとえば、「対人関係満足度スケール」を両面にコピーすれば、一枚で四回テストを行うことができます。また、「対人関係記録表」の裏に「EARチェックリスト」と「コミュニケーションの一般的な誤り」をコピーすると、対人関係記録表のステップ3〈よいコミュニケーションvs悪いコミュニケーション〉がずっと取り組みやすくなるでしょう。「効果的なコミュニケーションのための5つの秘訣」の裏に「気持ちを表すことば表」をコピーすれば、ステップ5〈望ましい対応〉がずっと取り組みやすくなります。また、「親密な関係を築くためのエクササイズ」に取り組む際にも、5つの秘訣と気持ちを表すことば表を参照しやすくなります。

*注：セラピストの方々で、これらのツール、およびその他の多くの評価・治療ツールをご自身の臨床活動のなかで用いるためにライセンスの取得をご希望の方は、Therapist's Toolkit の入手について私にご連絡くださるか（david@feelinggood.com）、私のウェブサイト（www.feelinggood.com）をご覧ください。

※このページを両面コピーすると、一枚で四回受けることができます。

対人関係満足度スケール（RSAT）

使用法：自分の関係に対するあなたの満足度、あるいは不満足度を示すものに○をつけてください。	0. とても不満足	1. ある程度不満足	2. やや不満足	3. 普通	4. やや満足	5. ある程度満足	6. とても満足
1. コミュニケーションと率直さ							
2. 人との対立や論争の解決							
3. 愛情と気づかいのレベル							
4. 親密さと親近感							
5. その人との関係における自分の役割に対する満足度							
6. 相手の役割に対する満足度							
7. その人との関係についての全体的満足度							

日付＿＿＿＿＿　　**合計→**

対人関係満足度スケール（RSAT）

使用法：自分の関係に対するあなたの満足度、あるいは不満足度を示すものに○をつけてください。	0. とても不満足	1. ある程度不満足	2. やや不満足	3. 普通	4. やや満足	5. ある程度満足	6. とても満足
1. コミュニケーションと率直さ							
2. 人との対立や論争の解決							
3. 愛情と気づかいのレベル							
4. 親密さと親近感							
5. その人との関係における自分の役割に対する満足度							
6. 相手の役割に対する満足度							
7. その人との関係についての全体的満足度							

日付＿＿＿＿＿　　**合計→**

セラピストの方で、RSATをご自身の臨床活動または研究のなかで用いるライセンスの取得を希望される方は、私のウェブサイト（www.feelinggood.com）をご参照ください。Therapist's Toolkit についてより詳細な情報をご覧いただけます。

他者非難のメリット・デメリット分析	
相手を非難することのメリット	相手を非難することのデメリット

▼ステップ4　結果

ステップ2のあなたの対応により、問題は改善したでしょうか？　それともいっそう悪化したでしょうか？　それはなぜですか？

▼ステップ5　望ましい対応

あなたがステップ2で書き記したことを、効果的なコミュニケーションのための5つの秘訣（169ページ）を用いて、修正してください。書き記した各文の後に、あなたがどのテクニックを用いたのか、〔　　〕で忘れずに書き留めておいてください。修正された対応が、それでもまだ効果がなかった場合には、改めて挑戦してください。

対人関係記録表

▼ステップ1　彼／彼女はこう言った

相手があなたに言ったことを正確に書き留めてください。簡潔に。

▼ステップ2　私はこう言った

あなたが次に言ったことを正確に書き留めてください。簡潔に。

▼ステップ3　よいコミュニケーション vs 悪いコミュニケーション

あなたの対応は、よいコミュニケーションの例でしたか？それとも悪いコミュニケーションの例だったでしょうか？それはなぜですか？　EARチェックリスト（127ページ）、コミュニケーションの一般的な誤り（129ページ）を使用し、ステップ2であなたが書き記したことを分析してください。

EAR チェックリスト				
使用法：対人関係日記のステップ２で書き留めたことを見直してください。それがよいコミュニケーションの例か、それとも悪いコミュニケーションの例か、当てはまるほうに○をつけてください。				
	よいコミュニケーション	○	悪いコミュニケーション	○
E＝共感（Empathy）	1．相手の気分を理解し、相手が言っていることの中に何らかの真実を見つける。		1．相手の気分を理解せず、相手が言っていることの中に何らの真実も見つけない。	
A＝アサーション（Assertion）	2．「私は～と感じる」という言い方を巧みに用いて、自分の気分を率直に打ち明ける。		2．自己防衛的に言い争う、あるいは相手を攻撃する。	
R＝尊重（Respect）	3．相手に対して欲求不満や煩わしさを感じていても、相手に対する気づかいと尊敬を伝える。		3．相手をけなしたり、冷たい、競争的な、あるいは恩着せがましい仕方で相手を扱う。	

コミュニケーションの一般的な誤り	
使用法：対人関係日記のステップ2で書き留めたことを見直してください。以下のコミュニケーションの誤りをいくつ見つけられますか？	
1．**真実**　自分は正しく、相手は間違っていると言い張る。	10．**直面している問題からの逃避**　話題を変えたり、過去の不満の種を挙げ連ねる。
2．**他者非難**　問題はすべて相手の責任であるとほのめかす。	11．**自己非難**　相手から批判されないように、あたかも自分がひどい人間であるかのようにふるまう。
3．**自己防衛過剰**　言い争い、どのような欠点も短所も認めようとしない。	12．**絶望感**　自分はあらゆることを試したが何もうまくいかないと主張する。
4．**犠牲者のような振る舞い**　自分は相手の非道な行為の無実の犠牲者であると主張する。	13．**支配**　相手に自分の期待どおりに「すべき」だと主張する。
5．**こきおろし**　辛辣な、あるいは人を傷つける言葉を用い、相手に劣等感や恥辱を感じさせようとする。	14．**否定**　問題における自分の役割を否定する。あるいは本当は動揺しているときにそれを認めないで否定する。
6．**レッテル貼り**　相手を「まぬけ」、「負け犬」あるいはもっとひどい言い方で呼ぶ。	15．**手助け**　相手の話に耳を傾ける代わりに、アドバイスをしたり、「助け」たりする。
7．**皮肉をいう**　態度や言葉、あるいは声の調子が、相手を見くびっている様子、あるいは恩着せがましい。	16．**問題解決**　相手の気持ちを無視し、相手の悩みを解決しようとする。
8．**反撃**　批判に対して批判で応じる。	17．**受動攻撃**　何も言わない、すねる、あるいはドアをピシャリと閉めるなどの受動的な形で攻撃性を示す。
9．**責任転嫁**　相手のことを不完全、または無能であると暗に示唆する。	18．**心の読みすぎ**　話さなくても相手はあなたの気持ちをわかってくれると期待する。

効果的なコミュニケーションのための５つの秘訣
聞く技法
1．**武装解除法**　相手が言っていることが完全に不合理である、または不公平であるように思われても、その中に何らかの真実を見出す。
2．**共感技法**　相手の立場に立って、その人の目を通して世界を見るように努める。 ●**思考の共感技法**　相手の言葉を別の言葉で言い換える。 ●**感情の共感技法**　相手が言っていることをもとに、相手がおそらくどのように感じているかを理解する。
3．**質問技法** 相手が何を考え、感じているかをより一層理解するために、ていねいに、真意を追求する質問をする。
自己表現技法
4．**「私は〜と感じる」という言い方**　自分の気持ちを、「あなたが〜」という言い方（たとえば「あなたは間違っている！」、「あなたが私を怒らせている！」という言い方）を使ってではなく、「私は〜と感じる」という言い方（たとえば、「私は怒りを感じる」）を用いて表明する。
5．**相手を尊重する技法**　たとえ争いが白熱している最中であっても、相手に対して何らかの誠実で前向きな言葉を伝える。これは、あなたが相手にひどく腹を立てている場合でも、相手に対する尊敬の態度を示すことになる。

気持ちを表すことば表			
気持ち	この気持ちを表すことば		
怒り	気が狂わんばかりである 憤慨している 気が動転している 頭にきている	むかついている イライラしている 猛り狂っている 煩わしく思っている	腹が立っている 立腹している 激怒している 苦々しく思っている
不安	心配している 懸念している びくびくしている 神経質になっている	恐れている ぴりぴりしている ぞっとしている 気にしている	おびえている 張り詰めている ぎょっとしている 落ち着かない
退屈	興味がわかない	やる気が出ない	
批判されている	からかわれる 批評される	けなされる 非難される	侮辱される
当惑する	愚かしい 屈辱を感じる きまりが悪い	自意識過剰 とても恥ずかしい	面食らう 弱気な
欲求不満	行き詰っている 憤慨する	じゃまされる	挫折する
罪悪感	恥じている	責任がある	悪い
望みのない	落胆した	悲観的な	自暴自棄の
劣等感	失格だ 役に立たない 二流である	価値がない 望ましくない 欠陥品である	欠点がある 脅されている 有能でない
嫉妬深い	ねたましく思っている		
孤独	見捨てられた 求められていない	ひとりぼっちの 愛されていない	拒絶された
病的に疑い深い	信用しない	疑い深い	
悲しい	憂うつな 抑うつ的な 傷ついている 気落ちした	落ち込んでいる がっかりした 当惑している ふさぎ込んでいる	不幸せな 絶望している しょげている みじめである
ストレスを感じる	圧倒されている せっぱ詰まっている	精魂尽き果てている 酷使されている	緊張している 擦り切れたような
疲れた	へとへとになっている 消耗している 眠い	疲労している 疲れ果てている 荷が重い	辟易している 無気力な 疲れ切っている
脆弱な	弱い	もろい	むき出しの

げたり、判断を下すような仕方で頭を振ったり、あるいは挑戦的に胸の前で腕を組むのは避けてください。

パートナーが話を終えたら、パートナーが言ったことをできる限り正確に要約してください。自分の取ったメモを参照してくださって結構です。あなたがすべきことは、パートナーが言ったことに同意することでも、反対することでもありません。そうではなく、自分は法廷記者であると想像してください。あなたの目標は、正しく理解することです。パートナーが言ったことと、パートナーがおそらく心の中でどのように感じているかを、当人が今言ったばかりのことから考えて、言い換えてください。たとえば、あなたのパートナーは怒りや欲求不満、孤独を感じていたり、自分は認められていないと感じているかもしれません。パートナーがあなたに95％より低い評価を与えた場合は、あなたが間違って理解していた部分を説明してくれるよう求めてください。その情報を要約したら、新しい評価を求めてください。このプロセスを、あなたの全体的な評価が95％以上になるまで続けてください。

要約するときのあなたの調子は、その内容と同じくらい重要です。たとえパートナーが怒っていたり、あなたに対して批判的だったとしても、相手に対して敬意を払うように努めてください。要約が皮肉っぽかったり、相手を見下しているように聞こえると、パートナーは気分を害してしまうでしょう。

1分間ドリルのやり方

最初にどちらが話し手となり、どちらが聞き手となるかを決めてください。終わったら、役割を交代します。話し手は聞き手となり、聞き手は話し手になります。

話し手への指示

話し手は、約30秒間、自分の気持ちを表現することができます。どのような話題でもかまいません。あなたが話し終えると、あなたが言ったこととあなたが心の中でどのように感じているかをパートナーが要約します。パートナーの要約がどれほど正確であったかを、0％（まったく正確でない）から100％（完璧）の間で評価してください。パートナーが95％以上の評価を取れば、役割を交代し、今度はあなたが「話し手」になり、パートナーが「聞き手」となります。パートナーの評価が95％よりも低い場合は、パートナーが聞き逃した部分や、間違った部分についてパートナーに教えてください。そしてパートナーがその部分を要約したら、あなたはパートナーにもう一度評価を与えます。このプロセスを、評価が95％以上になるまで続けてください。

聞き手への指示

聞き手は、パートナーが話している間、何も言わず、できる限り注意深く、話に耳を傾けてください。パートナーが言うことに集中します。必要であれば、メモを取り、要点を簡単に書き留めてください。静かに、相手に敬意を払って静かに座ります。適切なボディランゲージを使用してください。しかめっ面をしたり、眉を吊り上

監訳者あとがき

本書を手にしたとき、真っ先に私の頭に浮かんだのは、「これはすごい本が世の中に登場することになる」ということでした。というのも、次のような理由からです。

私はこれまで、認知行動療法を用いてカウンセリングを行ってきました。主にうつ病や不安障害、統合失調症の方々の考え方や行動、環境に焦点を当てたかかわりでした。そのため、話題の中心は、気分、症状にどのように対処するかといった内容だったように思います。認知行動療法では、経験した出来事それ自体というよりは、その出来事をどう捉え（考え方）、どう行動するかに焦点を当て、そこを変化させることで問題の解決を試みます。しかし、このやり方で限界を感じる問題がしばしばありました。対人関係についての悩みです。夫婦関係、友人関係、ご近所づきあいに、職場の人間関係などなど。対人関係のご相談をいただくと、私はしばしば「これはクライエント自身の考え方の歪みというよりは、相手がめちゃくちゃな人だから仕方ないことなのではないか」「そんなひどい相手は避けるしかないのではないか」という思いを抱いていました。世の中には驚くほどひどいご近所や、配偶者や企業があるものだと感じるほどでした。たいていそんな問題を起こしている張本人はカウンセリングには決して訪れず、懸命に耐えて困惑している周囲の方が疲れきってクライエントとして相談にみえるのです。こういうときに、カウンセラーとして経験の浅い私は、打ちのめされたような気持ちになっていました。しかし、この本を読み進めていくと、素晴らしい解決手段をもらったことに気付きました。なぜならこの本はこれまでの認知行動療法の本とは、対人関係に焦点を絞っているという点で趣が大きく異なっているのです。さらに、既存のカウンセリング技術を用いたコミュニケーショントレーニングよりも、もっと現実的で生身の人間らしい点も魅力的でした。早くこの本が世に出版され、多くの対人関係で悩む方々とそのセラピストのお手元に届くことを願いながら翻訳作業を進めました。本書にて、多くの方が愛情に満ちて実りの多い対人関係を築くことを願っています。

最後に、出版にあたり、星和書店の石澤雄司社長、佐々木悠様、桜岡さおり様には大変お世話になりました。ここに感謝を申し上げます。

二〇一一年五月

中島美鈴

著者紹介

デビッド・D・バーンズ（David D. Burns, M.D.）

バーンズ博士は、スタンフォード大学医学部精神行動医学診療准名誉教授であり、ハーバード医科大学客員研究員を務めてきました。認知療法といえば、憂うつと不安に対する薬を用いない治療であり、歴史上、最も広く用いられ、最も広範囲にわたって研究されている心理療法ですが、バーンズ博士は、その認知行動療法の開発のパイオニアです。

バーンズ博士は、研究、教育、およびマスメディアの賞を数多く受賞していますが、セルフ・ヘルプの本で最もよく知られています。なかでも『いやな気分よ、さようなら』や『フィーリングGoodハンドブック』は、米国だけでも500万部を超える売れ行きです。アメリカのメンタルヘルスの専門家の全国調査では、バーンズ博士の『いやな気分よ、さようなら』は、憂うつを抱える人たちのためのセルフ・ヘルプの本1000冊でトップに位置する本でした。加えて、米国とカナダのメンタルヘルスの専門家は、他のどのセルフ・ヘルプの本よりも『いやな気分よ、さようなら』を患者さん方に処方することが多いのです。

ここ数年で、合衆国とカナダの全域で5万人のメンタルヘルスの専門家がバーンズ博士のトレーニングプログラムに参加しています。*Reader's Digest* や *Psychology Today* といった雑誌には、バーンズ博士のワークに関する記事が100以上掲載されました。オプラ・ウィンフリー、マイク・ウォレス、チャーリー・ローズ、モーリー・ホヴィッチ、フィル・ドナヒューといったラジオやテレビの名司会者などからインタビューもされています。

監修者紹介

野村総一郎（のむら　そういちろう）

1949年　広島生まれ
1974年　慶應義塾大学医学部卒業、医師資格取得
1977年　藤田学園保健衛生大学助手
1984年　同講師
1985－86年　テキサス大学医学部ヒューストン校神経生物学教室留学
1986－87年　メイヨ医科大学精神医学教室留学
1988年　藤田学園保健衛生大学精神医学教室助教授
1993年　国家公務員等共済組合連合会立川病院神経科部長
1997年　防衛医科大学校教授（医学博士）
2008年　防衛医科大学校病院副院長
著書　うつ病の真実（日本評論社）。双極性障害のことがよくわかる本（講談社）。人生案内もつれた心ほぐします（日本評論社）。うつ病をなおす（講談社）。こころの医学事典（講談社、共編著）。心の悩み外来（NHK出版）。うつに陥っているあなたへ（講談社、監修）。精神科でできること――脳の医学と心の治療――（講談社）。標準精神医学（医学書院、共編著）。「心の悩み」の精神医学（PHP研究所）。内科医のためのうつ病診療（医学書院）。疲労外来（講談社）。もう「うつ」にはなりたくない（星和書店）。
訳書　いやな気分よ、さようなら（星和書店、共訳）。不安からあなたを解放する10の簡単な方法（星和書店、共訳）。フィーリングGoodハンドブック（星和書店、監訳）。うつ病の再発・再燃を防ぐためのステップガイド（星和書店、監訳）。もういちど自分らしさに出会うための10日間――自尊感情をとりもどすためのプログラム――（星和書店、監訳・監修）。不安もパニックも、さようなら――不安障害の認知行動療法：薬を使うことなくあなたの人生を変化させるために（星和書店、監修・監訳）。

監訳者紹介

中島美鈴（なかしま　みすず）

1978年　福岡県生まれ
2001年　広島大学大学院教育学研究科を修了後、精神科医療にたずさわり、アメリカ人スーパーヴァイザーの指導のもと、集団認知行動療法を始める。
2005年　佐賀県独立行政法人国立病院機構肥前精神医療センター。
2009年　東京大学大学院総合文化研究科助教
2010年　福岡大学人文学部研究員
著書　私らしさよ、こんにちは――5日間の新しい集団認知行動療法ワークブック――（星和書店）。自信がもてないあなたのための8つの認知行動療法レッスン自尊心を高めるために。ひとりでできるワークブック.（星和書店）、おかあさん、だいじょうぶ？（小学館）、わかりやすい解離性障害入門（星和書店）、集団認知行動療法実践マニュアル（星和書店）
訳書　もういちど自分らしさに出会うための10日間――自尊感情をとりもどすためのプログラム――（星和書店、監訳・監修）。認知行動療法100のポイント（金剛出版、分担訳）統合失調症を理解し支援するための認知行動療法（金剛出版、分担訳）。不安もパニックも、さようなら――不安障害の認知行動療法：薬を使うことなくあなたの人生を変化させるために（星和書店、監修・監訳）。

訳者紹介

佐藤美奈子（さとう　みなこ）

1992年　名古屋大学文学部文学科卒業
翻訳家。英語の学習参考書、問題集を執筆
訳書　わかれからの再出発。（増補改訂第2版）いやな気分よ、さようなら。私は病気ではない。みんなで学ぶアスペルガー症候群と高機能自閉症。虹の架け橋。食も心もマインドフルに。家族のための摂食障害ガイドブック。認知療法全技法ガイド。境界性パーソナリティ障害最新ガイド。BPD（＝境界性パーソナリティ障害）をもつ子どもの親へのアドバイス。（いずれも共訳、星和書店）ほか

人間関係の悩み　さようなら

2012年2月20日　初版第1刷発行

著　者　デビッド・D・バーンズ
監修者　野村総一郎
監訳者　中島美鈴
訳　者　佐藤美奈子
発行者　石澤雄司
発行所　株式会社星和書店
〒168-0074　東京都杉並区上高井戸1-2-5
電話　03（3329）0031（営業部）／03（3329）0033（編集部）
FAX　03（5374）7186（営業部）／03（5374）7185（編集部）
http://www.seiwa-pb.co.jp

ISBN978-4-7911-0799-5

私らしさよ、こんにちは

Five Days to Self-esteem

5日間の新しい集団認知行動療法ワークブック

自尊心をとりもどすためのプログラム

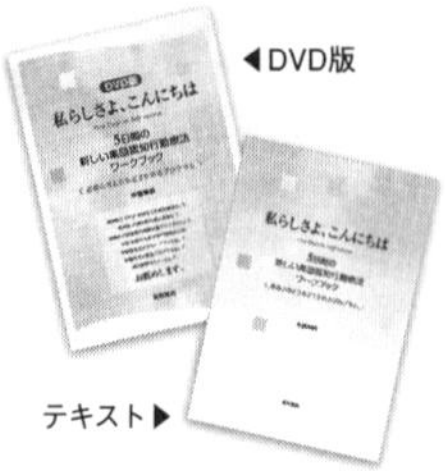

◀DVD版

テキスト▶

［著］中島美鈴

〈DVD版〉 B5判（テキスト付） DVD 1枚
収録時間：約1時間54分 本体価格 5,800円

〈テキスト〉 B5判 68頁 本体価格 800円

認知行動療法のさまざまなスキルが5日間で習得できる。デイケア、EAP、学校などで幅広く使える集団認知行動療法プログラム。

自信がもてないあなたのための
8つの認知行動療法レッスン

自尊心を高めるために。

ひとりでできるワークブック

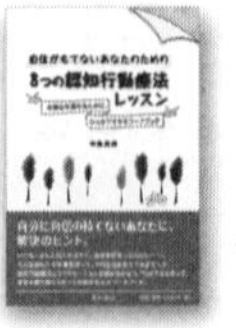

［著］中島美鈴

四六判 352頁 本体価格 1,800円

マイナス思考や過剰な自己嫌悪に苦しんでいるあなたへ――認知行動療法とリラクセーションを組み合わせたプログラムを用いて解決のヒントを学び、実践することで効果を得る記入式ワークブック。

発行：星和書店 http://www.seiwa-pb.co.jp 価格は本体(税別)です